健康·智慧·生活丛书

每天足浴更健康

秦丽娜　主　编
范永坤　副主编

中国纺织出版社

图书在版编目（CIP）数据

每天足浴更健康 / 秦丽娜主编．——北京：中国纺织出版社，2015.7 （2022.7重印）

（健康 · 智慧 · 生活丛书）

ISBN 978 － 7 － 5180 － 0609 － 0

Ⅰ．①每…　Ⅱ．①秦…　Ⅲ．①足－按摩疗法（中医）Ⅳ．① R244.1

中国版本图书馆 CIP 数据核字（2015）第 098147 号

策划编辑：张天佐　　责任编辑：张天佐
版式设计：陈双丽　　责任印制：王艳丽

中国纺织出版社出版发行
地址：北京市朝阳区百子湾东里 A407 号楼　邮政编码：100124
邮购电话：010—67004461　传真：010—87155801
http：//www.c-textilep.com
E-mail：faxing@c-textilep.com
三河市延风印装有限公司印刷　各地新华书店经销
2015 年 7 月第 1 版　2022 年 7 月第 2 次印刷
开本：710×1000　1 / 16　印张：15
字数：205 千字　定价：49.80元

阅读指导

痔疮真痛苦，足浴得轻松

Q：秦主任，我先生是一家网络公司的研发工程师，每天不是坐在电脑前画图，就是在实验室里做实验，加班加点是家常便饭，以至于饮食和作息都极不规律。他还有用手机看电子书的习惯，每天早晨闹铃一响，他起身拿起手机就走进卫生间，每次在卫生间待半个小时才出来，如果赶上周末，那待在厕所的时间就更没谱了。现在他患上了痔疮，我想问问，这和他在马桶上长时间坐有关系吗？ ①

俗话说"十人九痔"，可见痔疮的患病率是相当高的，肛肠作为人体消化道的"出口"，一旦发生"拥堵"，轻则让人寝食难安，重可危及生命，因此一定要给予足够的重视。 ②

中医认为，痔疮的发病不单纯是局部因素，更主要的是由于人体阴阳失调，加之外感、内伤、六淫、七情等因素所致。最让人困扰的是，痔疮的复发率特别高。不过，只要注意调理饮食，改掉不良的生活习惯，就可以预防痔疮复发。例如，中医的足浴疗法便可以有效缓解痔疮症状。为了广大朋友免受痔疮之苦，我给大家推荐一个足浴方，此方名叫大黄红花足浴方。具体配方：

生大黄 20 克，红花 10 克，乳香、没药各 6 克，苦参、白及、芒硝各 30 克。 ③

在这个足浴方中，生大黄能够泻热通肠、逐瘀通经、凉血解毒；红花性温，味辛，具有活血通经、散瘀止痛的作用；苦参味苦，性寒，具有清热燥湿、祛风解毒的作用；白及味苦、甘、涩，性微寒，归肺、肝、胃经，具有收敛止血、消肿生肌的作用；芒硝味咸、苦，性寒，归胃、大肠经，具有泻热通便、润燥软坚、清火消肿的作用。

具体做法：将以上药材加适量清水，煎煮 20 分钟后取汁，倒入两个盆中，一个待温热时泡脚，一个待温热时坐浴。每日 2～3 次。每次 10

①简单提问：经由患者本人或者患者家属对病情的简单描述，并提出疑问。

②理论分析：针对患者或患者家属的提问，给出相关病情的中医理论分析。

③对症下药：针对特定患者给出合理的足浴方，并简单陈述疗效。

分钟。可活血消肿，利湿止痛。

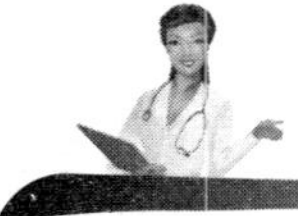

健康足浴专家谈

④

1. 凤细威足浴方：凤眼草 60 克，细辛 20 克，威灵仙、荆芥穗、枳壳、乳香各 30 克。将以上药材加水煎煮 20 分钟，取汁足浴，同时可坐浴熏洗。此方可祛风活血止痛，用于肠风痔疾，痔已成漏。

2. 槐根足浴方：槐根 50 克。将槐根加水煎煮 30 分钟，取汁足浴，同时坐浴熏洗。每日 1 剂，每日 1 次。此方可清热凉血、解毒消肿，适用于痔疮等症。

3. 苍黄足浴方：苍术 30 克，黄柏、野菊花各 15 克，赤芍、大黄各 10 克。将以上药材加适量水，煎煮 30 分钟，取汁足浴。此方可活血消肿止痛，适用于肛门水肿、血栓性外痔疼痛、肿胀者。

4. 葱须足浴方：葱及须适量，水煎取汁足浴或坐浴。此方具有散寒消肿的效果，适用于风寒湿冷所致痔疮。

5. 苏苍柴胡足浴方：苏子、莱菔子、葶苈子各 15 克，乌药、草果、桂枝、苍术、大腹皮、柴胡、牛膝、鸡血藤各 10 克。将以上药材加水煎煮 30 分钟，取汁足浴，每日 1 次可缓解痔疮肿痛等。

我请【按足】来帮忙

1. 按摩肛门反射区：用拇指按摩足部的肛门反射区 3 分钟。 ⑤

2. 按摩内踝反射区：用手抓住踝关节上方，用拇指指腹环绕按摩内踝，要用力按压，以皮肤起皱为度。

我的健康，生活做主

⑥

排便后应轻轻地将肛门清洗干净，应选用无色（白色）无味的卫生纸，最好在家里安装一个洁身器，每次便后进行冲洗。

④举一反三：针对病症，推荐多款足浴方，方便读者具体选方。

⑤按足疗法：足浴之后再做有针对性的按摩，增强疗效。

⑥生活调理：从饮食起居、生活习惯等角度全方位防病治病、强身健体等。

前 言

有人称脚为“人之根本”，有人将脚视为人体的“第二心脏”。然而，脚究竟有没有人们说的这样重要呢?

从中医角度来讲，足有三条阴经、三条阳经，均始于并终于足部，还与手三阴经、手三阳经连接，为机体的气血运行形成一个完整的循环网络。俗话说，“百病从寒起，寒从脚下生”。脚离心脏相对较远，血液到此速度会减慢。倘若下肢的气血瘀滞，脏腑功能必然会受到影响，疾病由此产生。所以说，做好足部保健是至关重要的，不仅可以强身健体、延缓衰老，还能对某些疾病起到辅助治疗与预防保健的功效。

那么，提到足部保健相信许多读者朋友们都想到了足部按摩，在这里我要为大家隆重地推荐一种古老且盛行的足部保健、疗疾方式——足浴（俗称泡脚）。大家可能会说:“秦主任，您没搞错吧，泡脚就能保健?就能治病?我天天泡脚，也没见自己强壮了啊!”是啊，许多读者都把“泡脚”当成了习惯，那为什么没有体会到泡脚的妙处呢?因为此“泡脚”非彼“泡脚”。中医里面的泡脚是非常讲究的，并非大家日常的洗脚，不管对水量、水温、泡脚时间还是泡脚器的选择都有一定的要求，且在泡脚过程中，不单单是用热水泡脚，许多中药材、生活常见食材都是泡脚材料中的主角。只要您选对泡脚方就可以达到有病改善，无病强身的目的。

作为中医瑰宝中的一员，足浴就注定了有着浓重的历史背景。许多历史名人都对足浴有着热衷的追崇，例如，唐朝一代美女杨贵妃善用足浴养容颜；曾国藩则是将“读书”“早起”“足浴”视为人生三大得意之事……其实，不仅古人善用足浴，现代人对足浴也有一定程度的了解，许多足部按摩场所都开设了足浴的业务，此法也因此而流传开来。

听到我这样说，相信许多读者都已经摩拳擦掌、跃跃欲试了，大家别着急，我根据多年的临床经验，把我所了解到的有确切疗效、保健养生功能较强的足浴方整理成书，并本着深入浅出、一看就懂、一学就会的原则，将中药足浴法做了详细的介绍，相信您一定能在本书中找到适合自己的足浴方，找到自己通往健康的幸福之路。

在此，我祝愿所有的读者朋友们身体安康、幸福永久!

—— 秦丽娜

2014 年 10 月

目　录

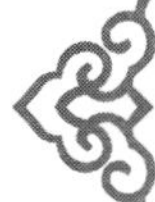

看图识足，有的放矢才能事半功倍

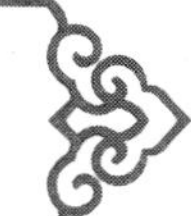

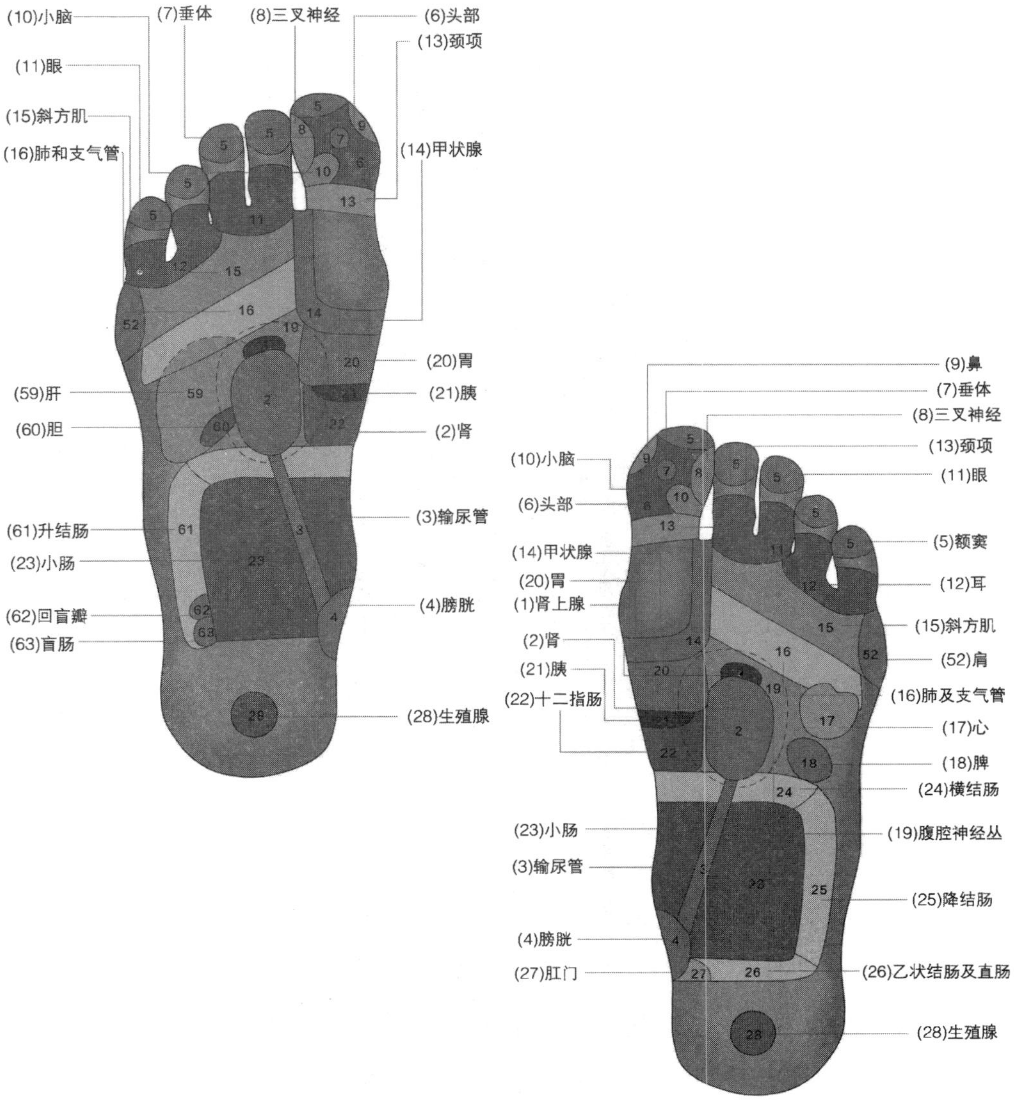

(10)小脑
(7)垂体
(8)三叉神经
(6)头部
(13)颈项
(11)眼
(15)斜方肌
(16)肺和支气管
(14)甲状腺
(20)胃
(59)肝
(21)胰
(60)胆
(2)肾
(61)升结肠
(3)输尿管
(23)小肠
(62)回盲瓣
(4)膀胱
(63)盲肠
(28)生殖腺

(9)鼻
(7)垂体
(8)三叉神经
(10)小脑
(13)颈项
(11)眼
(6)头部
(14)甲状腺
(5)额窦
(20)胃
(12)耳
(1)肾上腺
(15)斜方肌
(2)肾
(52)肩
(21)胰
(16)肺及支气管
(22)十二指肠
(17)心
(18)脾
(24)横结肠
(23)小肠
(19)腹腔神经丛
(3)输尿管
(25)降结肠
(4)膀胱
(27)肛门
(26)乙状结肠及直肠
(28)生殖腺

足底反射区

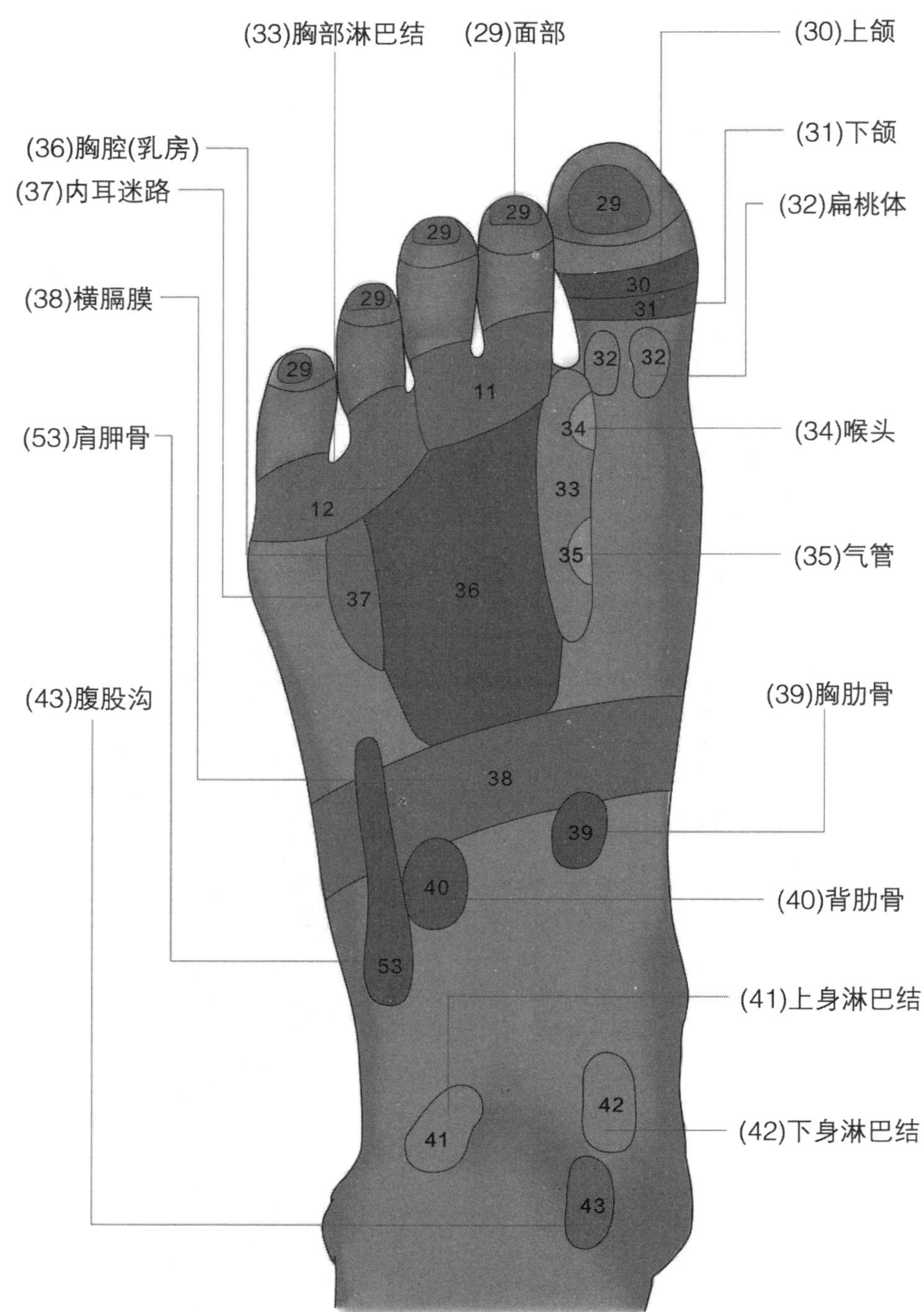
(33)胸部淋巴结
(29)面部
(30)上颌
(31)下颌
(32)扁桃体
(36)胸腔(乳房)
(37)内耳迷路
(38)横膈膜
(53)肩胛骨
(34)喉头
(35)气管
(43)腹股沟
(39)胸肋骨
(40)背肋骨
(41)上身淋巴结
(42)下身淋巴结
29
29
29
29
29
30
31
32
32
11
34
12
33
35
37
36
38
39
40
53
42
41
43

足背反射区

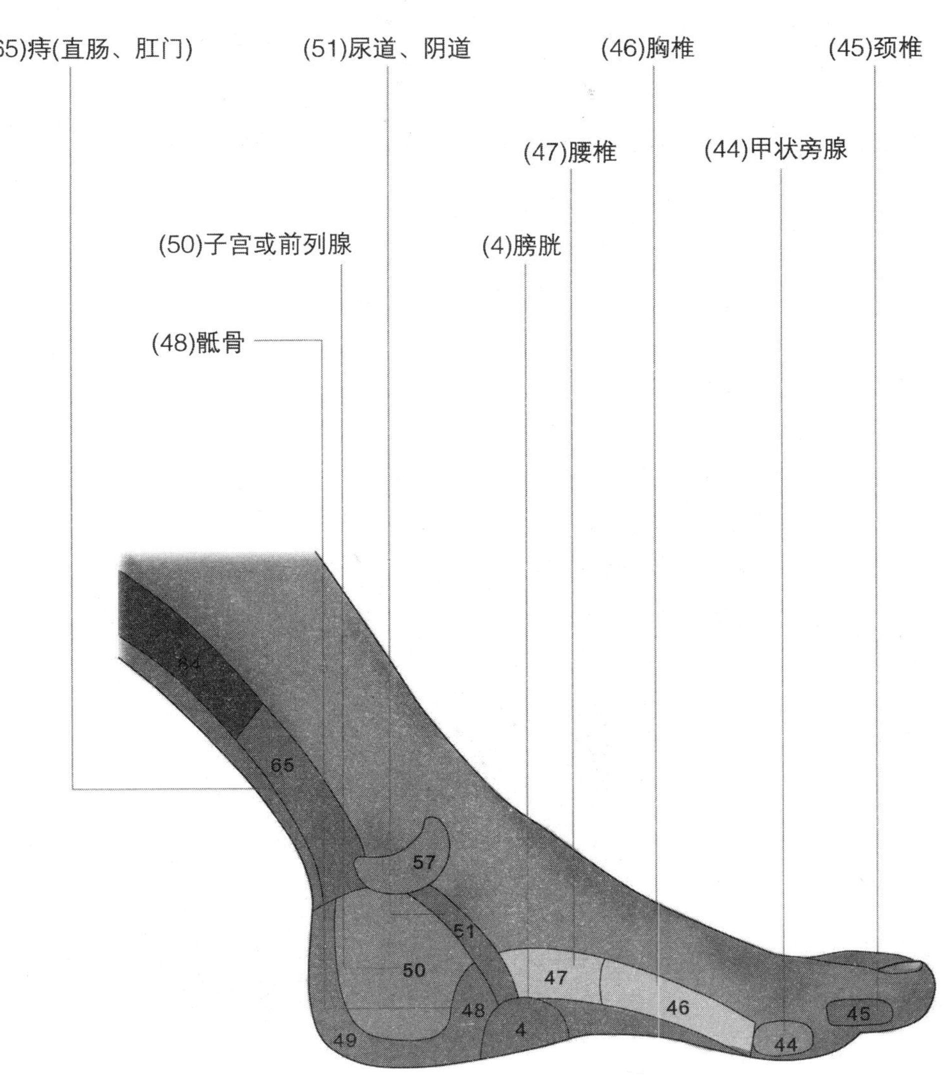
(65)痔(直肠、肛门)
(51)尿道、阴道
(46)胸椎
(45)颈椎
(47)腰椎
(44)甲状旁腺
(50)子宫或前列腺
(4)膀胱
(48)骶骨
65
57
51
50
47
46
45
44
48
4
49

足内侧反射区

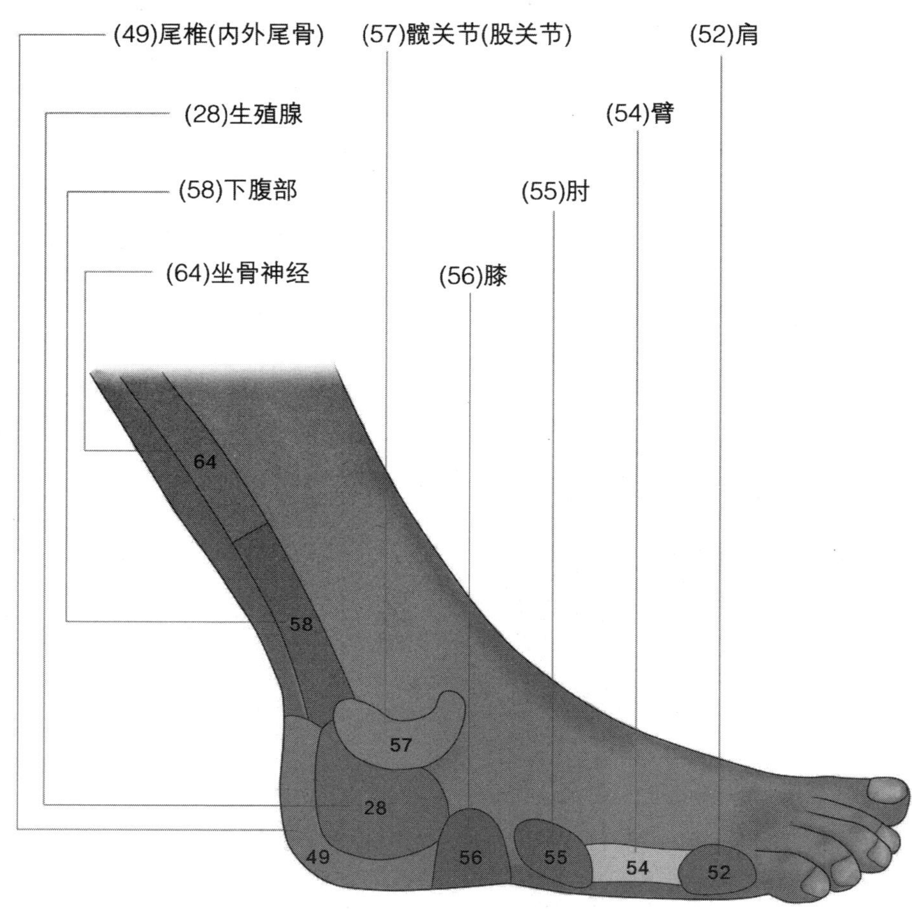
(49)尾椎(内外尾骨)
(57)髋关节(股关节)
(52)肩
(28)生殖腺
(54)臂
(58)下腹部
(55)肘
(64)坐骨神经
(56)膝
64
58
57
28
49
56
55
54
52

足外侧反射区

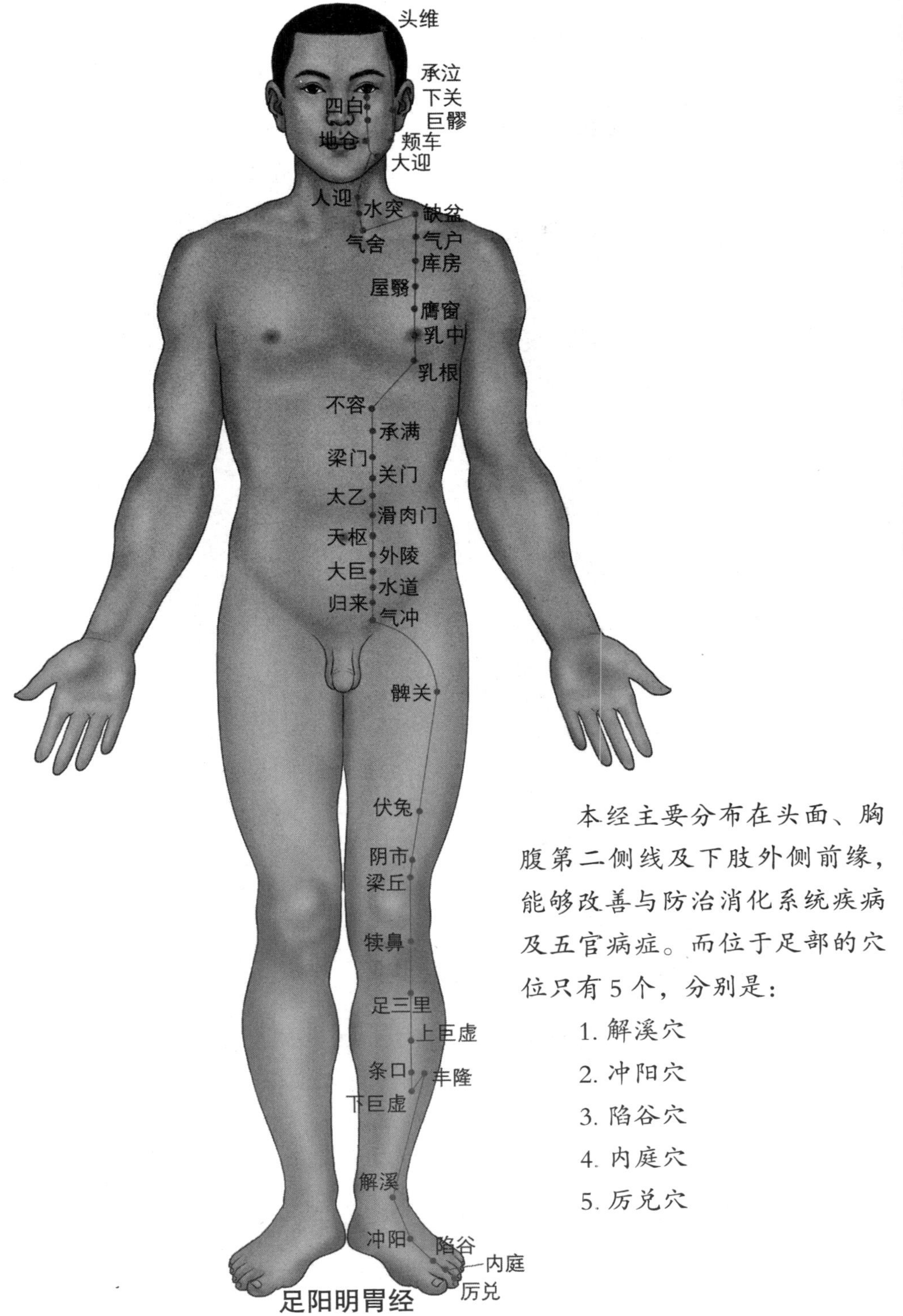

本经主要分布在头面、胸腹第二侧线及下肢外侧前缘，能够改善与防治消化系统疾病及五官病症。而位于足部的穴位只有5个，分别是：

1. 解溪穴
2. 冲阳穴
3. 陷谷穴
4. 内庭穴
5. 厉兑穴

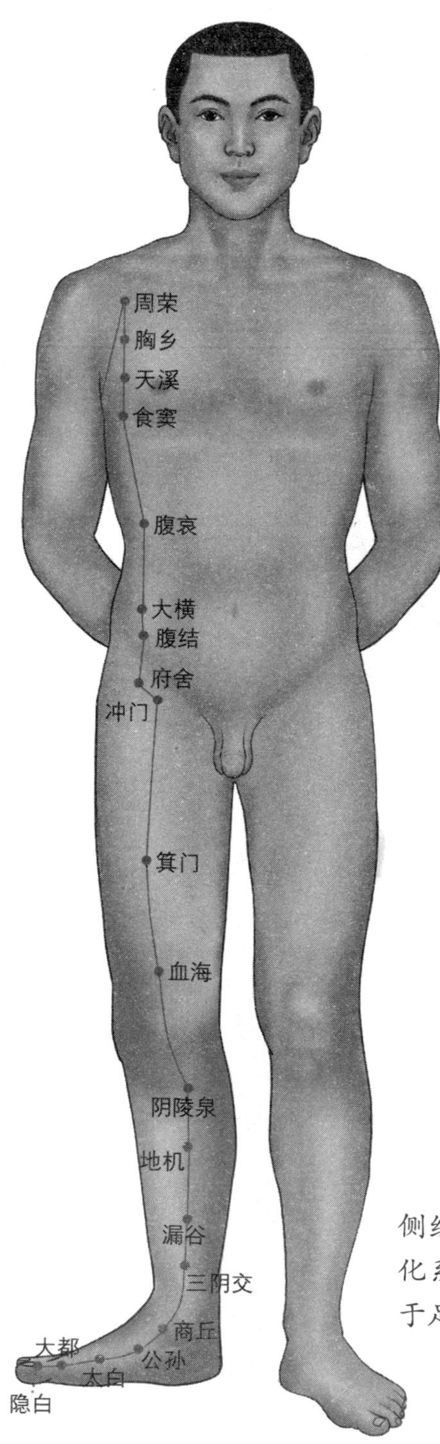

足太阴脾经

本经主要分布在胸腹任脉旁开第三侧线和下肢内侧前缘，能够改善与防治消化系统疾病以及妇科病、前阴病等。而位于足部的穴位只有5个，分别是：

1. 隐白穴　　2. 大都穴
3. 太白穴　　4. 公孙穴
5. 商丘穴

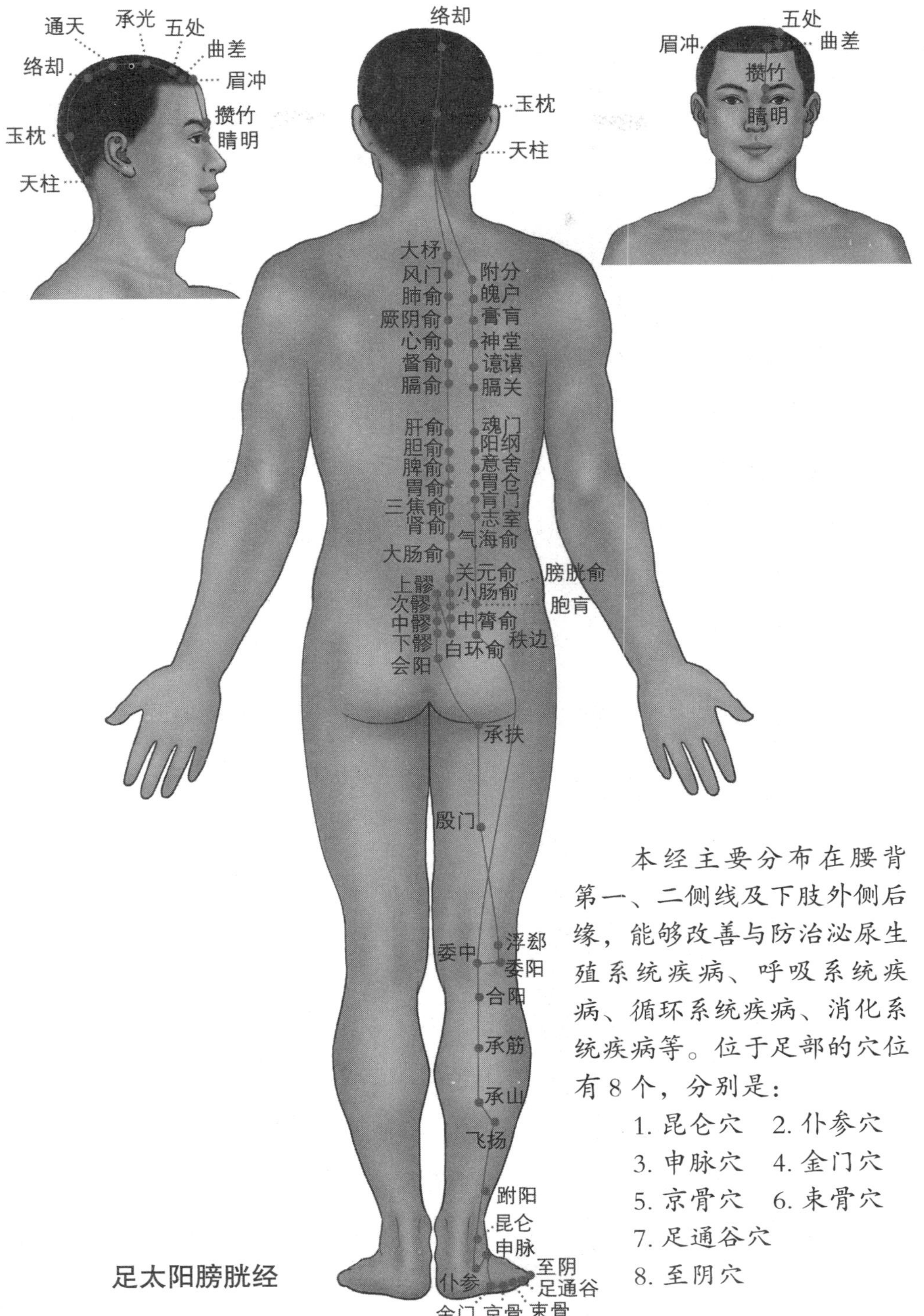

足太阳膀胱经

本经主要分布在腰背第一、二侧线及下肢外侧后缘，能够改善与防治泌尿生殖系统疾病、呼吸系统疾病、循环系统疾病、消化系统疾病等。位于足部的穴位有8个，分别是：

1. 昆仑穴　2. 仆参穴
3. 申脉穴　4. 金门穴
5. 京骨穴　6. 束骨穴
7. 足通谷穴
8. 至阴穴

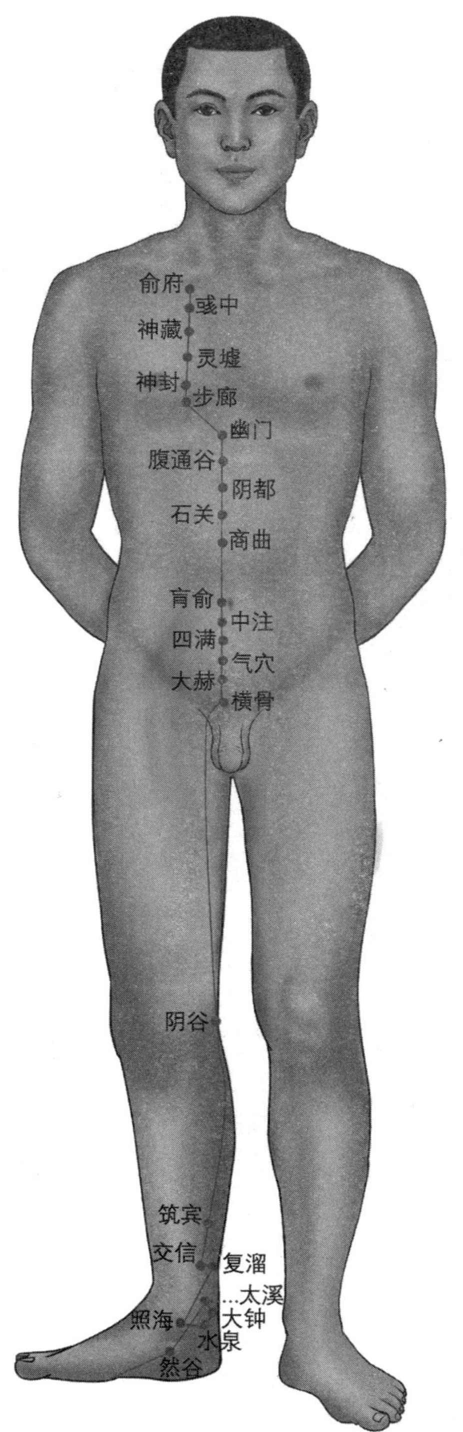

足少阴肾经

本经主要分布在下肢内侧后缘及胸腹第一侧线，能够改善与防治泌尿生殖系统、神经系统、呼吸系统、循环系统等疾病。位于足部的穴位有6个，分别是：

1. 涌泉穴
2. 然谷穴
3. 太溪穴
4. 大钟穴
5. 水泉穴
6. 照海穴

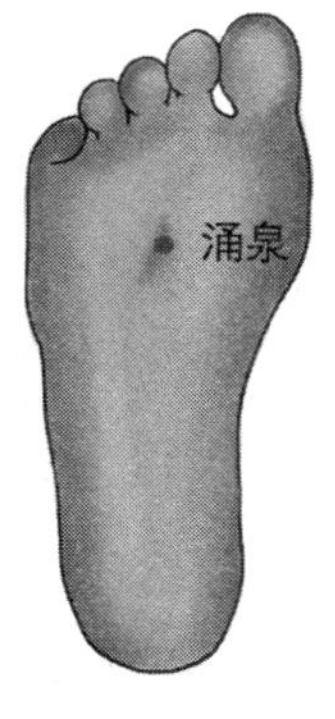

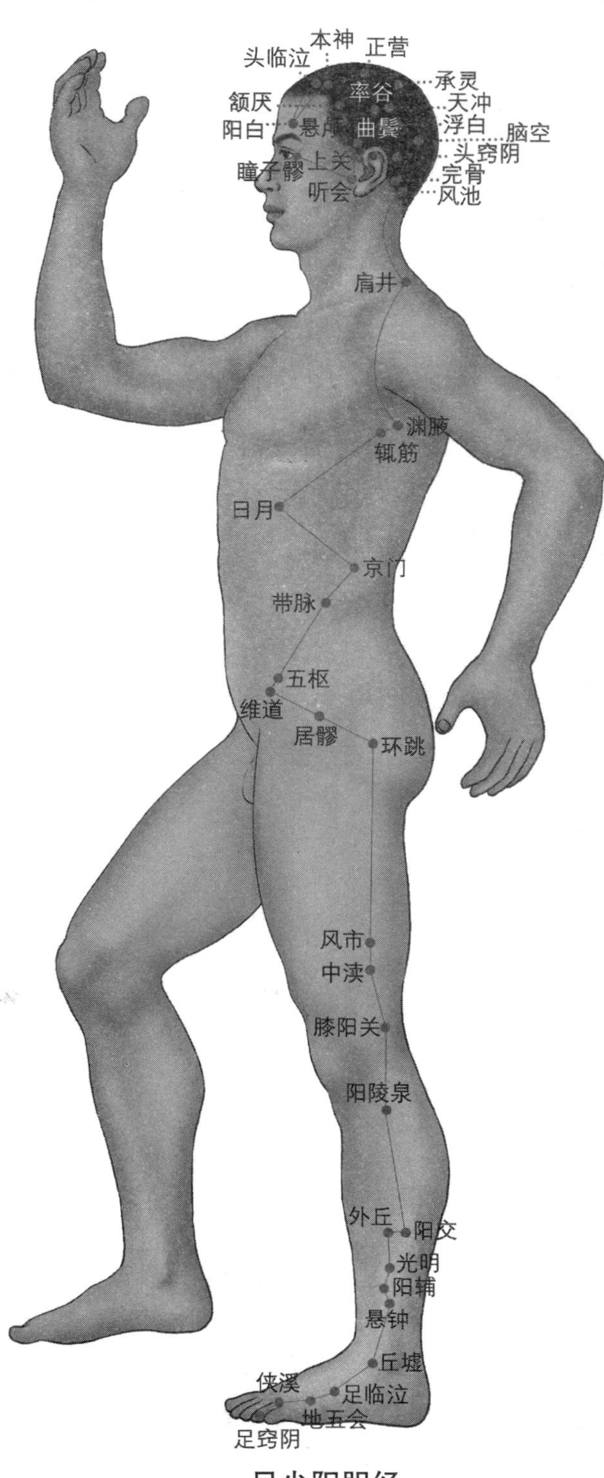

足少阳胆经

本经主要分布在下肢外侧中间，能够改善与防治热病及气血阻滞病症。位于足部的穴位有5个，分别是：

1. 丘墟穴
2. 足临泣穴
3. 地五会穴
4. 侠溪穴
5. 足窍阴穴

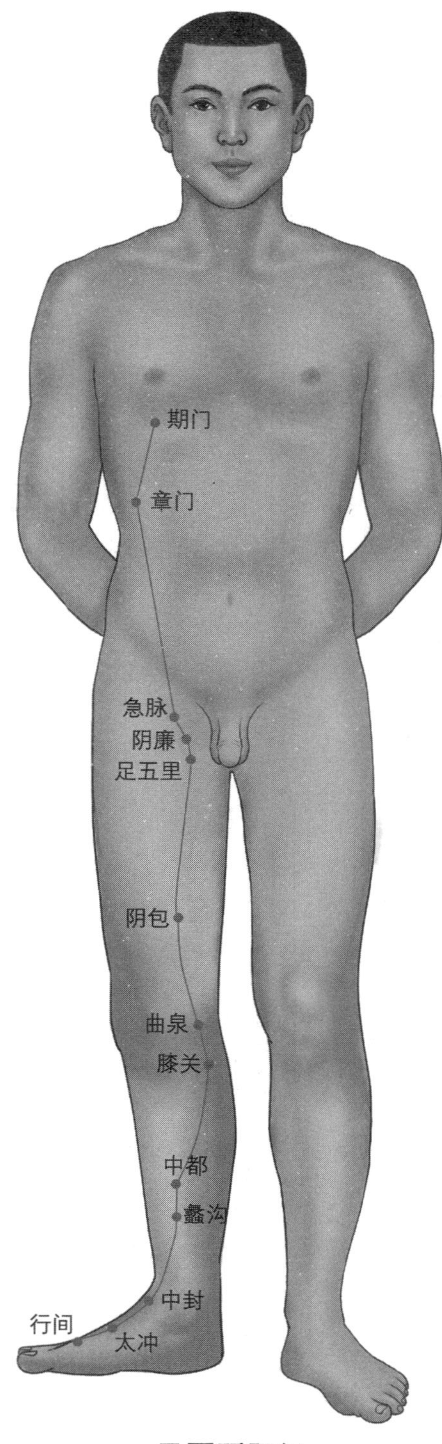

足厥阴肝经

本经主要分布在下肢内侧的中间，能够改善与防治肝胆疾病、妇科病、神经系统病变及眼科疾病等。位于足部的穴位有 4 个，分别是：

1. 大敦穴
2. 行间穴
3. 太冲穴
4. 中封穴

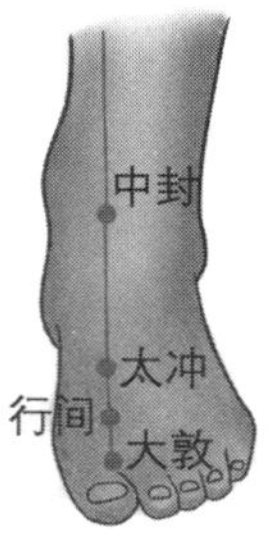

第一章

人老脚先衰，养人先泡脚

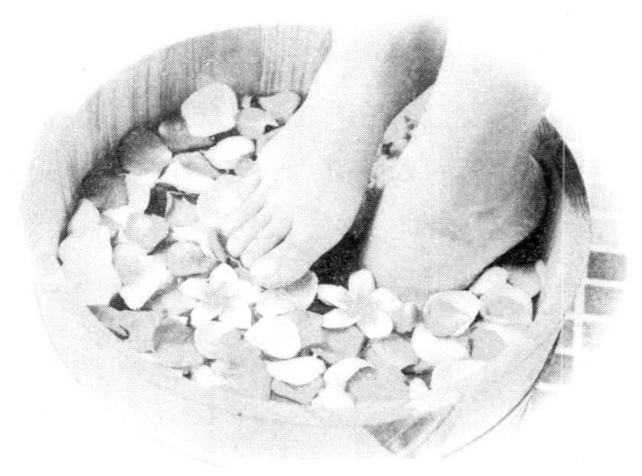

民谚有云：“春天泡脚，升阳固脱；夏天泡脚，暑温可祛；秋天泡脚，肺润肠濡；冬天泡脚，丹田温灼。”脚是人体之根，连接人体脏腑的十二经脉有六条起止于脚，有60多个穴位分布在脚上，因此脚又被称为人体的“第二心脏”。中医研究发现，坚持每晚睡前泡脚，不仅能清洁双脚，还能刺激脚部的经穴及反射区，有助于预防疾病，改善身体状况。原来，看似平常的泡脚，竟然有如此大的功效！

足部经络与健康息息相关

俗话说："千里之行，始于足下。"脚是人体相当重要的器官，双足承担着身体的全部重量，每日来去奔波，可谓劳苦功高。同时，足部与人体健康也有着密切的关系。

人体就像电脑一样，光有硬件不行，还需要有一个"信息"通路，以联络身体的气血、脏腑、肢节、表里。这个"信息"通路就是经络。而足部是人体经络循行最关键的区域之一，经络中足三阴、足三阳经脉或络脉均循行或起始于足部，有60多个穴位分布于双足上。

《黄帝内经》中说"十二经脉者，内属于脏腑，外络于支节"，意思是指经脉在人体内部隶属于所对应的脏腑，在人体外部则是分布于四肢、头面和躯干。

现在，我们一起来看看起始于或止于足部的经脉，以及这些经脉与人体健康的关系。

足阳明胃经

足阳明胃经一侧有45个穴位，其中有5个穴位在足部，并且止于足第二趾外侧端的厉兑。顾名思义，足阳明胃经对应的脏腑是胃，它与人体消化系统的健康息息相关，是肠鸣腹胀、腹痛、胃痛、呕吐等消化系统疾病的主治经络。

足太阴脾经

足太阴脾经一侧有21个穴位，起始于足大趾末端的隐白。脾主运化，为后天之本，对维持消化功能及将食物转化为气血起着重要作用。所以脾经对腹胀、便溏、下痢、胃脘痛、嗳气、身重无力、面色苍白、下肢肿胀等病症有治疗作用。

足太阳膀胱经

足太阳膀胱经一侧有67穴（左右两侧共134穴），其中有8个穴位在足的外侧部。足小趾末节外侧的至阴是其终止处。从字面上我们不难看出，足太阳膀胱经是人体泌尿生殖系统疾病的主治经络，遗尿、小便不畅、腰背痛等不适可通过刺激足太阳膀胱经来缓解。

足少阴肾经

足少阴肾经起始于足小趾下面，从足心的涌泉斜行进入足跟。足少阴肾经对应的脏腑为肾，肾是先天之本，肾气的衰微关系到人的活力、生育能力、性能力，等等。

如果肾经不通，可引起腰膝酸软、头昏眼花、水肿尿少等病症。另外，宫寒、月经不调、泌尿生殖系统感染、阳痿、遗精等生殖系统疾病，可通过刺激足少阴肾经来改善。

足少阳胆经

足少阳胆经左右各 44 个穴位，足等四趾末节外侧的足窍阴是其终止处。我们平时很少关注胆，甚至忽视了足少阴胆经的保养。其实，如果胆经不畅，可引起很多病症，如头痛目眩、肝脾不和、肋间神经痛、月经不调、内分泌失调、更年期综合征等。

足厥阴肝经

足厥阴肝经起始于足大趾末节外侧的大敦，虽然它的穴位不多，一侧只有 14 个穴位，但它不仅属肝，还络胆，与肺、胃、肾、脑关系密切，一旦肝经出现问题，可引起妇科疾病、更年期综合征、慢性肝病、生殖系统疾病等。

经络中的“气血”川流不息、相互贯通，而且具有感应传导的作用，将人体组成一个完成的有机整体。每条经络虽然对应相应的脏腑，如足阳明胃经对应胃、足少阴肾经对应肾，但经络之间的关系是“剪不断”的，人体的任何一个部分发生异常，都会影响脏腑之间相生相克、协作制约的变化。这也是中医治疗某种疾病，不仅从对应的经络穴位入手，还同时刺激其他经络、穴位的缘故，也是某个脏腑出现问题而身体却出现另外系统疾病的原因。举个例子，脾主运化，当脾经不通，脾运化失健时，子宫得不到充足气血的濡养，就特别容易出现月经不调、发育不全等情况。

可见，经络与人体健康息息相关。“人之有足，如树之有根。树枯根先竭，人老足先衰”，作为经络循行关键区域之一的足部，对人体健康的意义尤其重要。

足浴养生的理论依据

民间谚语有云："晨间三百步，晚上一盆汤。"洗脚，就如一日三餐，在我们的日常生活中扮演着一个非常重要的角色。随着时代的发展和养生观念的深入人心，足浴成为一种时尚，影响着人们的生活和健康。那么，足浴是如何发挥养生治病作用的呢？

水温的刺激作用

当人处于疲劳状态时，身体的血液运行速度较慢，而进行足浴的时候，通过水温的刺激，使足部皮肤温度升高，血管扩张，血液循环加快，能起到消除疲劳、促进睡眠等积极作用。另外，适当的温热刺激还能促进人体的新陈代谢，对日常养生保健和疾病的治疗都十分有益。

药物渗透皮肤发挥作用

进行药物足浴时，水的温热作用可刺激足部的毛细血管扩张和加快血液循环，从而增加了皮肤对足浴方中药成分的吸收，并通过血液循环带入全身，从而发挥药效，起到预防和治疗疾病的作用。

药物气味的刺激作用

足浴方的药物经水煎之后可产生或浓郁或清淡的味道，这些味道被吸入体内，能起到刺激大脑的功效，有助于改善睡眠、消除疲劳等。

经络原理

足部不仅是足三阴经的起始点，还是足三阳经的终止处。另外，仅足踝以下就有 33 个穴位，双脚穴位达 66 个，占全身穴位的近 20%。经常进行足浴，通过水温、药物渗透作用，刺激足部的涌泉、太冲、隐白、昆仑等穴位，能起到推动血脉运行、调理脏腑、平衡阴阳、疏通经脉、美容养颜、延年益寿等作用。

生物全息

足部不仅有与五脏六腑相关的穴位，还有相应的反射区。双足有 62 个基本反射区，像人体的一个缩影，它时时刻刻关注着人体各部的健康情况。当某一脏腑出现异常或发生病变时，足部对应反射区可出现异常表现，有可能出现疼痛。经常足浴，可以通过药物的局部刺激作用于该反射区，并辅以适当按摩，能使相应脏腑器官的疾病得到缓解。

循环原理

足底不仅支撑我们的身体，而且遍布无数神经末梢和毛细血管。大家都知道，离心脏越远，血液循环就会越不好，我们的足部就是这种情况。如果足部一旦受寒，很容易导致人体局部体温下降和抵抗力减弱，诱发头痛、感冒、咳嗽等多种疾病。经常进行足浴，通过水温的刺激、药物的作用，能加快足部及身体的血液循环，促进下肢血液加入到体循环，从而促进身体毒素及废弃物排出体外，增强体质，提高身体抵抗力。另外，经常进行足浴，能增强足部毛细血管的敏感性，使药物能快速通过血管传送至全身，从而起到保健身体和治疗疾病的作用。

神经刺激作用

经常足浴，通过水温的刺激、药物的作用，能使神经和内分泌系统得到调节，从而促进大脑功能，改善疲劳、增强记忆力。

我们在形容某件事情的重要性时，常会说：“牵一发而动全身，这件事情一定要办好，否则其他的工作就会受到影响。”同样，足浴也是如此，它对人体的作用并不是通过某一方面达到的，而是通过水的温热、机械、化学作用，以及借助药物蒸汽、熏洗等，使足部的穴位、反射区、末梢神经、毛细血管等受到刺激，从而产生综合作用。因此，使用足浴进行保健养生和治疗疾病时，一定要把它当成一门学问，全面考虑各方面的情况，这样才能真正起到积极作用。

足浴之后不宜马上按摩

足浴之后，很多人会进行简单的足部按摩，以增进防病治病、养生保健之用。但是，足浴之后一般不宜立即进行足部按摩，让患者适当休息一下比较好，时间大约控制在10分钟之内即可。操作者不妨趁这段时间，涂抹些介质，如按摩乳液、凡士林油等，以减少皮肤的摩擦而起到一定的保护作用。

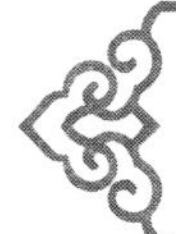

足浴不仅是热水泡脚那么简单

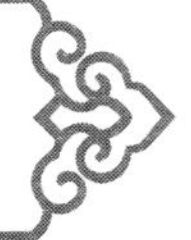

足浴，不仅仅是用热水泡脚那么简单，而是根据中医辨证施治的原理，选择适合的中药足浴方，水煎之后取药汁与热水混合，然后泡脚，刺激足部的穴位，使药物的成分渗透进足部的经脉，运行及作用于身体，以起到预防和改善疾病的目的。

在现代社会，足浴蔚然成风，然而它却不是现代文明的产物，而是像中医的发展一样，源远流长。足浴又叫泡脚，是药浴的组成部分，在《礼记》中，我们可以看到有关以中草药煎汤的“熏、蒸、浸、泡”疗法。神医扁鹊根据人们的生活习惯，也发现了用中草药热水泡脚的祛病良方。在历史的长河中，更是不乏名人通过足浴养生保健的故事，后文将为读者们一一介绍。可见，足浴在养生保健中的重要地位。

不论古人还是当今社会，都如此推崇足浴，原因有以下几个方面：

简单、方便

一盆温度适宜的热水，一个对症的药方，在家就能进行足浴。现在很多足浴的药方不需要用水煎，直接倒入热水中，操作更加方便。

经济实惠

跟价格昂贵的保健品、药品相比，足浴真的是“物美价廉”。在家就能进行足浴，不需要去足疗店花钱消费。最主要的是足浴的药方比较常见，可以是大夫开具的方子，也可以是日常生活中常见的食材或药材，如生姜、花椒、醋等。

相对安全

足浴是通过温热刺激、皮肤渗透等方式作用于人体，不需要消化道吸收，不会对肠胃、肝脏等产生不良影响。

学习中医很难，那么学习足浴难吗？一点都不难。只要掌握好足浴的时间与用药的剂量，用对足浴器，既不占用我们太多精力与时间，又不用花费太多的金钱，轻轻松松就可以享受到足浴带来的健康。

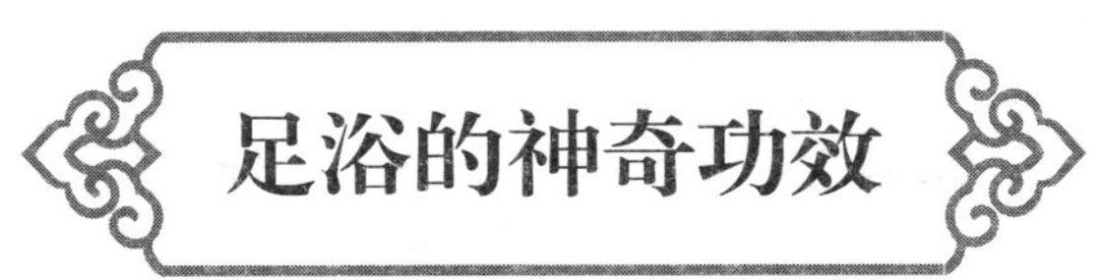

足浴的神奇功效

南宋著名诗人陆游喜欢睡前洗脚，而且长期坚持，因为“夜眠濯足而卧，四肢无冷疾”。其实，足浴的功效不仅是使“四肢无冷疾”，它还有不少神奇的功效：

祛寒暖身

夏天的时候，人们都待在开有空调的房间里，再加上饮食结构不合理，爱吃凉性、味重的食物，因此体内多寒湿。经常足浴，能祛寒除湿，预防寒湿引起的风湿性关节炎、关节疼痛等症。另外，冬天天气寒冷，很多人尤其体质虚弱的女性，容易出现手脚冰凉的情况，而晚上睡觉之前进行足浴，能提高身体温度，达到暖身驱寒的效果。

美容养颜

足浴能使内脏得到气血的滋润和濡养，还能加快新陈代谢，加速身体内毒素的排出，使肌肤红润，改善皮肤粗糙等情况，起到美容养颜的功效。

平衡阴阳

阳即阳气，生命活动必不可少的元阳之气。阴即阴精，指人体的津液等。阴阳平衡，人体才能保持健康。如果阳气过盛，容易出现阴虚症状，最常见的就是上火；如果阴盛阳衰，容易出现阳虚症状，如畏寒怕冷、面色苍白等。经常足浴，有助于保持机体各器官功能平衡协调，从而平阴阳，保健康。

活血祛瘀

经络具有运行气血、濡养周身、抵御外邪、保卫机体等作用。经络内属于脏腑，经常足浴，使循行足部的经络受到刺激，能促进脏腑功能协调，排出瘀积在体内的废弃物，使身体气血的运行更加顺畅。另外，经常站立者易患下肢静脉曲张，而足浴能加快腿部血液循环，使腿部静脉血及时回流，有利于减轻腿的静脉瘀血，防止下肢静脉曲张。

补肾强身

晚上7点~9点是肾经气血最弱的时候，在这个时间段适当进行足浴，能促进身体的气血流向肾经，起到补肾益气的作用。肾经气血充足，肾气自然就旺，也就意味着人的生命力更加旺盛，身体更加强壮。

调养脏腑

足部是人体经络循行的重要区域，而不同的经络对应不同的脏腑。另外，中医认为，人体各器官在足部都有相应的反射区。经常进行足浴，能刺激足部的反射区和经络，起到调节和改善各器官功能、协调脏腑的功效。

通利大脑

脊柱属督脉，内藏脊髓，直通于脑，而足少阴肾经"斜走足心，贯脊内"，可见，足心通过经络与大脑相通。经常足浴，刺激足部尤其是足心部位，能改善大脑功能，起到提神醒脑、健脑益智等功效。

扶正祛邪

经常进行足浴，不仅可以温阳、暖身驱寒，还能清火利湿。例如，足浴时，可通过水温刺激及药物渗透等作用于淋巴系统反射区，能清火解毒、消肿止痛，缓解湿热引起的红肿、溃疡等。

健脾养胃

不思饮食的时候，进行适当足浴，配以相应药方，并正确按摩脾经、胃经穴位及胃、十二指肠、小肠、大肠等反射区，可提高食欲，促进消化，同时对脾胃运化失健导致的便秘、皮肤粗糙、痤疮等具有缓解作用。

疏肝解郁

经常进行足浴，可使神经放松，缓解和释放压力，避免肝气郁结。同时，足浴还能刺激肝经及大脑、小脑和脑干、甲状旁腺等反射区，可缓解肝气郁结引起的失眠、抑郁、神经衰弱等不适。

温里止痛

对于四肢冰冷、血瘀痛经、寒凝胃痛的女性来说，足浴是最合适不过的养生方式了。经常进行足浴，水温的刺激能促进身体的血液循环和新陈代谢，提高身体温度。另外，足浴还能活血祛瘀、温肾助阳，对血瘀引致的痛经、寒凝胃痛具有缓解作用。

放松身心

相信很多人会有这样的感受，在外奔波了一天，身体很疲惫，内心也觉得倦怠不已，这时泡一泡脚，水的温热刺激能让人感觉放松。如果再加上药物的芳香，能刺激人的大脑，让人将一身的疲惫卸下来。因此，足浴成了现代人重要的休闲方式之一。

改善血液循环

研究发现，一个健康的人，用40℃左右的温水泡脚30分钟，其周围血管的血流量能增加10~15倍。

可见，经常进行足浴，能刺激足部的血管，软化血管，增加血管弹性，提高皮肤温度，从而促进足部和全身的血液循环，减少血块凝结，保持血流通畅，对身体健康非常有益。

促进新陈代谢

经常足浴，能促进血液循环，而身体血液循环量的增加，能调节各器官的内分泌功能，促使甲状腺分泌甲状腺激素、肾上腺分泌肾上腺素等，这些激素对人体新陈代谢有促进作用。

辅助治疗疾病

足浴药方中的药物可通过皮肤渗透、血液循环流至全身，当药物的有效成分被身体吸收后，能对相应的疾病起到治疗作用。

十养足疗歌诀

民间盛传浴足养身的诸多谚语、歌诀、顺口溜等，而且大多通俗易懂，又实用易操作。在众多的浴足保健歌诀中，这首十养足疗歌诀集足疗师的实践总结与历代名医养身经验于一身。

一养足部常温暖，千里之行能走远。
二养足部保肾气，搓揉涌泉把寿延。
三养足部能调养，足筋足骨多梳理。
四养足部益脾胃，点按三里养休闲。
五养足部常灭菌，真菌顽癣痒止尽。
六养足部保心肺，降压降脂按穴位。
七养足部用推拿，活络理筋固本性。
八养足部胡肝脏，疏郁理气解困倦。
九养足部多熏洗，寒痛瘀痹排毒邪。
十养足部求平安，外洗足浴当首选。

看古人泡脚，觅健康真谛

说到古人的足浴养生，相信很多人第一反应就是流传至今的养生俗语：“晨起皮泡水，睡前水泡脚，健康又长寿，百岁不称奇。”每天睡觉前泡一泡脚，能使身体健康舒适。泡脚虽然是很平常的事情，但却隐藏着健康的真谛。例如：

晋代名士嵇康在春天里，每天晚上睡觉之前，准备一盆热水，放入一撮盐，将膝盖至足底好好泡洗。长期坚持，可行气血、通经脉，祛除风邪湿毒和“脚气”（即脚病，指因风毒湿邪所致经络血脉瘀滞引起的腿脚软弱无力、酸痛甚至肿胀、麻木等病症）。

唐代大诗人白居易曾作诗形容杨贵妃“温泉水滑洗凝脂”，而杨贵妃之所以能保持肌肤柔嫩光泽，最大的秘诀在于用玫瑰花浴足、浴身。据说，在杨贵妃沐浴的华清池内，长年浸泡着鲜嫩的玫瑰花蕾。想必玫瑰花的芳香和美丽帮助杨贵妃保持了倾国倾城之色。

近代曾国藩不论多忙，每天念念不忘的是以热水泡脚。关于曾国藩的这一“嗜好”，张树元在《养生诗歌序》中就有记载：“文正（曾国藩）之取法先代者有二事：一曰起早，二曰勤洗脚。”洗脚不仅贵在勤，而且要天天坚持，才能起到养生保健的效果。

清朝最后一任太医院掌印御医任锡庚的《任锡庚御医手稿》中就记载有光绪皇帝使用红花、牛膝草等中药泡脚的药方。将中药水煎后与热水混合，然后对足部进行热水浸泡、清洗，再辅以按摩，使药物通过毛细血管循环进入人体，可达到调理内分泌、滋阴补肾、平肝祛火等功效。

对慈禧来说，泡脚也是一项重要的“国事”。甘菊具有清肝明目的功效，服用可平肝祛火，缓解目赤肿痛、食物昏花等症，而慈禧的太医却将甘菊放入足浴药方，使慈禧通过足浴而能明目除湿。

从古人的事例中，我们不难看出，足浴使用得当，长期坚持，的确能起到养生保健、治疗疾病的作用。

第二章

居家足浴需留心，有备而行才能提升效果

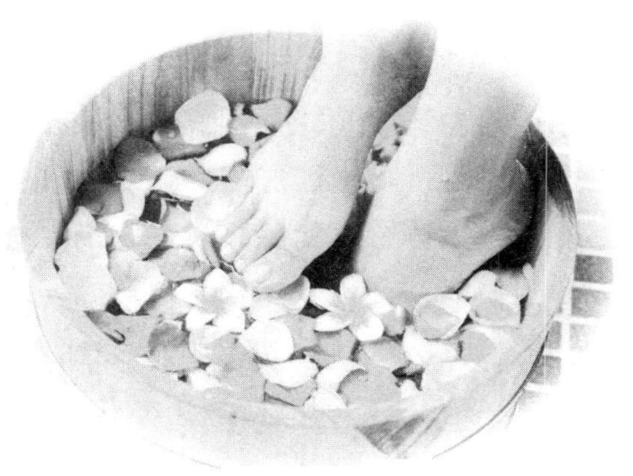

足浴操作简单，方便舒适，就如“旧时王榭堂前燕，飞入寻常百姓家”，成为居家生活的一种习惯，深受中老年人的喜欢。但是，足浴并不是用热水泡脚那么简单，它涉及很多知识，如选择什么样的足浴方式、哪种足浴盆更合适、应该如何选择中药、足浴前需要做什么准备工作、足浴后如何护理、什么人不能进行足浴、足浴时出现紧急情况怎么办，等等。“凡事预则立，不预则废”，足浴也是如此，只有全面掌握足浴的相关知识，居家足浴才能既安全又享受，还能养生保健、治疗疾病，实现“一箭三雕”。

足浴分五类，选择适合自身的方式

民间善用足浴治病养生，所用的足浴种类也比较多，用于足浴的物品也不仅仅局限于药物，一些鲜花、鲜草，甚至自然界的矿石、泥沙、温泉等均可以用来浴足。在不同的社会环境与社会形态之中，足浴的方式也是各具特色的。例如，在交通闭塞的历史阶段，人们单凭双足行走，在民间，足浴就变成普通家庭中用以缓解疲劳的方式之一。自古时候起，江南就有浴足修脚的美名，而巴蜀之地则多用浴足来驱寒祛湿。

物理浴，冷热水换着来泡脚

物理浴，即采用水的温度对身体进行刺激，包括冷、热两种。

经常用冷水进行足浴，可扩张四肢静脉，不仅能提高人体对外界的适应能力，增强免疫力，预防感冒和各种疾病，而且能通过对血管的刺激，延缓下肢关节衰老性病变。冷水足浴一年四季都可以进行，尤其适合夏季、冬季。炎炎夏热，用冷水泡脚，冷的刺激能使人身体顿觉凉爽，通体舒泰，而且还能使皮肤保持紧致和弹性；冬季天气寒冷，适当进行冷水足浴，可使人体血管收缩，部分血液回流至内脏器官，对各器官的新陈代谢和功能起到促进作用。

冷水足浴并不是简单地用冷水泡脚，而是有讲究的：先将凉水倒入盆中，放入双脚，使双脚踝骨浸没，然后双脚坐原地踏步运动。冷水足浴后，要立即擦干水分，然后用力搓双脚，使脚的皮肤发红产生暖感，以预防受寒而引发不适和疾病。这种方法一般适用于年轻人或阳盛体质者。

物理浴中，最常见的就是热水足浴。热水足浴，就是在热水中添加适量的足浴液或药汁，然后泡脚。热水足浴的温度宜保持在 40~50℃，每次 10~15 分钟为佳，也可以根据自身的情况减短或延长时间。

经常进行热水足浴，药、水的物理、化学因素可刺激皮肤局部，促进身体血液循环和新陈代谢；通过调节经络、反射区，从而起到增进脏腑功能、强身健体、治疗疾病的作用。

鲜品浴，花草蔬果泡汤药

鲜品足浴就是用新鲜的花卉、水果、鲜草、蔬菜等取汁或捣汁，然后用来浴足，长期坚持，能起到养足、护足、润足、美足的功效。

鲜花足浴：将鲜花的花瓣捣汁后放入水中或直接放入花朵进行足浴，就是我们常说的鲜花足浴。可用于足浴的鲜花有很多，如玫瑰、牡丹、芍药、荷花、茉莉花等，不同的花，功效各不相同，如玫瑰可嫩肤、茉莉花可醒脑提神等，可根据自身的情况选择合适的鲜花。

鲜草足浴：鲜草足浴就是用新鲜的药草，如蒲公英、薄荷、艾叶、石菖蒲等煎取药汁，用于足浴。鲜草的功效各不相同，在选择时宜辨证选择，灵活使用。

水果足浴：近年来，水果足浴逐渐成为一种时尚，也成为美足的重要方式。水果足浴主要选用当季的水果皮煎水，然后进行足浴。例如，用橘皮煮水泡脚，能使足部芳香，润泽足部肌肤，对脚臭、足部肌肤干燥、干裂有改善作用；用西瓜皮煮水后泡脚，能起到祛湿除热、预防和缓解中暑的作用。不同的水果功效和作用各不相同，宜适当选择。除了用水果进行足浴外，还可以将水果打成泥，然后敷在足部，能起到润泽足部肌肤、改善皮肤干燥开裂的情况。

蔬菜足浴：顾名思义，蔬菜足浴就是用蔬菜作为足浴的“药方”。可将蔬菜煮汤后，去渣，然后进行足浴；也可以将蔬菜榨汁，加入泡脚的水中，然后进行足浴；还可以直接将蔬菜放入足浴水中进行足浴。因为蔬菜富含维生素 A、维生素 C、维生素 E、B 族维生素等营养素，经常用来足浴，可促进足部皮肤再生，能滋润足部肌肤，改善足部皮肤干燥、开裂等情况，还能为足部补充水分。

柴米油盐酱醋茶，食品足浴好配料

柴米油盐酱醋茶，还有姜、花椒、米糠油、牛奶、绿豆等食品，不仅是我们餐桌上的美味佳肴，还是足浴的常用调料，为我们的身体提供营养的同时，还起到养生保健、治疗疾病的作用。

盐水足浴：每次用热水泡脚时，放入少量的盐，能起到消毒杀菌的作用。经常用盐水泡脚，对真菌引起的脚气、脚臭、足部炎症等有改善作用。需要注意的是，因为盐有一定的刺激性，如果足部有伤口，且对疼痛不耐受，建议不要用盐水进行足浴。

醋水足浴：就是在足浴的水中倒入适量的醋。经常进行醋水足浴，能起到消炎、杀菌的作用，可改善足部炎症、足癣、脚臭、脚气等不适，同时还能祛湿毒，对身体十分有益。

牛奶足浴：用牛奶泡手，能让双手变得更加白嫩细腻。其实，用牛奶进行足浴，不仅能享受足浴带来的愉悦和放松，还能润泽滋养足部皮肤，预防和改善足部皮肤干裂、干燥。除了用牛奶进行足浴外，还可以用羊奶，同样能起到润足、美足的功效。

米糠油足浴：用米糠油或淘米水进行足浴，可以减轻下肢疲劳。通常，用米糠油或淘米水进行足浴时，会辅以按摩，这样能促进皮肤的吸收和刺激足部的经络穴位、反射区，以加强保健效果。

生姜水足浴：将生姜洗净后放入锅中，加入适量水煎汤，然后用于足浴，可促进身体血液循环，提高身体温度，起到祛寒保暖的功效，尤其适合在秋冬时使用，同时还可祛除湿毒、活血化瘀、预防冻疮。

花椒水足浴：将花椒加适量水煮至花椒香味溢出，晾温后进行足浴，能软坚、祛瘀，对足部老茧具有软化作用，能美足润足，同时还能缓解血瘀所致的各种病症。

功能浴，足浴只为出效果

不同的足浴方，功能各不相同，有的芳香沁人心脾，有的能止痒止痛，有的活血化瘀，有的祛湿排毒。将药物合理搭配组合，然后用于足浴，能使足浴的疗效得到较大的提高，这就是我们所说的功能浴。

芳香足浴：薄荷、茴香、石菖蒲、樟脑、木香等芳香类药物用水煎后浴足，药物的芳香气味能提神解乏、安神定志。也有不少人在足浴的时候，往水里滴入 1~2 滴芳香精油，也能起到安神助眠的效果。

止痒足浴：从字面上不难看出，止痒足浴的功能在于“止痒”。蜀椒、苦参、百部、冰片、芒硝等药物用于足浴，有止痒的功效。一般来说，进行止痒足浴时，可适当延长时间，这样可使足部脱皮，从而起到杀菌止痒的效果。当然，导致足部发痒的原因有很多，如湿邪、湿毒等，需要具体情况具体分析，辨证选择药物和药方。

药酒足浴：我们经常会在影视剧中看到这样的桥段，扭伤后家人或朋友会用药酒帮助伤者揉搓扭伤的部位，因为药酒能活血化瘀，促进伤势痊愈。其实，用药酒足浴，也能活血化瘀、祛风除湿。经常使用，可改善风湿引起的各种腿部、足部疾病。进行药酒足浴时，可购买现成的药酒足浴液，也可以在医生的指导下，将一定配方的药物用酒浸泡三个月以上，然后再将适量药酒倒入足浴盆中，温水稀释后进行足浴。进行药酒足浴时最好是先熏后烫，然后拍打足部关节至皮肤发红，这样能促进皮肤对药物的吸收，药效更佳。

发酵足浴：即将食物、药物进行发酵，然后用于足浴的方法。最常用的发酵足浴药方是醪糟，在一些地方，常用酒糟来足浴或是掩埋足部，能祛湿除湿。也有的地方将豆腐加热至温热，然后用来揉搓趾掌关节部位，对足部骨痛有疗效。发酵足浴虽然应用得不多，但因为发酵的物品为食物、药物，其具有天然的生物功能，对于疑难杂症的足部疾病有不错的效果。

天然泥沙石，双足自然浴

自然浴，就是用天然的原料进行自然足浴，如泥浴、沙浴、矿石浴、鸟粪浴等。原料不同，足浴所产生的功效也各不相同。

药泥足浴：将一定配方的药物和黑泥或白沙泥混合均匀，即成药泥。黑泥含有多种微量元素，对保持足部健康有利；白沙泥具有润足强骨的功效。经常用药泥进行足浴，对于足部疾病的治疗有辅助作用。

粗沙足浴：用粗沙进行足浴，不仅有磨砂的感觉，还能去掉足部的死皮，促进足部和身体的健康。沙粒有海沙、河沙、青石沙、湖沙等种类，其功效各有差异，有的可祛寒温经，有的能活血化瘀，有的能强筋壮骨，等等，可根据自己的需要选择合适的粗沙。进行粗沙足浴，跟我们平常的足浴不一样，不是将粗沙放入足浴的水中，而是直接将双足用粗沙掩埋，然后揉捏挤压或双脚相互搓擦。因为粗沙有可能会磨破皮肤，所以进行粗沙浴的时间不宜过长，一般不超过半个小时。

矿石足浴：在进行足浴的时候，在足浴盆中放入一些矿石，用合适的力度踩踏，矿石的棱角“按摩（挤压）”足部的穴位，使其变得活跃，从而起到促进血液循环、活络通经的功效。滑石、芒硝、硫磺、龙骨、牡蛎、玉石等矿石，因为含有的成分各不相同，功效也各异，在选择时，可根据自己的需要正确选择。

鸟粪足浴：听起来鸟粪足浴并不卫生，甚至有些恶心。其实，这里所说的“鸟粪”，是指经过长时间生活醇化的天然足浴产品，经常使用，能润足护足。

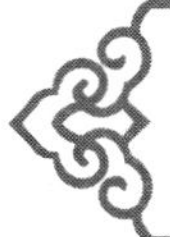

足浴前莫心急，准备工作先做全

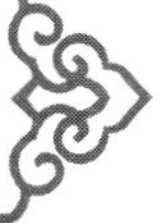

足浴前，您做好物质准备了吗

必备物品	特别说明
足浴盆	足浴盆有很多种，有木盆、足浴器等种类，喜欢足浴的人可根据需要和经济状况，选择一款适合自己的足浴盆，用来盛放足浴水，让自己享受足浴带来的好处
保温瓶	如果选择的不是电动足浴器，而是塑料盆、木盆等无法加热的足浴盆，则需要准备1~2个保温瓶，用来盛放热水，以方便在足浴的过程中添加，保持水温
足浴方	如果足浴方是中药配方，需要水煎后再进行足浴；可以根据自己的身体状况，选用生活中常见的食材作为足浴方，如生姜、盐、醋等；现在市场上有不同功效的足浴液出售，很方便，也可以选购，但要注意购买正规厂家生产的产品
椅子或凳子	足浴时坐的椅子或凳子，宜高度合适，软硬适中，有靠背。建议多备一张高度差不多的凳子，用来放足浴时需要用的物品
毛巾	准备2条干净的毛巾，一条是足浴后用来擦脚的，一条是用来擦汗的
袜子	足浴后，要及时擦干足部的水湿，然后穿上袜子，这样能防寒保暖，预防感冒
毛绒拖鞋	如果是冬天，还要准备一双毛绒拖鞋，在足浴后穿，这样能避免足部受寒
开水1杯	建议在足浴前准备1杯热开水，足浴需要花费一定的时间，足浴后热开水正好晾温，这时饮用，能及时补充足浴时因出汗而丢失的水分
按摩器具	喜欢足浴时对足部进行刺激的，可以准备一些小石子，足浴时放在足浴盆里；喜欢足浴后按摩的，可以准备一些按摩器具，足浴后擦干双足，然后进行按摩

选对足浴器，提升泡脚效果

杉木盆：杉木盆质地较轻，保温效果较好，是进行足浴的不错选择。通常，1.5毫米厚的杉木盆保温效果相对较好；26厘米高、36厘米直径的杉木盆空间比较大，用来足浴，能舒适地伸展双脚，使人得到放松。

电加热足浴盆：电加热自动控温足浴盆不仅能控温，而且具有磁疗、振动、红外等理疗功能，如果经济条件允许，建议配备这样的足浴盆。

电磁式多功能药浴器：电磁式多功能药浴器的功能很多，集药疗、磁疗、热疗、理疗于一体，而且还能定时定温，使用起来非常方便。跟传统的泡脚方式不同的是，电磁式多功能药浴器引入了电磁技术，能增强药物的渗透性，提高皮肤对药物的吸收；电磁式多功能药浴器的浸泡部位主要是小腿，小腿部位的皮肤角质层薄、面积大、穴位多、血管丰富，对其进行刺激，养生保健效果极佳。

水是足浴之精华，把好用水关很重要

井水、河水、溪水都可以用作足浴用水。城市人因为生活条件限制，一般只能用自来水足浴，对足浴的效果没有什么影响。需要注意的是，不论使用哪种水源，都要保证水质清澈卫生，切忌用被污染的水足浴。被污染的水中很可能重金属含量超标，或者含有致病微生物，不慎使用，可引发不适，甚至中毒。

足浴的时候，要把握好用水量。一般来说，足浴水量以能淹没双足踝关节为宜。踝关节以下汇集了人体 6 条经络的 60 多个穴位，对这些穴位进行刺激，可调节脏腑功能、防病治病。当然，如果想让紧绷的小腿得到放松，也可适当增加水量，浸泡至小腿部位。

进行足浴时，不论使用添加热水还是自动加热的方式，都要注意水温，宜控制在 38~45℃。如果水温过高，容易烫伤皮肤；水温过低，会影响足浴的效果。当然，也不必拘泥于此，可以根据自己的感觉调节水温，以感觉轻松舒适为度。

足浴的时间、频率决定着泡脚效果

足浴的好处有很多，如促进血液循环、保暖祛寒、解乏助眠、活血祛瘀等。有的人可能会有这样的观点：既然足浴这么好，那么我每天多泡几次，泡的时间久一些，收到的效果会不会加倍？答案是否定的。足浴的次数并不是越多越好，每次足浴的时间也并非越长越好。

一般的足浴，每天晚上睡前 1 个小时足浴 15~20 分钟，每天 1 次即可。足浴次数过多，有可能导致出汗增多，使身体水分和热量流失，导致缺水或感冒；足浴时间过长，有可能会影响到心脏、大脑的供血，出现胸闷、头晕等不适。

如果是防病治病类型的足浴，可每天进行 2 次，一次在上午 10 点左右，一次在睡觉前 1 个小时，每次 20~30 分钟。具体的次数也是因人而

异，建议进行足浴前向医生咨询。

足浴是门学问，中药方剂不得随意选配

“热者寒之，寒者热之”是中医辨证施治的重要原则，不仅适用于内服用药，也适用于足浴养生。在进行足浴时，一定要辨证使用足浴方，千万不可盲目使用中药。一般来说，表证需发散，宜用具有疏风发散作用的药物；虚证需补益，宜用补益效果较佳的药物；寒证需温热，宜用温辛之品；热证需寒治，宜用寒凉之品。

另外，即使是同一种疾病，致病原因不同，表现症状不同，也要区别对待。例如，感冒分风寒感冒和风热感冒，风寒感冒需温中散寒，可用麻黄来发汗解表；风热感冒需清凉解表，可用金银花清热解毒。

中药足浴并不是简单地用中药水煎后再泡脚，而是要辨证选择药物。正确用药，会使足浴效果倍增；错误用药，很可能会加重疾病，引发更加严重的后果。

透析中药性能，才能对症“下料”

中药如果使用得当，则具有祛邪扶正、防病治病的作用。但是，如果使用不当，不仅不能治疗疾病，还可能加重病情，损害身体健康。因此，在使用中药进行足浴时，一定要了解中药的四性五味、升降沉浮等性能，然后根据自身的体质、病症等，选对中药，配对药方，才能养生保健、防病治病。

中药的四性：中药分寒、热、温、凉四种性质。其中，寒性、凉性药物属阴，是治疗热性病证的药物；热性、温性药物属阳，是用来治疗寒性病证的药物。药物的性味之间有的是具有共性的，比如寒性、凉性具有共性，且凉性偏高者为寒性；热性、温性具有共性，温性偏高者为热性。

中药的五味：中药的味道有辛、甘、酸、苦、咸五种，有的中药还有淡味和涩味。不同味道的中药，功效各不相同。例如，辛能散，辛味药物可发散、行气、活血，常用来治疗表证；甘能缓，甘味药物具有补益和中、缓急止痛的功效，是治疗虚证的常用药；酸能敛，酸味药物具有收敛、固涩的作用，常用来治疗虚寒、泄泻；苦能泻，苦味药物具有清热泻火、润燥通便、泻下降逆的功效，常用来治疗火热证；咸能软，具有软坚散结、泻下通便的功效，对热结便秘有治疗作用；淡味中药大多数具有利

尿渗湿的作用，是水肿、小便不利的常用药；涩味药物具有收敛固涩的功效，也是治疗虚寒证的常用药物。

中药的升降沉浮：有的中药具有升阳、散寒、发汗、解表等作用，作用于人体时，出现向上、向外的特点；有的药物具有降逆、收敛、泻下等作用，作用于人体时，出现向下、向内的特点。

中药的归经：归经，即归属某个经络，而经络对应脏腑，具体来说，就是对应某一脏腑或具体部位。中药的归经说明了药物对某一脏腑、经络或具体部位具有特殊的作用。例如，石膏和菊花都有清热作用，但石膏归肺、胃经，常用于肺、胃热证，而菊花是清肝火的良药。

中药的毒性：中药里的“毒”是指药物的毒性和偏性，如果使用不当，很有可能出现中毒或不良反应。砒霜、水银、斑蝥、藤黄、生川乌、生草乌、生半夏、马钱子、巴豆等药物有大毒，在使用时一定要遵医嘱。对于有毒性的药物，在使用时，可以根据体质、病情来确定用量和配伍，以确保用药安全。

需要注意的是，中药的性、味、归经及升降沉浮等作用并不是孤立的，在使用的时候一定要综合考虑。比如，两种都是寒性的药物，但一个味苦，一个味辛，药用效果就会存在差异；如果两种药物都是甘味，一个甘寒，一个甘温，所产生的作用也是不同的。

正确配伍中药，确保用药安全、提升足浴疗效

了解了中药的性能，就要动手配伍相关的中药用来足浴了。但是，药物与药物之间搭配，有的能提升药效，有的不仅降低药效，还有可能引发不适。那么，中药在配伍时应遵守什么原则、要避开什么禁忌呢？

首先，我们来了解一下什么是中药配伍。说得简单一些，就是将一些中药搭配在一起。其实，两种或两种以上的药物进行搭配，出现的效果也是不一样的。例如，使用单味药物治病，产生的是单行的效果；使用两种以上性能、功效相类似的药物进行搭配，能起到相须的效果，也就是我们常说的增强疗效；将两种具有某种共性的药物搭配使用，一味药物做主药，一味药物做辅药，能提高主药的疗效，是中药配伍里所说的“相使”关系；使用某一种具有毒性或不良反应的药物时，搭配的另外一种药物能减轻或消除这种药物的毒性或不良反应，使药物的性质更加平和，即“相畏”、“相杀”关系；有的药物搭配在一起，一种药物的原有功效被降低或

消除，即“相恶”关系；有的药物搭配在一起，可产生毒性或不良反应，即药物搭配会产生相反的作用。

了解了中药配伍后产生的效果和作用，我们在配伍足浴方时，一定要综合考虑药物的性味、归经、功效等，注意遵守取长补短、相得益彰的原则，使配伍的药方发挥更好的疗效。一般来说，中药配方里包括君、臣、佐、使四个部分。君即药方中对疾病起主要治疗作用的药物；臣指增强君药效果的药物；佐即辅佐，是治疗兼证或减轻药物毒性等的药物；使即使药物达到病灶部位，或引药上升、下降、达表、入里等。在每个药方中，君药是必不可少的，其他药物则不一定存在。也就是说，在配伍药物时，不必完全严格根据君、臣、佐、使来进行配伍，根据自己的体质和病症正确选择即可。

药物配伍能增强药效，但有的药物配伍却削弱药效，或产生毒性、不良反应，也就意味着某些中药的配伍有禁忌。

中药配伍禁忌主要有“十八反”和“十九畏”。“十八反”指甘草反海藻、大戟、甘遂、芫花，乌头反贝母、瓜蒌、半夏、白蔹、白及，藜芦反人参、沙参、丹参、玄参、细辛、白芍。“十九畏”指硫磺畏芒硝，水银畏砒霜，狼毒畏密陀僧，巴豆畏牵牛子，丁香畏郁金，川乌、草乌畏犀角，牙硝畏三棱，人参畏五灵脂，官桂畏赤石脂。

煮好足浴中药汤，须掌握要领

煎煮中药，看似简单，将药物加水用小火慢煎。其实，从器皿的选择、药物的清洗、水的分量、火候等，每个细节都十分考究，如果把握不好，很可能会影响药效。

正确选择煎煮器具。沙锅、瓦罐等陶制品性质稳定，耐高温，导热均匀，保温性能好，是煎煮中药的首选器具。铝锅或搪瓷锅也可以用来煎煮中药。铁锅、铜锅和锡锅不宜用来煎煮中药，以免产生化学反应而降低药效，有的甚至还有可能产生毒性或引发不良反应。

煎药的水一定要卫生。无污染的山泉水、井水、自来水等都可以用来煎药，但一定要干净、卫生，没有异味。

煎药的水量要适度。用来足浴的药物，水量超过药材平面 2~3 厘米，最后煎取的药汁在 1500 毫升左右为宜。

下药前后有讲究。龙骨、石决明、牡蛎、龟板、鳖甲、石膏等药材需要长时间煎煮才能析出有效成分；附子、川乌、草乌等药物有一定的毒性，煎煮时间长一些能减少毒性，因此要先下。薄荷、砂仁、木香等芳香药材应在最后的 5 分钟再下，能保存药物的芳香气味；大黄、番泻叶、钩藤等药物，后下能减少其有效成分的挥发；白矾、芒硝等属于可溶性矿物药材，后下融化即可。旋覆花、车前子、灶心土、蒲黄、辛夷等药物黏性大，需要用纱布包煎，以避免药汁浑浊或糊底。琥珀、三七、沉香、猪苓等，为了煎煮方便，通常磨成粉状。

中药浸泡的时间要适当。一般来说，将中药浸泡 20~30 分钟即可。当然，也要具体情况具体分析，如种子、果实、根茎等药材浸泡的时间适当长一些，花草、枝叶等药材浸泡的时间要缩短；夏秋时药物浸泡时间要缩短，冬春则要适当延长。另外，有些药物亲水效果一般，浸泡时需要添加白酒或白醋。

控制好煎煮的火候和时间。通常，煎药都是大火煮沸，然后转小火煎煮，以促使药物有效成分充分析出。如果没有特别要求，一般转小火后煎 15~20 分钟，如果是二煎则水沸后再煎 10~15 分钟。

煎煮的次数也有讲究。一般一剂中药最少煎煮 2 次，有的需要煎煮 3 次。实际上，即使药物经过 2~3 次的煎煮，药渣中仍有不少有效成分，此时可以再次进行煎煮，然后将前后几次煎煮所得的药汁混合，再进行足浴，效果是相当不错的。

要想足浴事半功倍，小石子能帮大忙

很多公园里都会有鹅卵石铺的路，光着脚走在上面，相当于给足底来一次按摩，让人通体舒泰。不仅如此，我们还可以用小石子来“足浴”。

在我们足底，有很多反射区，可以说是身体各个脏腑器官的缩影。如果在足浴的时候，对这些反射区进行刺激，或者根据自己的需要刺激某个具体的反射区，会收到事半功倍的效果。但是，足浴的时候自己弯腰按摩足底，因为压迫到腹部及腰部受力，会使人很不舒服；经常到足疗店，开销很大，又心疼；麻烦别人帮忙，会觉得不好意思。这时，小石子就派上大用场了。

选择小石子时，一定要选择比较圆滑、没有棱角的，兵乓球大小的即可。每次足浴的时候，可以放入几块小石子，泡脚的同时，根据自己的耐受程度，用足底踩一踩这些小石子，能起到按摩的作用。

足浴后别停歇，善后工作保平安

足浴虽然简单，但如果不注意细节，不仅起不到养生保健、治疗疾病的效果，反而会适得其反，引发不适或疾病。因此，足浴后一定要注意细节，做好“善后”工作。

足浴后注意保暖

浴足是一种很好的养生方法，可疏通经络，提高身体免疫力，因而受很多人的欢迎，不少中老年人更是习惯睡前泡脚。

但是，有的人一边足浴一边看电视，足浴完毕之后就将双足搭在足浴盆的两边，等其自然晾干。其实，很多人不知道的是，这自然晾干的举动，是引发感冒的“地雷”。

俗话说：“脚受风，看郎中。”双足经过热水浸泡，毛细血管扩张，毛孔全部打开，如果不及时擦干，特别容易着凉，引发感冒。

因此，足浴之后一定要注意足部保暖。保暖方法很简单，就是及时将双脚擦干，然后用双手来回搓脚使皮肤微微发红，再穿上袜子即可。如果是冬天，穿上袜子之后，还应穿上毛绒拖鞋。

涂抹润肤霜，让双足更水润

如果足部皮肤干燥严重，在擦干双足之后，还应涂抹润肤霜。足浴之后，足部的毛细血管扩张，毛孔张开，此时涂抹润肤霜，能促进皮肤对润肤霜的吸收，润足的效果更好。

足浴后要擦擦汗

泡脚的时候，由于水温的刺激，身体血液循环加快，容易出汗。如果不及时擦干，汗水会慢慢蒸发。身体会因为汗液的蒸发而散失热量，如果遇冷的刺激，很容易引发感冒。

因此，足浴完毕之后，千万不要偷懒，即使是轻微的出汗，也要用干毛巾擦擦汗。

老年人足浴后不要立即起身

如果是老年人，足浴之后最好在沙发上平躺或半躺 3~5 分钟，但不要睡觉。因为足浴的时候，热水刺激足部的毛细血管，使得全身的血液都往下半身加速循环。

如果足浴之后，突然起身，老年人循环功能较弱，血液不能及时“增援”到上半身，很容易造成体位性眩晕。

因此，老年人足浴之后宜先平躺或半躺片刻，以利于血液回流心脏和大脑，预防低血压和眩晕的发生。

足浴后要喝一杯温开水

进行热水足浴时，身体会微微出汗。因此，在足浴后最好喝一杯温开水，以补充流失的水分，同时还能促进新陈代谢，帮助排毒。一般情况下，足浴后最好能饮用 300 毫升左右的温开水。当然，心脏病、水肿、糖尿病患者的饮水量则需要适当减少些。如果家里有菊花和枸杞子，可以用来泡茶饮用，可清肝明目、安神助眠，让你睡个美美的觉。

足浴后 1 个小时再吃饭

足浴的时候，热水的刺激使流向下肢血液增加，从而影响到胃的供血，使胃肠的消化功能受到影响。因此，足浴后 1 个小时内不宜吃饭，以免引起营养吸收和消化不良。

总而言之，足浴之后不是就万事大吉了，还得按照一定步骤合理地进行善后工作，让足浴的效果更好地发挥出来，更加有利于人体健康。

镇定应对足浴引起的不适

在足浴的过程中，最常见的不适就是头晕、胸闷、心慌等。这与水温过高、足浴时间过长及足浴者自身的心脏功能有着密切的联系。当出现上述症状时，不必慌张，可先停止足浴，然后排查原因。

如果是水温过高，可在足浴的水中适当添加冷水，使温度降至适宜后再进行足浴。

如果足浴的时间过长，很可能是血管扩张后影响了大脑、心脏的供血，从而出现头晕、胸闷、心慌等症状，这时应停止足浴。

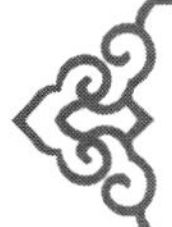

足浴也有禁与忌，部分人群需当心

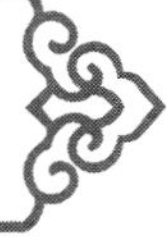

这些人不合适足浴

足浴虽好，但并不是每个人都适合。

1. 严重心脏病患者，脑出血、脑血栓未治愈者就不宜足浴，以免足浴时血液循环加快，加重心、脑血管的负担，有可能诱发心脏病或影响脑供血。

2. 长期低血压的人不宜用热水泡脚，因为足浴时身体的血管会发生扩张，全身血液会由重要器官流向体表，这将导致心脏、大脑等重要器官缺血缺氧，可加重低血压患者昏厥的危险。

3. 孕妈妈如果身体状况不稳定，也不宜足浴，以免加重身体负担。如果身体条件允许足浴，需要咨询医生，并严格控制时间和药物配伍。

4. 糖尿病并发症患者或周围神经炎患者对温度的感觉比较迟钝，需要进行足浴时，要等家人试好水温再进行，以免把自己烫伤。

5. 足部有炎症、皮肤病的人不宜与他人共用足浴盆，以免交叉感染。如果病情严重到皮肤起疱时，不宜用热水泡脚，因为这样很容易造成伤口感染；如果足部有外伤或烫伤的，不宜足浴，以免足浴液刺激皮肤，对伤口或身体造成损害。

这些情况不适合足浴

饭前、饭后半小时不宜进行足浴。饭前进行足浴，容易抑制胃液分泌，影响胃肠对食物的消化、吸收；饭后立即足浴，可使足部的毛细血管扩张，血液循环加快，原本流向胃肠部位供其消化食物的血液就会流向足部，长期下来，会影响消化吸收，导致营养不良。

过饱、过饿时都不宜进行足浴，以免身体血液循环加快，影响大脑、肠胃等重要器官的供血而出现头晕等不适。

女性经期血流量较大的不宜进行足浴。因为足浴可促进全身血液循环，有活血祛瘀的功效，女性月经期间进行足浴，有可能会加大血流量。对于经血偏多的女性来说，如果进行足浴，很可能导致血流量过多而引发急性贫血。

第三章

浴足、按摩好搭档，祛病强身效果好

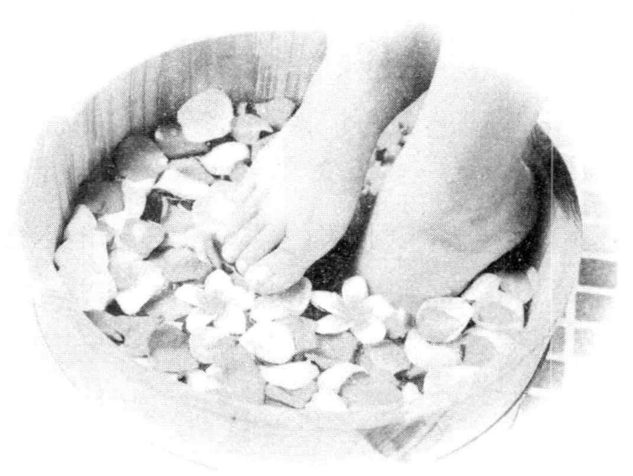

泡脚，寻常百姓事儿；泡完脚后，施以适当的按摩，看似专业，却也渐渐被大众家庭所接受并推崇。居家足浴已不再是稀罕事，就连按摩也都走进了千家万户。足浴与按摩本来就是民间流传的保健方式，两者的结合更是强强联手，堪称是一对完美搭档，无病之人用以强身保健，有病之人用以祛病除疾。

浴足后按摩，等于锦上添花

中医告诉我们："一年四季皆为沐足天"，可见足浴的养生价值之高。若在足浴保健后再进行足部反射区和穴位按摩，等于锦上添花，既发挥出足浴的保健功效，又能收到按摩的疗效。

实际上，足浴与足部按摩是相辅相成的，浴足后按摩，可以使足部、腿部肌肉做连续收缩和放松，增进肌肉的运动效率，加强氧的吸收及有效利用，令血液循环更加畅通，达到最佳保健效果。尤其是患有神经衰弱、失眠、偏头痛、痛经及肾功能不全、膝踝关节麻木、气管炎、慢性支气管炎、冠心病、动脉硬化等病的人群。若每次在足部按摩前坚持用热水或中草药泡脚，有助于恢复健康。

足部可以说是人体健康的"晴雨表"，被看作是人体的"第二心脏"，也是最理想的按摩区，其表面积大小和组织结构非常适于搓揉。因此，在足浴后，足部和全身的血液循环加速，肌肉放松，足部很自然地成为了按摩的重要施术部位。

采用"足浴＋按摩"不需要任何药物、器械，只要运用相应的按摩手法刺激足部的这些穴位和反射区就可以达到防病治病、自我保健的功效。

足浴＋按摩的神奇保健功效

功效	原　　理
调理脏器	按摩时通过各种刺激，可对出现异常的脏腑功能加以调整，这是足部按摩疗法的重要作用
改善体质	在膝关节以下部位，分布着丰富的血管、神经、淋巴管及经络。对其进行整体按摩，不但能使足部功能增强，还能使整个机体得以调整，保持旺盛的新陈代谢，从而达到增强体质的目的
预防疾病	足部按摩可促进血液顺畅、气血循环，以恢复体内各个生理系统的功能，从而提高人体的抗病能力
养颜美容	足部按摩可以使血液循环加快，还可以促进器官组织代谢、排除体内有毒物质，使脸色红润而有光泽，达到养颜美容的目的

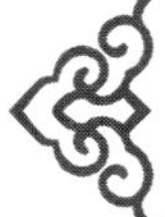

按足先找穴，足部穴位知多少

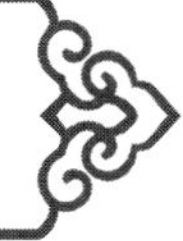

在开始泡脚前，我们得先了解一下足部穴位（足部脚踝以下的穴位），了解其定位、功能及主治病症等相关信息，这样才能将穴位的功效发挥到极致，使其更好地为健康服务。

解溪

【归属经脉】足阳明胃经。

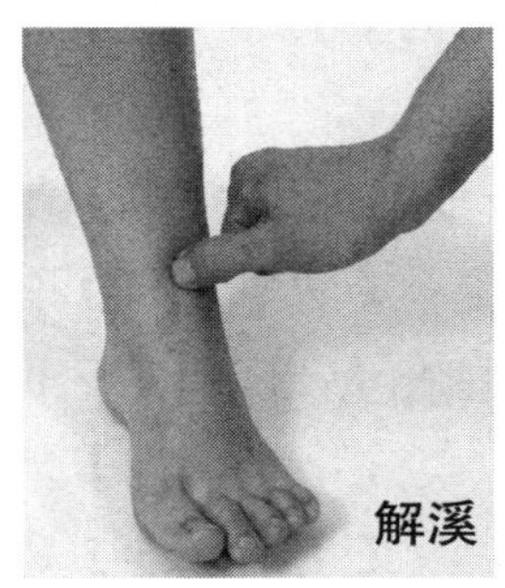
解溪

【简单定位】在足背与小腿交界处的横纹中央凹陷处，拇长伸肌腱与趾长伸肌腱之间，按之有酸胀感。

【主要功用】舒筋活络，清胃化痰。

【主治之症】下肢痿痹、踝关节病；头痛、眩晕；腹胀、便秘。

【按摩手法】以拇指指腹向内用力按压穴位，每天早晚各 1 次，每次 3 分钟。动作要轻柔。

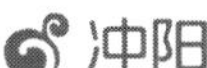

冲阳

【归属经脉】足阳明胃经。

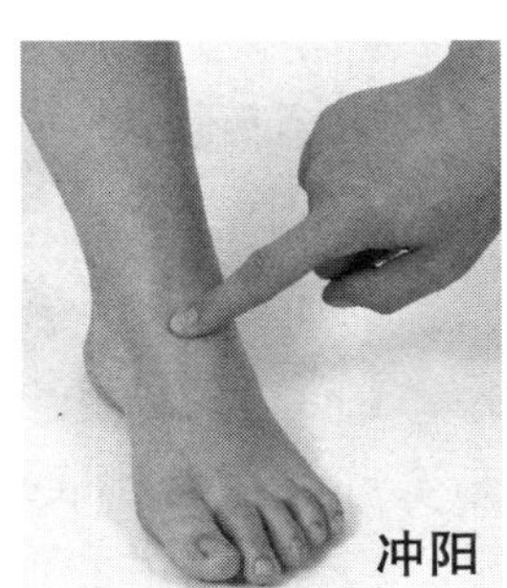
冲阳

【简单定位】在足背最高处，拇长伸肌腱与趾长伸肌健之间，可以触摸到足背动脉搏动之处，即为冲阳穴。

【主要功用】和胃化痰，通络宁神。

【主治之症】胃痛；口眼歪斜；足痿无力。

【按摩手法】手指指腹端垂直用力按压。

陷谷

【归属经脉】足阳明胃经。

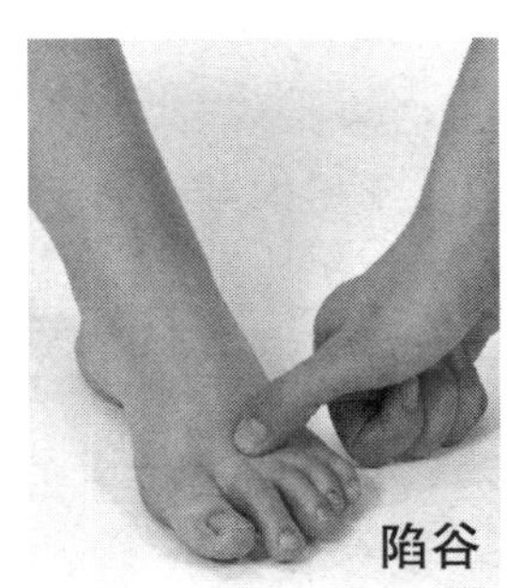
陷谷

【简单定位】足背，第 2 与第 3 跖骨 (连接脚趾的骨头) 结合部前方凹陷处，即为陷谷穴。

【主要功用】清热解表，和胃行水，理气止痛。

【主治之症】面肿、水肿；足背肿痛；肠鸣腹痛。

【按摩手法】手指指腹端垂直用力按压。

内庭

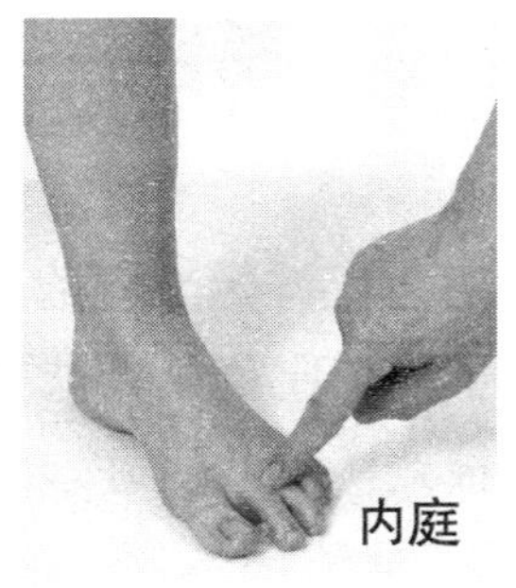
内庭

【归属经脉】足阳明胃经。

【简单定位】在足背，第 2 和第 3 趾间，趾蹼缘后方皮肤颜色深浅交界处，即为内庭穴。

【主要功用】清胃泻火，理气止痛。

【主治之症】齿痛、咽喉肿痛；热病；吐酸、腹泻；跖趾关节痛。

【按摩手法】用指腹端垂直用力按压。

厉兑

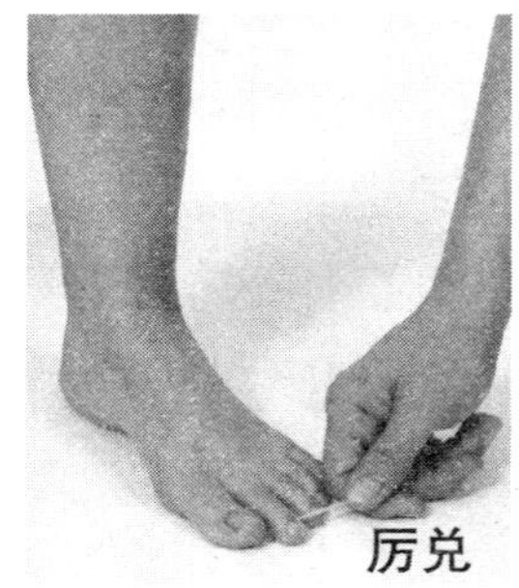
厉兑

【归属经脉】足阳明胃经。

【简单定位】先确定第 2 趾末节外侧，然后在趾甲角旁开 0.1 寸，即为厉兑穴。

【主要功用】清热和胃，苏厥醒神，通经活络。

【主治之症】鼻衄、齿痛；热病；多梦、癫狂等。

【按摩手法】用拇指和食指捏住足第二趾末节两侧，用力按压。

隐白

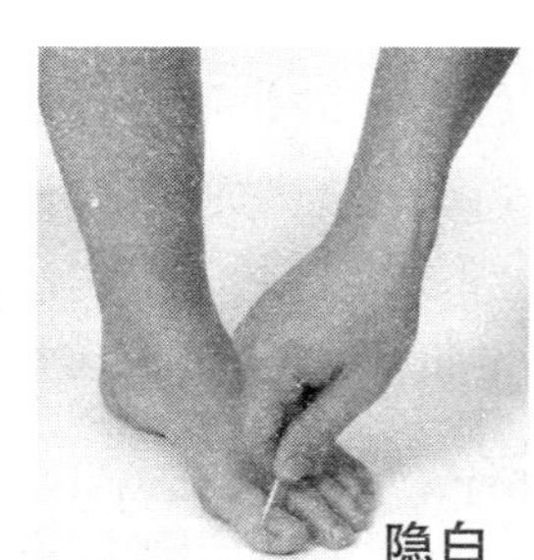
隐白

【归属经脉】足太阴脾经。

【简单定位】先确定足大趾末节内侧，后在趾甲角旁开 0.1 寸，即为隐白穴。

【主要功用】调经统血，健脾回阳。

【主治之症】月经过多、崩漏；便血、尿血；腹满、暴泻。

【按摩手法】手指指腹端用力向下按压。

大都

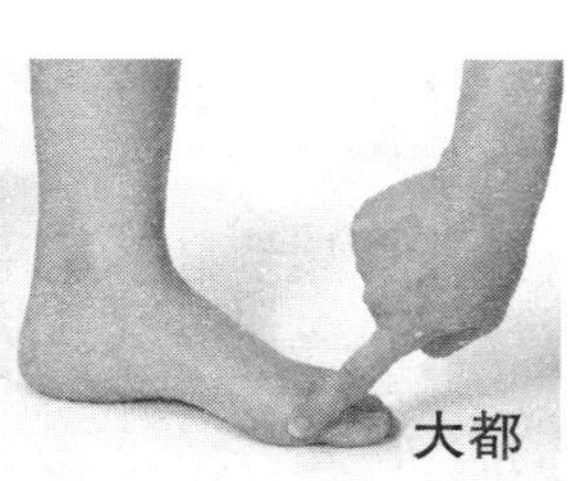
大都

【归属经脉】足太阴脾经。

【简单定位】先找到足内侧缘皮肤颜色深浅交界处，作为 *X* 轴；再通过到足大趾跖趾关节（大趾和足部相连接的关节）前下方做垂直线，为Y轴，两轴线相交的凹陷处即为大都穴。

【主要功用】泄热止痛，健脾和中。

【主治之症】腹胀、胃痛、呕吐、腹泻、便秘；热病、无汗。

【按摩手法】手指指腹端用力向下按压。

太白

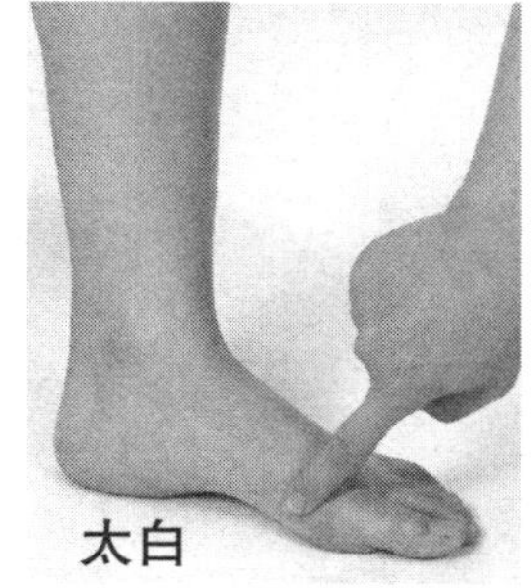
太白

【归属经脉】足太阴脾经。

【简单定位】找到足内侧缘皮肤颜色深浅交界处，作为X轴；再通过到足大趾跖趾关节后方做垂直线，为Y轴，两轴线相交的凹陷之处即为太白穴。

【主要功用】健脾和胃，清热化湿。

【主治之症】肠鸣、腹胀、腹泻、胃痛、便秘；体重节痛。

【按摩手法】用拇指指腹按压，可来回移动。

公孙

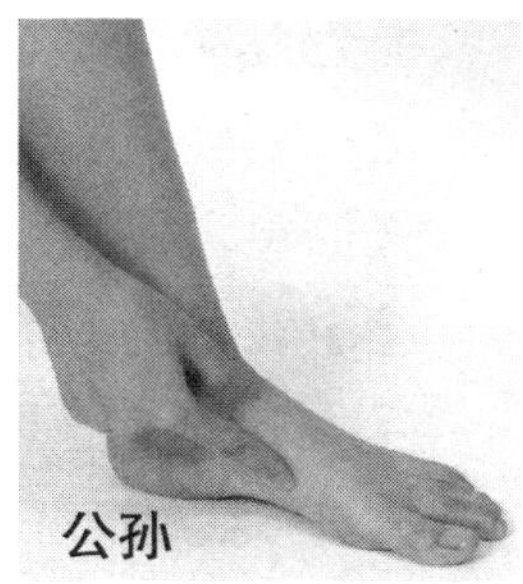
公孙

【归属经脉】足太阴脾经。

【简单定位】足大趾向上翘，足内侧缘脚弓最凹处，即为公孙穴。

【主要功用】健脾胃，调冲任。

【主治之症】胃痛、呕吐、泻痢；气逆冲心。

【按摩手法】用手握住足，弯曲拇指，用指腹端垂直按压。

商丘

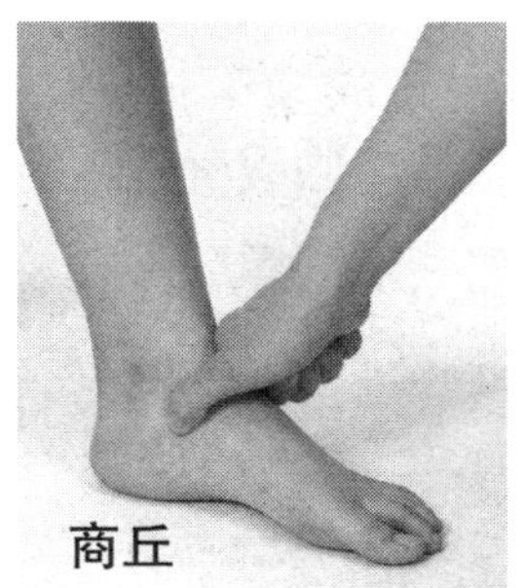
商丘

【归属经脉】足太阴脾经。

【简单定位】足内踝前下方凹陷中央，即为商丘穴。

【主要功用】健脾化湿，通调肠胃。

【主治之症】腹胀、腹泻、便秘；黄疸；足踝痛。

【按摩手法】手指指腹端用力向下按压。

昆仑

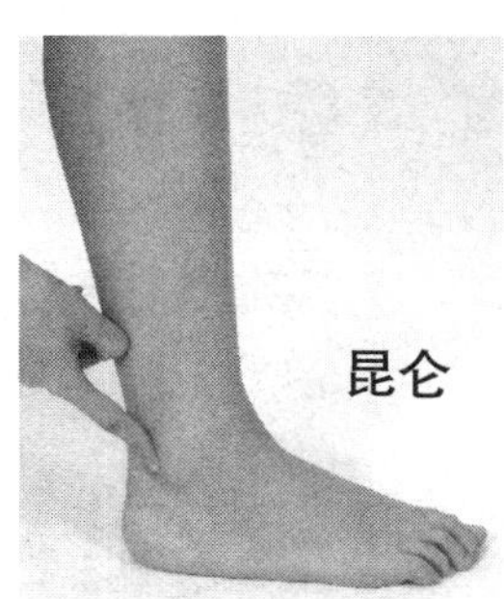
昆仑

【归属经脉】足太阳膀胱经。

【简单定位】位于足部外踝后方，当外踝尖与跟腱之间的凹陷处。

【主要功用】安神清热，舒筋活络。

【主治之症】后头痛、腰骶疼痛、足踝肿痛等；癫痫。

【按摩手法】拇指关节揉按。

仆参

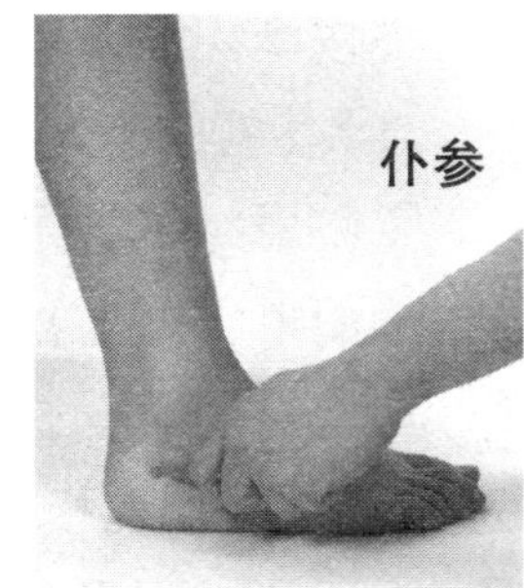

【归属经脉】足太阳膀胱经。

【简单定位】昆仑穴直下，至足外侧皮肤颜色深浅交界处。

【主要功用】舒筋活络，强壮腰膝。

【主治之症】下肢痿痹、足跟痛。

【按摩手法】手指指腹按压，做环状运动。

申脉

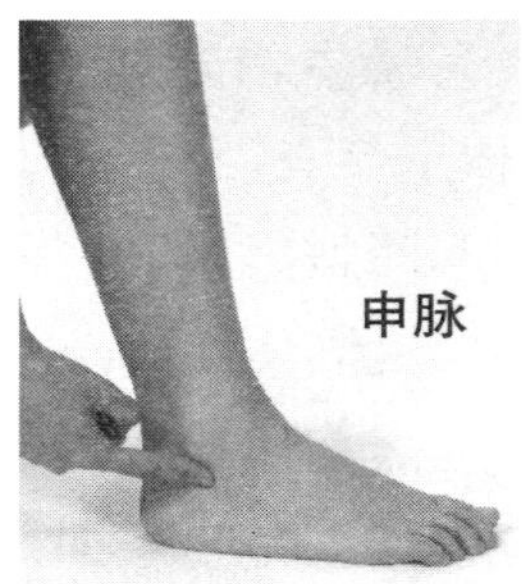

【归属经脉】足太阳膀胱经。

【简单定位】足外侧部，外踝直下方凹陷中。

【主要功用】清热安神，利腰膝。

【主治之症】头痛、耳源性眩晕、失眠、癫痫；关节炎、踝关节扭伤等病症。

【按摩手法】手指指腹按压，做环状运动。

金门

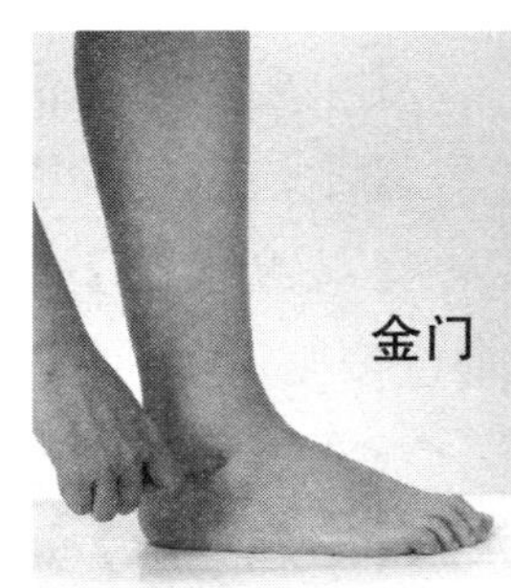

【归属经脉】足太阳膀胱经。

【简单定位】外踝关节的前缘直下，直到足部外侧皮肤深浅交界处。

【主要功用】安神开窍，通经活络。

【主治之症】癫痫、小儿惊风、头痛；膝关节炎、踝扭伤、足跟痛。

【按摩手法】手指指腹按压，做环状运动。

京骨

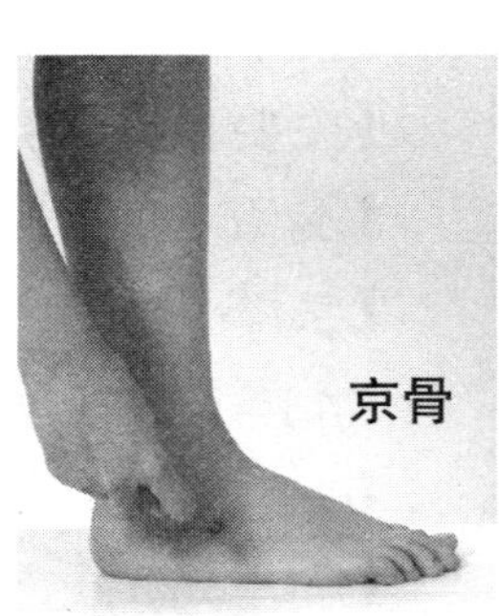

【归属经脉】足太阳膀胱经。

【简单定位】位于脚底外侧中央骨头凸起处的下方，皮肤颜色深浅交界处。

【主要功用】清热止痉，活络舒筋。

【主治之症】头痛、项强；腰腿痛；癫痫。

【按摩手法】手指指腹按压，做环状运动。

束骨

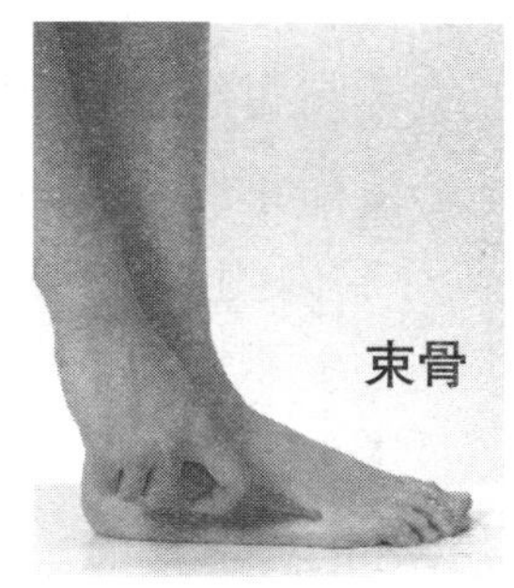

【归属经脉】足太阳膀胱经。

【简单定位】足外侧，足小趾第5跖趾关节后方，赤白肉际处，左右各一。

【主要功用】清热安神，清头明目。

【主治之症】头痛、项强、目眩；腰腿痛；癫狂。

【按摩手法】用食指或拇指尖垂直下压，掐按穴位。

足通谷

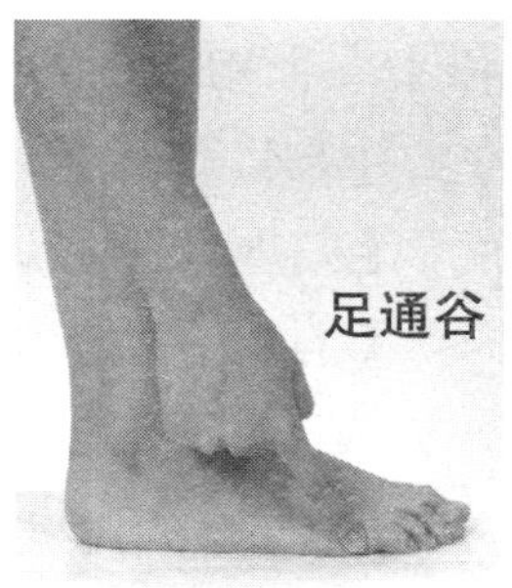

【归属经脉】足太阳膀胱经。

【简单定位】足外侧，足小趾第5跖趾关节的前方，赤白肉际处，左右各一。

【主要功用】清热安神，清头明目。

【主治之症】头痛、项强；鼻衄；癫狂。

【按摩手法】用食指或拇指指尖垂直下压，掐按穴位。

至阴

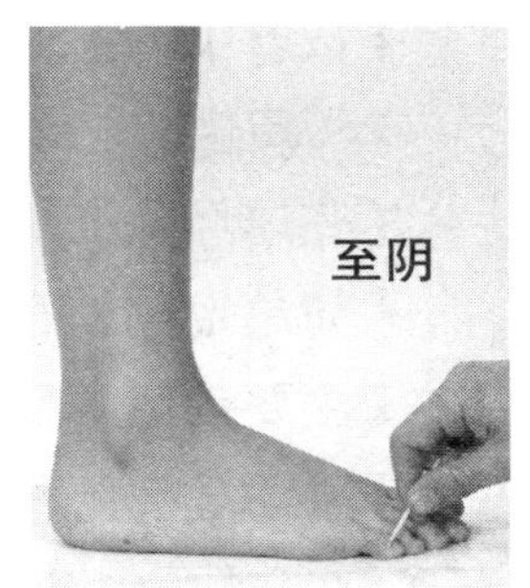

【归属经脉】足太阳膀胱经。

【简单定位】足小趾伸直，先确定外侧趾甲角，再旁开0.1寸处，即为至阴穴。

【主要功用】理气活血，清头明目。

【主治之症】头痛、目痛；鼻塞、鼻衄。

【按摩手法】大拇指指腹垂直按压、拿捏，并做环状运动。

太溪

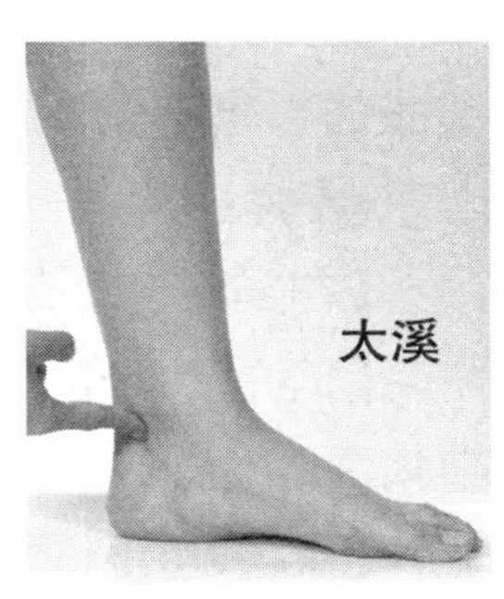

【归属经脉】足少阴肾经。

【简单定位】足内侧，内踝后方，当内踝尖与跟腱后缘连线的中点凹陷处。

【主要功用】滋阴益肾，壮阳强腰，温阳散寒。

【主治之症】失眠、健忘、遗精、阳痿；消渴、小便频数；月经不调；腰脊痛、下肢厥冷。

【按摩手法】用指腹垂直按揉太溪穴。

大钟

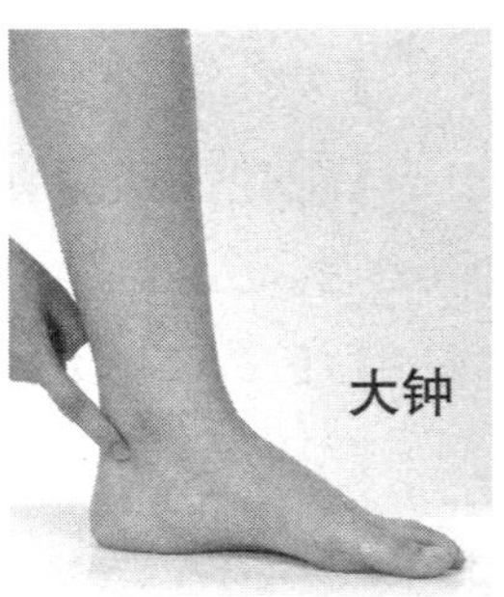

【归属经脉】足少阴肾经。

【简单定位】在足内侧，于内踝后下方，跟腱附着部的内侧前方凹陷处，屈腿取穴。

【主要功用】滋阴益肾，壮阳强腰。

【主治之症】遗尿、便秘；月经不调；腰脊强痛、足跟痛。

【按摩手法】可用食指、中指、无名指三指相平，自上而下均匀用力推按。

水泉

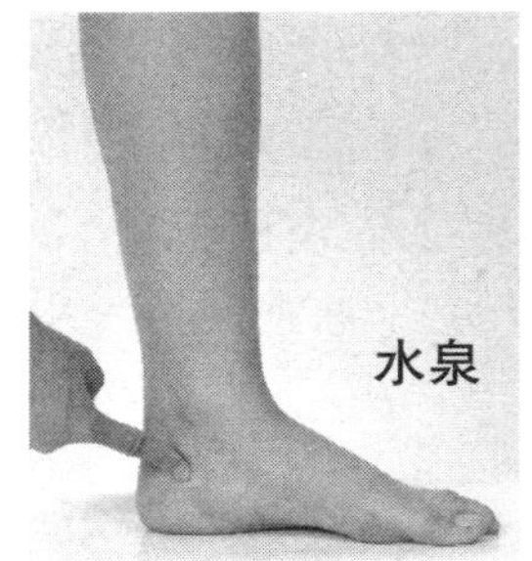

【归属经脉】足少阴肾经。

【简单定位】内踝尖与跟腱水平连线中点（太溪穴）直下 1 寸，跟骨结节前上方凹陷处。

【主要功用】滋阴清热，调经止痛。

【主治之症】月经不调、痛经、经闭；小便不利。

【按摩手法】用手大拇指指腹轻轻按同侧该穴。

照海

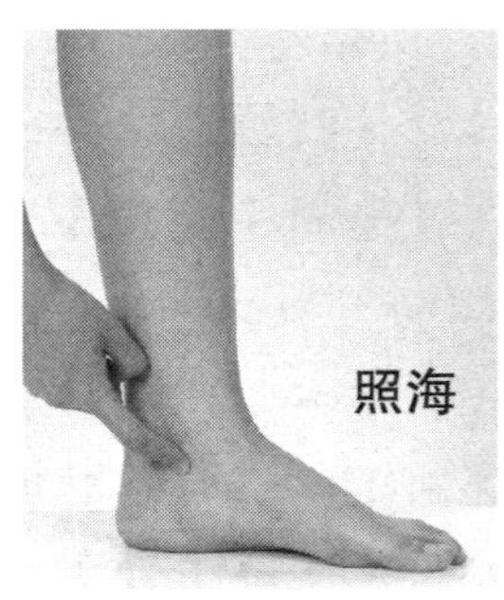

【归属经脉】足少阴肾经。

【简单定位】在足内侧，内踝尖下缘边际凹陷中。

【主要功用】益肾调经，清热安神。

【主治之症】月经不调、带下；小便频数；失眠、癫痫；咽喉干痛、目赤肿痛。

【按摩手法】用拇指指端按压，刺激量以自己有酸胀的得气感觉为宜。

然谷

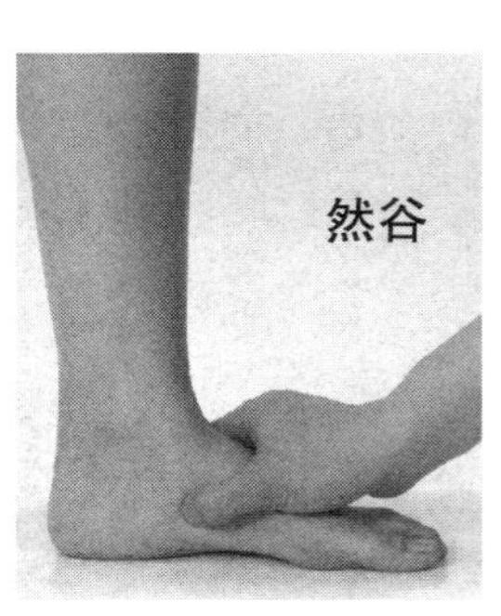

【归属经脉】足少阴肾经。

【简单定位】在足内侧缘，足舟骨粗隆下方，赤白肉际。

【主要功用】补肾调经，止痛止痉。

【主治之症】月经不调、白浊；遗精、阳痿；消渴；小儿脐风、口噤。

【按摩手法】坐凳上，一腿屈膝搁置另一腿的膝部，将食指按在然谷穴处，中指在上面加压，两指一并用力，作按揉活动，两侧交替进行。

涌泉

【归属经脉】足少阴肾经。

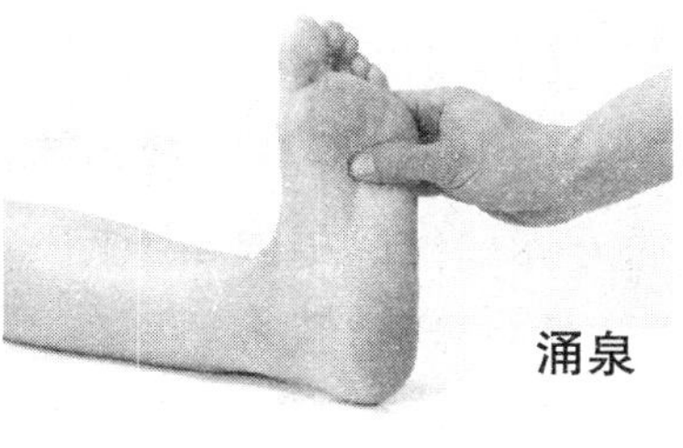
涌泉

【简单定位】位于脚心中央稍靠前端，脚趾向内侧弯曲时所产生的人字纹凹陷处。

【主要功用】开窍苏厥，平肝熄风，清心泻火。

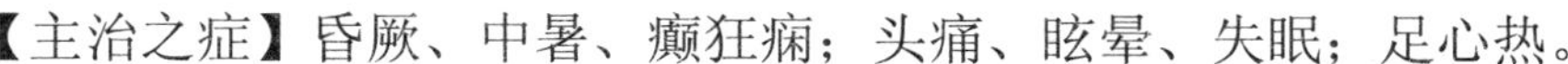

【主治之症】昏厥、中暑、癫狂痫；头痛、眩晕、失眠；足心热。

【按摩手法】双手持足，两拇指相叠按压穴位。

丘墟

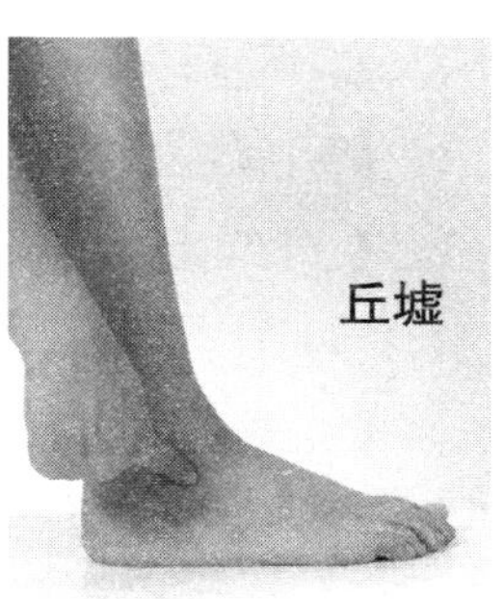
丘墟

【归属经脉】足少阳胆经。

【简单定位】在足外踝的前下方，趾长伸肌腱的外侧凹陷处。

【主要功用】清热止痛，舒筋活络。

【主治之症】目赤肿痛、目翳；颈项痛、胸胁痛、外踝肿痛；足内翻、足下重。

【按摩手法】用手指指腹垂直按压，且按压时着重向脚踝处施力。

足临泣

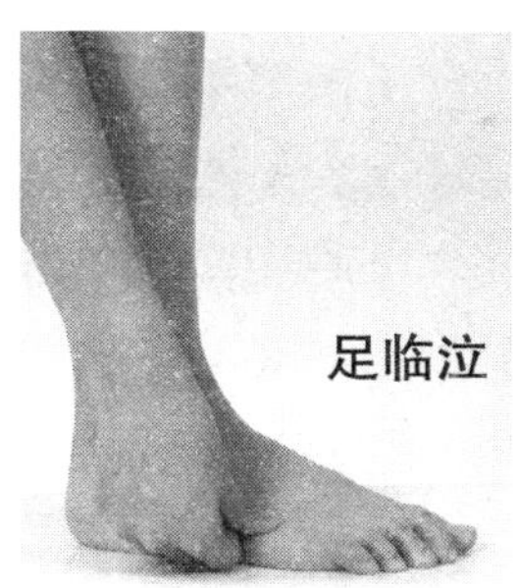
足临泣

【归属经脉】足少阳胆经。

【简单定位】在足背外侧，第 4 跖趾关节的后方。

【主要功用】疏肝熄风，化痰消肿。

【主治之症】偏头痛、胁肋疼痛、足跗肿痛、目赤肿痛；乳痈、乳胀、月经不调等疾病。

【按摩手法】用手指指腹垂直按压此穴。

地五会

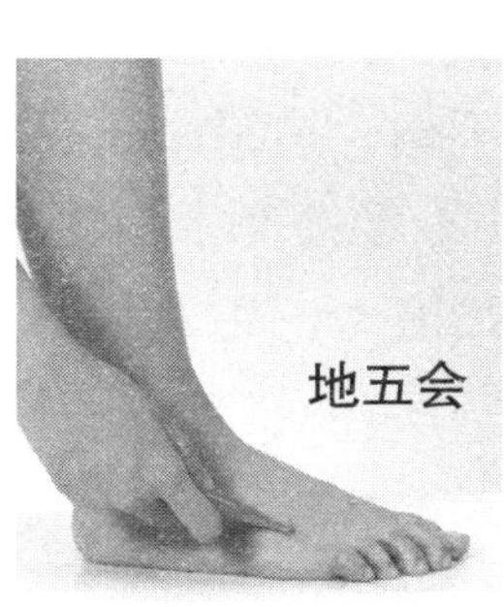
地五会

【归属经脉】足少阳胆经。

【简单定位】在第 4、5 跖骨之间，当小趾伸肌腱内侧缘处。

【主要功用】疏肝消肿，通经活络。

【主治之症】头痛、胁痛；耳鸣、耳聋；乳痛。

【按摩手法】用按摩棒或手指指腹垂直按压。

侠溪

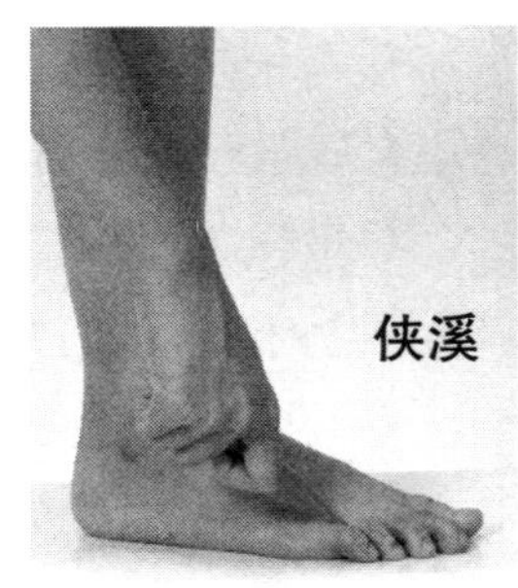

【归属经脉】足少阳胆经。

【简单定位】足背外侧，当第4、5趾间，趾蹼缘后方赤白肉际处纹头上凹陷处。

【主要功用】清热止痛，舒筋活络。

【主治之症】头痛、眩晕、目赤肿痛；胁肋疼痛、膝肿痛；乳痈；热病。

【按摩手法】用按摩棒或手指指腹垂直按压。

足窍阴

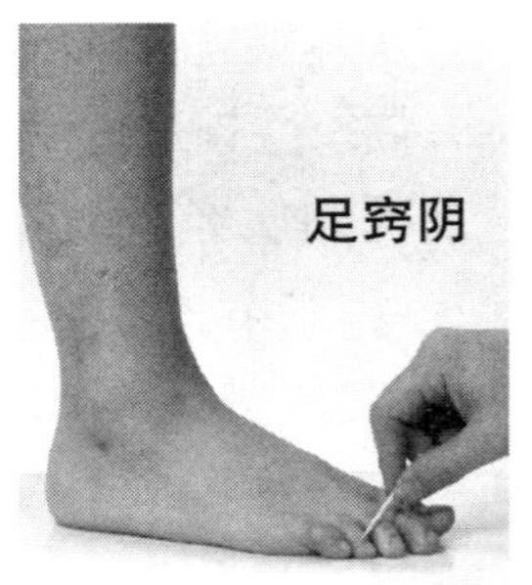

【归属经脉】足少阳胆经。

【简单定位】在足第4趾末外侧，距趾甲角0.1寸。

【主要功用】清头明目，活络止痛，疏利胸胁。

【主治之症】头痛、目赤肿痛、耳鸣、耳聋；胸胁痛、足跗肿痛。

【按摩手法】用牙签或指甲刺激穴位。

大敦

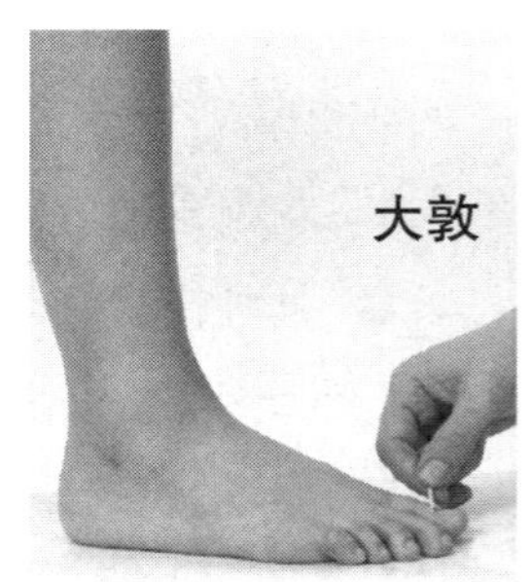

【归属经脉】足厥阴肝经。

【简单定位】在足大趾末节外侧，距趾甲角0.1寸。

【主要功用】开窍苏厥，疏肝解郁，通淋调经。

【主治之症】疝气、少腹痛；遗尿、癃闭；月经不调、崩漏；癫痫。

【按摩手法】正坐或仰卧，以单手或双手拇指指端着力，将力贯注于着力的指端，施用掐法时着力或持续，或一上一下掐点。

行间

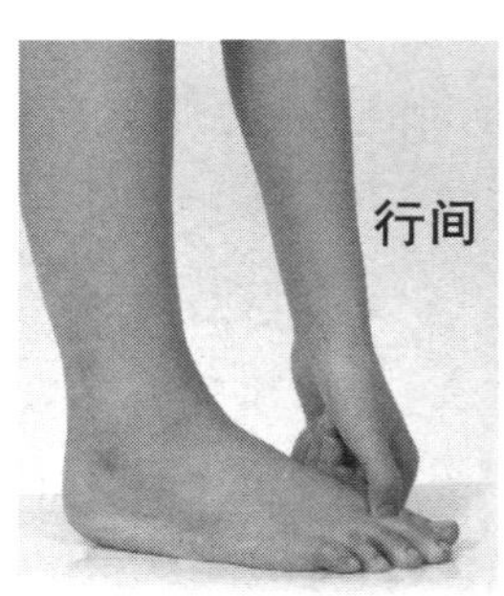

【归属经脉】足厥阴肝经。

【简单定位】在足背侧，当第 1、2 趾间，趾蹼缘的上方纹头处。

【主要功用】清肝泄热，熄风活络，调理下焦。

【主治之症】中风、头痛、目眩、口歪；月经不调、痛经、闭经、带下；遗尿、癃闭、五淋。

【按摩手法】用手指拇指指腹端垂直捏本穴。

太冲

【归属经脉】足厥阴肝经。

【简单定位】在足背侧，当第 1、2 跖骨结合部之前凹陷中。

【主要功用】清头明目，疏肝利胆，降逆调经，泄热理血。

太冲

【主治之症】中风、头痛、目赤肿痛、口歪、咽痛；月经不调、痛经、闭经、崩漏、带下；黄疸、胁痛、腹胀。

【按摩手法】手指指腹按压穴位。

中封

【归属经脉】足厥阴肝经。

【简单定位】内踝前 1 寸，胫骨前肌腱内缘凹陷中，取商丘穴和解溪穴，两穴连线的中点处。

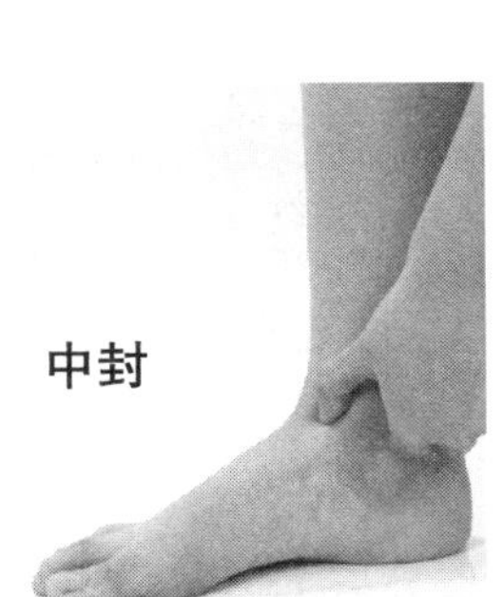

中封

【主要功用】疏肝利胆，通利下焦，舒筋通络。

【主治之症】疝气；遗精；小便不利；腰痛、少腹痛、内踝肿痛。

【按摩手法】用一只手握住脚后跟，手指指腹端按压，做环状运动。

取穴的注意事项

现实生活中，许多穴位是在关节部位，所以取穴时，应按照定位方法，注意患者的体型、姿势，并且要上下左右互相参照。例如，取足部外侧面的穴位时，要注意筋骨的凹陷处；取足部背面的穴位时，要注意体表标志与动脉的搏动等情况。而且，足部的某些穴位适宜坐着取穴，有些则适宜卧着取穴。

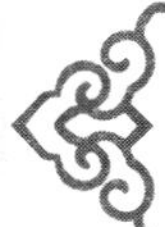

按足离不开反射区，足部反射区知多少

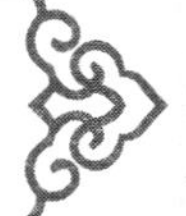

足部共有65个反射区，其中基本反射区有6个，分别为肾上腺、腹腔神经丛、肾、输尿管、膀胱及尿道反射区；另外，反射区分布在足底、足内侧、足外侧、足背甚至延伸至小腿。在进行反射区治疗时，一定要注意施力适当，以求“得气”，再放松。下面介绍一些最为常用的反射区。

大脑

【足部归属】足底反射区。

【简单定位】位于双脚拇趾趾腹全部，右大脑半球的反射区在左脚上，左大脑半球的反射区在右脚上。

【主要功用】平肝潜阳，清头明目，镇静安神，舒筋通络。

【主治之症】高血压、低血压、脑中风、脑震荡、癫痫、休克、震颤麻痹、头晕、头痛、头重、失眠、神经衰弱、神经官能症、癔症、精神分裂症。按摩大脑反射区也可促进智力发育、缓解大脑疲劳、焦虑紧张等。

额窦

【足部归属】足底反射区。

【简单定位】位于双足的十趾的趾端约1厘米的范围内。左额窦反射区在右足上，右额窦反射区在左足上。

【主要功用】清热疏风，通络止痛。

【主治之症】前头痛、头顶痛、眼、耳、鼻和鼻窦的疾患。

小脑、脑干

【足部归属】足底反射区。

【简单定位】位于双足拇趾近节基底部外侧面。左小脑、脑干反射区在右足上，右小脑、脑干反射区在左足上。

【主要功用】疏风清热，通络止痛。

【主治之症】头痛、头晕、失眠、记忆力减退及小脑萎缩引起的病变、共济失调。

脑垂体

【足部归属】足底反射区。

【简单定位】位于足底双拇趾趾腹的正中央凸处（在脑反射区深处）。

【主要功用】调节内分泌，平衡阴阳。

【主治之症】内分泌失调的疾患，如甲状腺、甲状旁腺、肾上腺、性腺、胰腺功能失调等，小儿生长发育不良、遗尿、更年期综合征等疾病。

肺、支气管

【足部归属】足底反射区。

【简单定位】位于双足足掌斜方肌反射区后方，第 2 至第 5 跖骨下方中部通向第 3 趾骨中节。

【主要功用】通宣理肺，疏风利痰。

【主治之症】肺及支气管炎症、急慢性支气管炎、肺炎等。

三叉神经

【足部归属】足底反射区。

【简单定位】位于双足拇趾末节趾骨外侧约 45°，在小脑反射区前方。左侧三叉神经反射区在右足上，右侧三叉神经反射区在左足上。

【主要功用】活血，通络，止痛。

【主治之症】偏头痛、眼眶痛、牙痛、面神经麻痹及神经痛等。

胃

【足部归属】足底反射区。

【简单定位】位于双脚脚掌第 1 跖骨中段。

【主要功用】降逆和胃，止痛。

【主治之症】胃部疾患（如胃炎、胃溃疡、胃胀气、胃下垂等）、消化不良、胰腺炎、糖尿病、胆囊疾患等。

十二指肠

【足部归属】足底反射区。

【简单定位】位于双足底第 1 跖骨近端，胃反射区的下方。

【主要功用】理气和胃，止痛。

【主治之症】十二指肠疾病（十二指肠炎、十二指肠溃疡等）、腹部饱胀、消化不良等。

胰腺

【足部归属】足底反射区。

【简单定位】位于双足底第1跖骨体中下段，在胃反射区与十二指肠反射区之间。

【主要功用】降糖清胰。

【主治之症】胰腺本身的疾病(如胰腺炎等)、消化不良和糖尿病。

肝脏

【足部归属】足底反射区。

【简单定位】位于右足底第4、5跖骨间，在肺反射区的后方。

【主要功用】疏肝利胆，清热解毒，平肝潜阳。

【主治之症】肝脏本身的疾患（如肝炎、肝硬化、中毒性肝炎、肝功能不全等)、腹胀、黄疸等。

胆囊

【足部归属】足底反射区。

【简单定位】右足底第3、4跖骨体中段，肝反射区之后。

【主要功用】清热化湿，利胆止痛。

【主治之症】胆囊本身的疾病（如胆囊炎、胆石症)、肝脏疾患、失眠、惊恐不宁、肝胆湿热引起的皮肤病、痤疮等。

腹腔神经丛

【足部归属】足底反射区。

【简单定位】位于双脚脚掌中心，第2、3、4跖骨中段。

【主要功用】调理三焦，提高痛阈。

【主治之症】胃肠神经官能症、肠功能紊乱、生殖系统疾患、更年期综合征等，对失眠亦很有效。

肾上腺

【足部归属】足底反射区。

【简单定位】双脚掌第2跖骨与第3跖骨之间，足底部“人”字形交叉点下凹陷处。

【主要功用】补肾填精，活血祛风。

【主治之症】肾上腺本身的疾病（肾上腺机能亢进或低下)、各种感染、炎症、各种过敏性疾病、哮喘、风湿病、心律不齐、糖尿病、生殖系统疾病等。

肾脏

【足部归属】足底反射区。

【简单定位】位于双足底第2跖骨下端与第3跖骨下端关节处，即足底的前中央凹陷处。

【主要功用】补肾填精，温经通脉，醒神开窍，清热利湿，利尿通淋。

【主治之症】肾脏疾病(如肾炎、肾结石、肾肿瘤、肾功能不全等)、高血压、贫血、斑秃、耳鸣、眩晕、水肿等。

输尿管

【足部归属】足底反射区。

【简单定位】位于双足底自肾脏反射区至膀胱反射区之间，形成一条弧形的区域。

【主要功用】清热利湿，通淋排石。

【主治之症】输尿管结石、尿道炎症、输尿管狭窄、排尿困难、泌尿系统感染等。

膀胱

【足部归属】足底反射区。

【简单定位】位于内踝前下方，双足内侧舟骨下方，拇展肌侧旁。

【主要功用】清热泻火，通利小便。

【主治之症】肾、输尿管、膀胱结石、膀胱炎以及其他泌尿系统的疾患。

小肠

【足部归属】足底反射区。

【简单定位】位于双足底楔骨至跟骨的凹陷处。被升结肠、横结肠、降结肠、乙状结肠、直肠反射区所包围区域。

【主要功用】消食导滞，健脾行气。

【主治之症】小肠炎症、腹泻、肠功能紊乱、消化不良等疾患。

盲肠和阑尾

【足部归属】足底反射区。

【简单定位】位于右足底跟骨前缘靠近外侧。

【主要功用】运送糟粕。

【主治之症】阑尾炎、下腹胀气等。

回盲瓣

【足部归属】足底反射区。

【简单定位】位于右足足底跟骨前缘靠近外侧，在盲肠反射区的上方。

【主要功用】导滞，通便，消食。

【主治之症】下腹胀气、回盲瓣功能失常。

升结肠

【足部归属】足底反射区。

【简单定位】位于右足足底小肠反射区的外侧与足外侧缘平行，从足跟骨前缘至第5跖骨底的带状区域。

【主要功用】行气，通便。

【主治之症】结肠炎、便秘、腹泻、便血、腹痛等。

横结肠

【足部归属】足底反射区。

【简单定位】位于双足底中间第1~5跖骨下端一横带状区域。

【主要功用】导滞，通便，止泻。

【主治之症】便秘、腹泻、腹痛、结肠炎等。

降结肠

【足部归属】足底反射区。

【简单定位】位于左足足底骰骨外缘至跟骨前缘与足外侧平行的竖带状区域。

【主要功用】导滞，通便，止泻。

【主治之症】便秘、腹泻、腹痛、结肠炎。

直肠

【足部归属】足底反射区。

【简单定位】位于左足底跟骨前缘的一横带状区域。

【主要功用】通便，消炎。

【主治之症】直肠炎、便秘、乙状结肠炎、结肠炎等。

肛门

【足部归属】足底反射区。

【简单定位】位于左足底跟骨前缘，直肠反射区的末端。

【主要功用】消痔，止血，通便。

【主治之症】肛周周围炎、痔疮、肛裂、便血、便秘、肛门下垂。

心脏

【足部归属】足底反射区。

【简单定位】位于左足底肺反射区下方，第4、5跖骨头之间上端。

【主要功用】养心，益气。

【主治之症】心脏疾病(如心绞痛、心律失常、急性心肌梗塞和心衰恢复期的康复治疗)及高血压、失眠、盗汗等。

脾脏

【足部归属】足底反射区。

【简单定位】位于左足底第4、5跖骨下端。

【主要功用】健脾化湿，增强机体免疫能力。

【主治之症】贫血、高血压、食欲不振、消化不良等。

生殖腺

【足部归属】足底反射区。

【简单定位】①位于双足底跟骨的中央；②位于双脚外踝后下方的三角形区域。女性此三角形的直角边为卵巢敏感区，此三角形的斜边为附件(输卵管)敏感区。

【主要功用】补肾益精。

【主治之症】男女性功能低下、不孕症、月经不调（月经量少、量多、经期紊乱、闭经、痛经等）、前列腺肥大、子宫肌瘤、卵巢囊肿，并具有抗衰老的作用。

颈椎

【足部归属】足底反射区。

【简单定位】位于双足大拇趾趾关节内侧缘处。

【主要功用】舒筋，活血，通脉。

【主治之症】颈椎病、颈项僵硬或酸痛、落枕等疾患。

上身淋巴结

【足部归属】足背反射区。

【简单定位】位于双脚外踝前下方的凹陷中。

【主要功用】抗炎，提高免疫力。

【主治之症】各种炎症、发热、踝部肿胀、抗体缺乏、疏松结缔组织炎等，能增强免疫和抗癌能力。

下身淋巴结

【足部归属】足背反射区。

【简单定位】位于双脚内踝前下方的凹陷处

【主要功用】抗炎，提高免疫力。

【主治之症】各种炎症、发热、踝部肿胀、抗体缺乏、疏松结缔组织炎等，能增强免疫和抗癌能力。

胸部淋巴结

【足部归属】足背反射区。

【简单定位】位于双足背第 1、2 跖骨之间。

【主要功用】扶正祛邪，增强机体免疫力。

【主治之症】各种炎症、发热、囊肿、乳腺炎、乳房肿块、胸痛、免疫力低下等疾患。

内耳迷路

【足部归属】足背反射区。

【简单定位】位于双足足背第 4 趾骨和第 5 趾骨骨缝前端。

【主要功用】平肝益肾，调理阴阳。

【主治之症】头晕、晕车、晕船、美尼尔氏综合征、耳鸣、内耳功能减退、高血压、低血压、平衡障碍等。

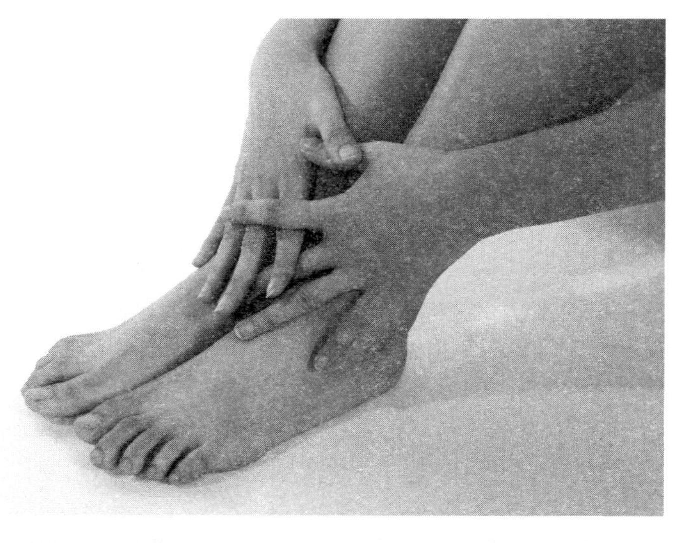

胸（乳房）

【足部归属】足背反射区。

【简单定位】位于双足背第 2、3、4 跖骨中部所形成的区域。

【主要功用】清热消淡，增强胸部组织功能。

【主治之症】肺部疾患、食道疾患、心脏病、乳腺炎、乳腺小叶增生、囊肿、胸闷、乳汁分泌不足等。

横膈膜

【足部归属】足背反射区。

【简单定位】位于双足背跖骨、楔骨、骰骨关节形成的带状区域，横跨足背左右的部位。

【主要功用】降逆和胃。

【主治之症】打呃、膈肌痉挛引起的腹部胀痛、恶心、呕吐等。

扁桃体

【足部归属】足背反射区。

【简单定位】位于双足足背拇趾第 2 节上方，肌腱的左右两旁。

【主要功用】消炎，增强体质。

【主治之症】上呼吸道感染，扁桃体本身的疾病（扁挑体肥大、化脓等）。

下颌

【足部归属】足背反射区。

【简单定位】位于双足拇趾间关节横纹处的后方。

【主要功用】消炎，活血，止痛。

【主治之症】龋齿、牙周炎、牙龈炎、牙痛、下颌发炎、下颌关节炎、打鼾等。

上颌

【足部归属】足背反射区。

【简单定位】位于双足拇趾间关节横纹处的前方。

【主要功用】消炎，活血，止痛。

【主治之症】龋齿、牙周炎、牙龈炎、牙痛、上颌发炎、打鼾等。

喉、气管

【足部归属】足背反射区。

【简单定位】位于双足背第1跖趾关节外侧。

【主要功用】调理气血，泻火清音。

【主治之症】气管炎、咽喉炎、咳嗽、哮喘、感冒等。

肩胛骨

【足部归属】足背反射区。

【简单定位】于双足背第4、5跖骨的近端1/2位置，与骰骨关节连成一叉状。

【主要功用】活血，通络，止痛。

【主治之症】肩周炎、颈肩综合征、肩胛酸痛、肩关节活动障碍。

肋骨

【足部归属】足背反射区。

【简单定位】位于双足背第1楔骨与舟骨之间区域为内侧肋骨反射区；在第3楔骨与骰骨之间凹陷区城为外侧肋骨反射区。

【主要功用】疏肝止痛。

【主治之症】肋软骨炎、肋膜炎及肩痛等。

髋关节

【足部归属】足内侧反射区。

【简单定位】位于双足内踝和外踝下缘的4个弧形区域。

【主要功用】活血，通络，止痛。

【主治之症】髋关节疼痛、腰痛、坐骨神经痛。

腹股沟

【足部归属】足内侧反射区。

【简单定位】位于双足内侧踝尖上方胫骨凹陷处。

【主要功用】温肾壮阳，回疝。

【主治之症】生殖系统方面的病变、性功能低下、前列腺肥大。

子宫、前列腺

【足部归属】足内侧反射区。

【简单定位】位于双足跟骨内侧，踝骨后下方的三角形区域。

【主要功用】补益肾精、活血养宫。

【主治之症】前列腺肥大、尿频、排尿困难及痛经、月经不调、子宫下重等。

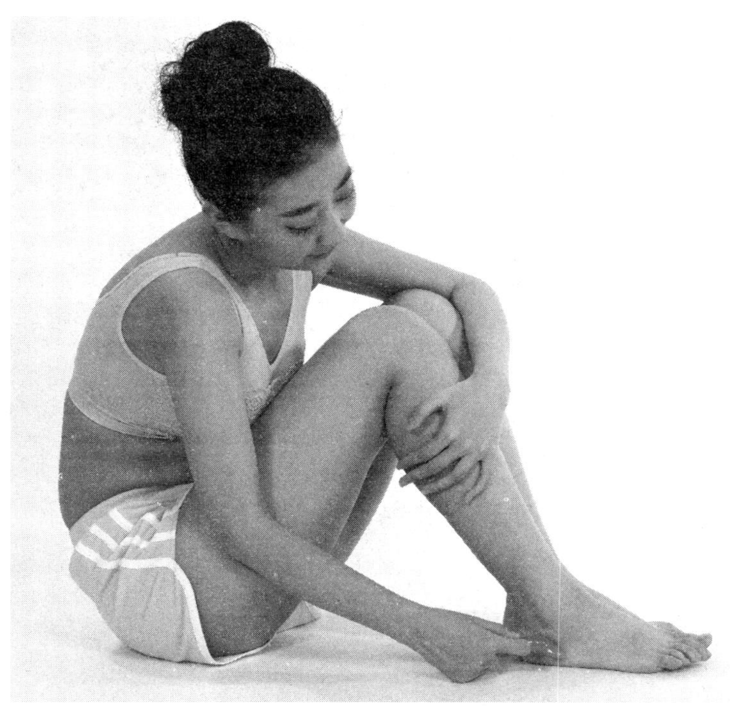

阴道、尿道

【足部归属】足内侧反射区。

【简单定位】位于双足跟内侧，自膀胱反射区向上延伸至距骨与跟骨之间。

【主要功用】消炎解毒，通淋利尿。

【主治之症】尿道炎、白带增多、生殖系统疾病。

直肠、肛门

【足部归属】足内侧反射区。

【简单定位】位于双腿内侧胫骨后方与趾长屈肌腱之间，踝骨后向上延伸的带状区域。

【主要功用】宽肠，通便，止血，消痔，解毒。

【主治之症】痔疮、便秘、直肠炎、脱肛等。

胸椎

【足部归属】足内侧反射区。

【简单定位】位于双足弓内侧，沿第 1 跖骨下方至与楔骨的交界处。

【主要功用】活血，通脉。

【主治之症】背痛及背部各种病症、胸椎间盘突出及胸闷胸痛。

腰椎

【足部归属】足内侧反射区。

【简单定位】位于双足弓内侧，楔骨至舟骨下方。上接胸推反射区，下接骶骨反射区。

【主要功用】活血，通络，止痛。

【主治之症】腰背酸痛、腰肌劳损、腰椎间盘突出、坐骨神经痛。

骶骨

【足部归属】足内侧反射区。

【简单定位】位于双足弓内侧，距骨、跟骨内侧缘下方。

【主要功用】活血，通络，止痛。

【主治之症】坐骨神经痛、骶骨扭伤（挫伤、摔伤、跌打伤等）。

内尾骨

【足部归属】足内侧反射区。

【简单定位】双足跟骨区域，内侧为内尾骨。

【主要功用】活血，通络，消痔，止痛。

【主治之症】坐骨神经痛、尾骨受伤后遗症和生殖系统疾患等。

坐骨神经

【足部归属】足内侧、外侧反射区。

【简单定位】①双足内踝关节起，沿胫骨后缘向上延伸两掌左右；②双足外踝关节起，沿腓骨前侧向上延伸两掌左右。

【主要功用】活血，通络，止痛。

【主治之症】坐骨神经痛、坐骨神经炎、膝和小腿部疼痛等。

肩关节

【足部归属】足外侧反射区。

【简单定位】双足掌外侧，第5跖趾关节处。

【主要功用】促进肩部周围血液循环，缓解肩部疼痛。

【主治之症】肩周炎等肩部疾病。

膝关节（下肢）

【足部归属】足外侧反射区。

【简单定位】位于双足外侧第5趾骨与跟骨前缘所形成的凹陷处。

【主要功用】活血通络，祛风除湿，止痛。

【主治之症】膝关节炎、膝关节痛、下肢无力等。

下腹部

【足部归属】足外侧反射区。

【简单定位】双足外侧腓骨后方，自外踝骨后方向上延伸约4横指的一带状区域。

【主要功用】调理妇科疾患。

【主治之症】月经不调、痛经、腹痛、腹胀等。

外尾骨

【足部归属】足外侧反射区。

【简单定位】双足跟骨结节处，沿跟骨后下方转向上方，呈“L”形区域，外侧为外尾骨。

【主要功用】活血，消痔，止痛。

【主治之症】坐骨神经痛、尾骨受伤后遗症和生殖系统疾患等。

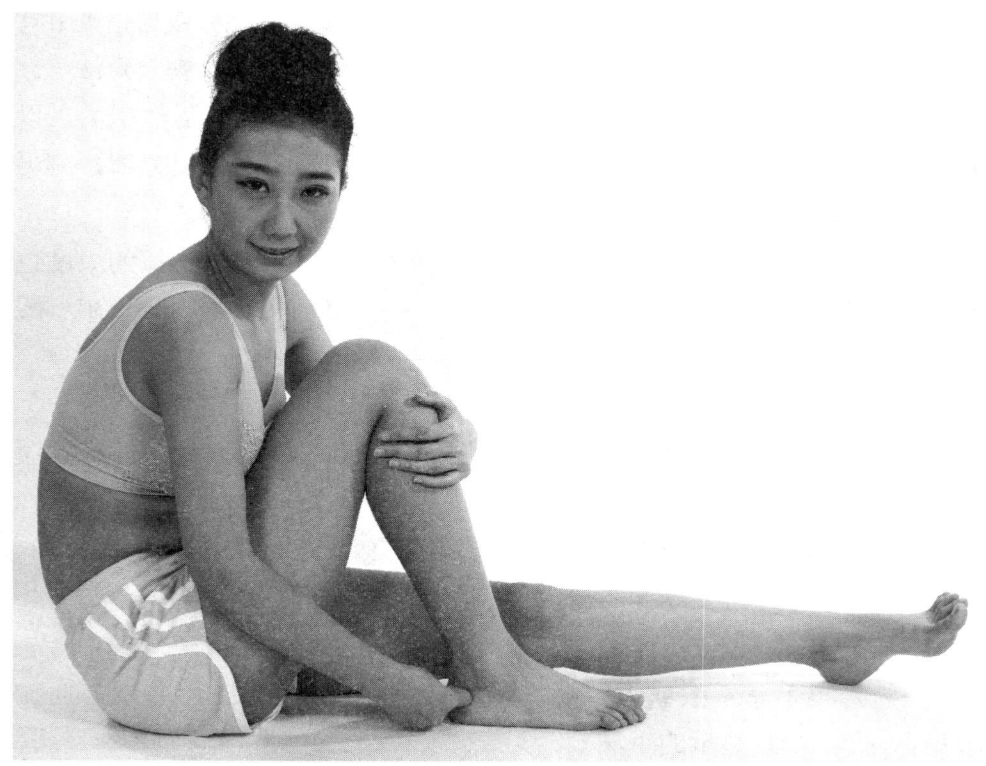

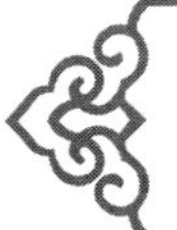 按足不是乱比划，基本手法要记牢 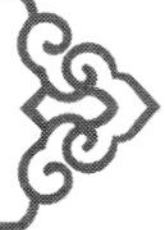

足浴按摩的手法很多，有的名称相同，但动作不同；有的动作相同，而名称不同。为了便于掌握、应用方便，这里介绍中医常用的按摩手法及操作要领。

足部穴位按摩手法

拇指按法

拇指按法是以拇指置于经穴或其他部位逐渐用力加压的手法。

【操作要领】按法要既平稳又有节奏，垂直按压，固定不移，由轻到重，稳而持续，忌用暴力，以局部有酸胀感为度。

点法

点法是用指端、示指(以下称食指)的指间关节突起部分或拇指关节背面突起处点压施术部位的手法。包括拇指点法、屈食指点法、握拳点法等。

【操作要领】点法要用中等力度刺激，由轻至重.不可猛然用力，以局部有胀痛感为宜。操作时间宜短，点到即止。每次点按后要停留片刻再离开。

屈食指除了用于点法外，也可以用于推(刮)压、按法，按的力度也要均匀而灵活。若不熟练，速度可以稍慢一些，以加强渗透力，以感到酸胀或酸痛为宜。

指揉法

指揉法是以拇指、食指或中指指腹附于一定部位或穴位，做轻柔缓和的回旋运动的手法。

【操作要领】指揉法要紧贴皮肤，利用前臂、腕关节的摆动回旋活动，动作要轻柔缓和，不要摩擦。

擦法

擦法是以手掌掌根或大、小鱼际吸定身体一定部位，沿直线方向往返摩擦，产生一定热量的手法。

【操作要领】擦法要利用肩肘关节屈伸运动，使前臂前后推动，推动线路要长而直，来回推擦，不可歪斜。擦时需配合按摩介质，既保护皮肤，又可提高疗效。

掐法

掐法是用拇指和食指指甲相对用力按压穴位的手法。

【操作要领】掐法应逐渐加重，力度以酸胀感为宜，不可突然用力，持续时间不宜太长，以免掐破皮肤，掐后常继以揉法，以缓和刺激。

捏法

捏法是用拇指和食指或其余四指相对用力捏挤穴位或某一部位的手法。

【操作要领】捏法按摩时，腕关节要放松，手指相对用力，逐渐加大力度，不可用蛮力。

拳击法

拳击法是手握拳，腕伸直，轻轻叩击体表部位的手法，又叫叩法。

【操作要领】腕关节要放松，摆动灵活。拳击法要垂直用力，快速而短暂，有节律性，不能有抽拖动作。手法熟练时，可发出清脆的响声。

搓法

搓法是用双手掌面夹住施术部位，相对用力做快速搓揉，同时上下往返移动的手法。

【操作要领】双手用力要均匀，方向相反。揉搓动作要快，但在足部的移动要慢。搓揉动作要灵活而连贯。

足部反射区按摩手法

单手指关节点按法

一手握足，另一手食指指关节弯曲、扣紧，其余 4 指握拳，用拇指末节边缘紧压反射区。

【操作要领】以前臂、腕部之力带动指关节发力，力度由轻至重，着力深透。应用于大部分反射区。

单手指关节压刮法

一手握足，另一手拇指固定，食指弯曲呈镰刀状，其余 3 指微握拳。

【操作要领】以前臂、腕部之力带动食指发力，力度稳而持续、缓和，切忌使用暴力，以免刮伤皮肤。主要应用于外侧生殖腺、外尾骨、斜方肌、肺反射区等。

双指指关节点按法

一手握足，另一手半握拳，食指、中指指关节弯曲、扣紧，拇指指关节边缘紧压食指、中指末节背侧。

【操作要领】以前臂、腕部之力带动食指、中指发力，力度由轻至重，着力深透，以免滑脱。主要应用于膝关节反射区。

多指指关节压刮法

一手握足，另一手半握拳，用拇指末节边缘紧压食指末节桡侧缘。

【操作要领】以前臂、腕部之力带动除拇指之外的4指发力，力度由轻渐重，要有节奏感。主要应用于小肠反射区。

拇指指节压刮法

一手握足，另一手拇指弯曲，其余4指贴在足背起辅助作用。

【操作要领】以前臂、腕部之力带动拇指发力，力度稳当，移动具有节奏感。主要应用于大脑、额窦、甲状腺、甲状旁腺、坐骨神经、脾脏反射区等。

双手食指指关节压刮法

双手拇指、食指分开，将双手拇指边缘紧贴足底以辅助发力，双手食指弯曲，其余3指握拳即可。

【操作要领】以腕部之力带动食指关节发力，力度要和缓、均匀。主要应用于上、下身淋巴结、横膈膜反射区等。

双手拇指指关节压刮法

双手拇指指关节弯曲，其余4指在足部两侧分别握住足背以辅助发力。

【操作要领】以腕部之力带动双手拇指发力，来回压刮，节奏感强。主要应用于腹腔神经丛反射区等。

拇指指腹压推法

一手握一足踝部，另一手4指微握以助力，拇指紧贴足部。

【操作要领】以前臂、腕部之力带动拇指发力，逐步加力，着力深透。主要应用于胸椎、腰椎、骶骨、直肠和肛门反射区等。

双拇指分推法

双手握足，拇指伸直，其余4指在足底微微弯曲以固定发力。

【操作要领】以腕部之力带动双手拇指发力，逐步加力，力度要均匀、和缓。主要应用于胸、肩胛骨反射区等。

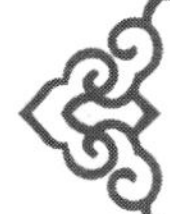

按足不可太轻视，关键点别忽视

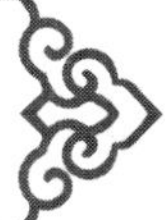

在足浴馆不光是泡脚，还有专门的按摩师施以足部按摩术。大多数人都会在足浴之后做按足保健，痛并快乐着的感觉难以言表，唯有亲自一试方能体会个中滋味。然而，按足绝非易事，它在进行前、中、后都有诸多的讲究。只有操作得法，按足才会助足浴一臂之力，增强足浴之效。那么，按足的关键点何在呢？

穴位、反射区位置要找准

反射区的位置是否准确，直接关系着保健与治疗的效果。但我们知道，反射区的位置并无绝对性的界限，有的甚至相互重叠。所以反射区的定位应找到一个中心点或敏感点。因为中心点往往决定反射区的基本位置，中心点或敏感点的刺激量大小与按摩保健效果关系较大。

施以足够的刺激量

按摩效果的关键在于按摩反射区的敏感点时要有足够的刺激量，这一刺激量足以引起神经反射。当然，刺激量的大小也是因人而宜的，但主要是依据按摩部位出现的酸、胀、麻、微痛等感觉来判断的。中医将其称为“得气”。具体操作时，力度应该是由轻渐重，一旦有了“得气”的感觉，就表明刺激量够了。反之，则还需要继续加力，直至“得气”。另外，按摩时间、按摩次数、按摩的间隔时间也会影响到刺激量的大小，按摩时同样需要注意。

操作时按照一定顺序

保健按足一般都有一套较为严格的操作顺序。一般情况下，可从足趾到足跟，再从足内侧到足外侧，然后从足背到小腿、大腿等。这一顺序基本符合人体的生理特点，也就是顺着血液回流至心脏的方向进行按摩，有利于静脉血液与淋巴液的回流，并将代谢过程中产生的有害物质带走。

另外，饭前半小时，饭后 1 小时内不宜按摩；按摩时室内温度适宜、空气流通等。

按足选穴辅助治疗有关病症对应表

类别	病名	适用穴位
心脑血管系统疾病	冠心病	涌泉、申脉、然谷
	心悸	行间、太溪
	头痛（偏头痛）	行间、厉兑、足窍阴
	眩晕	昆仑、申脉
	高血压	解溪、太冲、涌泉
	高脂血症	解溪、太冲
消化系统疾病	胃脘痛	内庭、公孙
	呃逆	公孙、太冲
	便秘	内庭、公孙、然谷
	腹泻	解溪、内庭、公孙、太白
	慢性胃炎	公孙、大都、太白
呼吸系统疾病	感冒	昆仑、解溪、照海
	发热	涌泉、侠溪
	支气管哮喘	昆仑、涌泉
	咳嗽	昆仑、解溪、照海
泌尿生殖系统疾病	阳痿	大钟、复溜、涌泉
	早泄	涌泉、太溪、然谷、昆仑
	遗精	太溪、中封、公孙、至阴
	泌尿系结石	大钟、水泉、太冲、涌泉
骨伤科疾病	落枕	昆仑、金门
	颈椎病	昆仑、厉兑、至阴、丘墟
	肩周炎	丰隆、金门
	慢性腰肌劳损	解溪、大钟
	退行性骨关节炎	解溪、大钟
妇科疾病	痛经、月经不调	太溪、太冲、大钟
	闭经	水泉、大敦
	带下病	隐白、行间
	盆腔炎	隐白、行间
	乳腺增生	太冲、足窍阴、足临泣

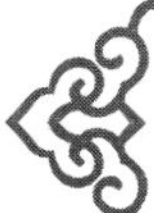
按足反射区辅助治疗有关病症对应表

类别	病名	适用反射区
心脑血管系统疾病	慢性风湿性心脏病	心脏、肺、横膈膜、胸部淋巴结、上身淋巴结、下身淋巴结
	病毒性心肌炎	心脏、肺、甲状腺、甲状旁腺、胸部淋巴结、横膈膜、上身淋巴结、下身淋巴结
	冠心病	心脏、横膈膜、上身淋巴结、下身淋巴结
	心悸	心脏、额窦、大脑、胸部、横膈膜、上身淋巴结、下身淋巴结
	头痛（偏头痛）	额窦、大脑、小脑和脑干、三叉神经痛、上身淋巴结、下身淋巴结
	眩晕	额窦、大脑、脑垂体、小脑及脑干、颈项、胸（乳房）、内耳迷路
	高血压	肝脏、胆囊、肾、输尿管、膀胱、心脏、大脑、小脑、颈项、甲状腺
	高脂血症	脾、肾上腺、胃、下腹部
泌尿系统疾病	夜尿症	肾、输尿管、膀胱、小脑及脑干
	尿失禁	大脑、小脑及脑干、脑垂体、肾、输尿管、膀胱、尿道、前列腺或子宫
	膀胱炎、输尿管炎	肾、输尿管、膀胱、前列腺、甲状旁腺、下身淋巴结
	排尿困难	肾、输尿管、膀胱、前列腺或子宫、尿道、心脏、下身淋巴结、生殖腺
	血尿	肾、输尿管、膀胱、尿道、肾上腺、脾脏、上、下身淋巴结
	肾结石	肾、输尿管、膀胱、尿道、下身淋巴结、子宫(前列腺)、腹股沟、腰椎、骶骨
	水肿	肾、输尿管、膀胱、肾上腺、心脏、肝脏、甲状旁腺
骨科疾病	关节炎	肾上腺、肾、输尿管、膀胱、甲状旁腺、髋关节、腹股沟、腰椎、骶骨、内外尾骨、膝、肩胛骨、肘
	风湿病	肾上腺、肾、输尿管、膀胱、甲状旁腺、腹腔神经丛、脾脏
	髋关节炎	髋关节、坐骨神经、腰椎、骶骨、上、下身淋巴结
	肩周炎	肩、颈椎、颈项、肩胛骨、斜方肌、输尿管、膀胱、上身淋巴结
	肘关节痛	肘、上、下身淋巴结
	颈椎病	颈椎、肩胛骨

续表

类别	病名	适用反射区
皮肤病	痤疮	肾上腺、肾、输尿管、膀胱、甲状旁腺、脑垂体、生殖腺、肝脏、脾脏
	皮肤过敏	肾、输尿管、肝脏、脾脏、肾上腺、甲状旁腺
	脱发	生殖腺、前列腺或子宫、肺、支气管、下腹部、肾上腺、肝脏
	湿疹	肾、输尿管、膀胱、肾上腺、甲状旁腺、胃、小肠、肺及支气管
	银屑病（牛皮癣）	肾、输尿管、膀胱、甲状旁腺、肝脏、脾脏、升结肠、横结肠、降结肠、乙状结肠和腹腔神经丛
呼吸系统疾病	感冒	肾、膀胱、输尿管、大脑、小脑、支气管、肺、鼻、扁桃体、上身淋巴结
	发热	肾、膀胱、输尿管、尿道、支气管、肺、扁桃体、咽喉、胸部淋巴结、上身淋巴结
	支气管哮喘	气管、支气管、肺、甲状旁腺、扁桃体、脾脏、肾脏、输尿管、膀胱、上身淋巴结、胸部淋巴结
	咳嗽	喉、气管、声带、支气管、肺、输尿管、膀胱、扁桃体、胸部淋巴结
消化系统疾病	胃脘痛	胃、十二指肠、脾、腹腔神经丛、上身淋巴结、下身淋巴结、小肠、横膈膜
	呃逆	脑垂体、甲状腺、甲状旁腺、胃、胰、十二指肠
	便秘	升结肠、横结肠、降结肠、乙状结肠、直肠、小肠、肛门
	腹泻	胃、脾、十二指肠、小肠、横结肠、升结肠、降结肠、腹腔神经丛
	慢性胃炎	腹腔神经丛、肾上腺、胃、十二指肠、肝胆、胸部淋巴结、上身淋巴结
	胃下垂	腹腔神经丛、脾、肝、胆囊、胃、胰、十二指肠、横膈膜
	脂肪肝	肝、胆囊、脾、甲状腺、甲状旁腺、胃、胰、十二指肠
	慢性胆囊炎	胆囊、肝脏、胃、十二指肠、胸部淋巴结、上身淋巴结、下身淋巴结
	慢性胰腺炎	腹腔神经丛、肝、胆囊、胃、胰、十二指肠、脾、上身淋巴结、下身淋巴结、横膈膜
	急性肠炎	脾、肝、胆囊、胃、胰、十二指肠

第四章

了解常用足浴草本，让足部“吃对药”

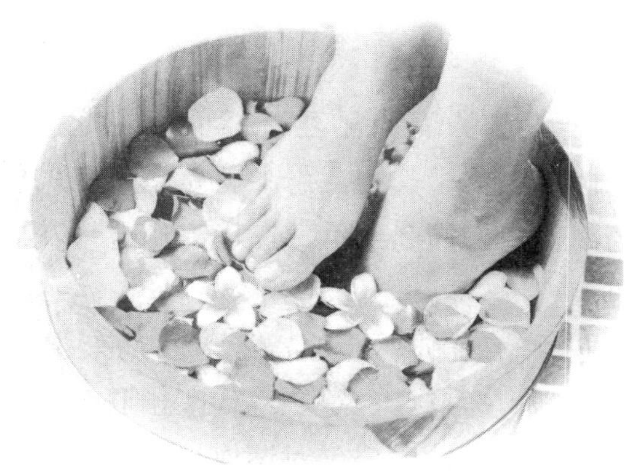

祖国医学博大精深，经过几千年发展，形成了较为完备中医药知识体系。中医用药十分谨慎，对每味药的性味、用量、配伍都极为讲究。随着中医药养生进入寻常百姓家，对于热衷足浴的您来说，了解一些常用足浴草本的基本性能便成为当务之急。只有了解中药的一些基本知识，才能对症、合理使用，让足部“吃对药”，从而达到养生保健、防病治病的目的。

常“泡”金银花，清热又排毒

Q：秦主任，您好！我家孩子体质比较弱，经常扁桃体发炎或者咽喉发炎，感冒发烧更是家常便饭，一感冒孩子的鼻子就出热气，以至于鼻孔经常起泡。更让人揪心的是，孩子有特别严重的湿疹，夏天燥热时更严重，瘙痒得没法睡觉，把皮肤抓挠得破破烂烂。激素的药膏我不敢给那么小的孩子涂抹，听说中医有外用治疗的办法，那么有没有适合我们家孩子这种情况的治疗方式呢？

提起忍冬，可能不少人有点陌生，然而一说起大名鼎鼎的金银花，估计大部分人就会恍然大悟。其实，忍冬就是金银花的学名。金银花自古以来就以广泛的药用价值而闻名于世，在南方用金银花藤给小朋友泡澡甚至已成为一种传统。

金银花性寒，味甘，入肺、心、胃经，其功效主要是清热解毒，主治温病发热、热毒血痢、痈疽疔毒等。现代医学研究证明，金银花含有绿原酸、木犀草素苷等药理活性成分，对溶血性链球菌、金黄葡萄球菌等多种致病菌及上呼吸道感染致病病毒等有较强的抑制作用，其临床用途非常广泛。然而，将金银花藤煮水，并给孩子泡澡，对于治疗孩子的湿疹、风热感冒、咽喉炎，肺炎、痢疾、丹毒等症均有不错的功效。

刚才这位家长所说的孩子，完全是因为风热之邪犯表、肺气失和而引起的风热感冒，又因为风热聚集于体内，难以疏泄而在体内蕴热，以至于犯于体表而诱发湿疹。这一连串的病症都是热、毒惹的祸，自己在家调治的话可以用金银花足浴来得安全、方便，甚至用金银花藤泡澡也比较实用。下面，我就给大家介绍一个有助于清热解毒，而且男女老少皆可使用的足浴方，具体配方如下：

连翘50克，金银花藤、薄荷各30克。

本方可清热解毒、辛凉解表，对风热感冒引起的湿疹、咽喉肿痛、咳嗽有黄痰等病症均有效。具体做法是：将以上3味药材加水煎汁，煎好后去渣取汁，待温度适宜后倒入合适的桶内或者盆内，给孩子沐浴或者泡洗双足。每日1剂，每次30分钟，3天为1个疗程。

这个足浴方不宜连续使用，每周使用1次即可。

若是无法准确地判断出宝宝是风热还是风寒引起的不适之症，最好不要擅自使用此方，应该先咨询中医师。

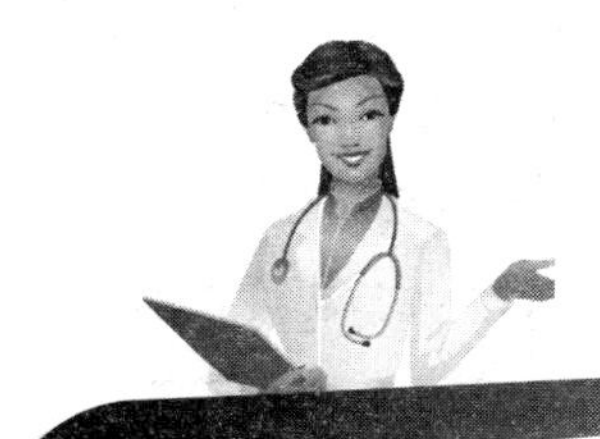

健康足浴专家谈

许多中医专家都会告诫前来看病的新手爸妈，“若要小儿安，三分饥与寒。”这确是中医自古以来的经验之谈。金银花对于孩子吃出来的诸多病症均有较好的调节作用，故而倍受人们的喜爱。下面我再为大家介绍几个以金银花为主的清热解毒足浴方。

1. 双花清热泡脚方：生地、金银花各15克。先把生地放入水中煮10分钟，然后再放入双花继续煎煮20分钟，煎好后去渣取汁，倒入足浴器中，待温度适宜时泡脚。每次30分钟，每日1剂，3天为1个疗程。可养血生津、清热凉血。

2. 双花解毒泡脚汤：金银花、牛蒡子、淡豆豉、桑叶、前胡、杏仁、板蓝根各20克。将7味药材入水浸泡10分钟后上火煎煮，煎好后去渣取汁，倒入足浴器中，先进行双足熏蒸，待温度适宜后泡脚。每次30分钟，每日1~2次，每日1剂，5天为1个疗程。此方可清热解毒，适用于风热型感冒。

3. 银翘薄荷汤：金银花、连翘、薄荷各30克。将3味药加水煎煮20分钟，煎好后去渣取汁，倒入足浴器中，加热水3000毫升，先趁热进行双足熏蒸，待温度适宜后泡脚。每日2次，每次30分钟，每日1剂，3天为1个疗程。此方可辛凉解表、清热解毒，适用于风热型感冒。

4. 花草清热方：取金银花、桔梗、牛蒡子各15克，甘草10克。将4味药材加水煎汁，去渣取汁，待温度适宜后泡脚。每次30分钟，每次1剂。本方可利咽散结，宣肺清热。

足浴用麻黄，发汗又散寒

Q：秦主任，我和我爱人都是设计院的工程师，平时工作比较忙碌，办公室坐久了的结果就是免疫力很差，吹个空调都很容易感冒。前一阵子气温骤降10几度，我和爱人都感冒了，吃了几天感冒药，感冒没见好，还咳嗽不断、胸闷得喘不上气、头痛、没有汗出、感觉每个关节都疼得不行。去医院又得让我们输液，这几年输液都成了家常便饭了，我们真的不想再输液了，请问有没有既可以治疗感冒又能增强免疫力的方法？

记得小时候看病没有现在这么方便，即便要去看病也只能去卫生所，因此碰上感冒发热之类的疾病，往往捂着被子睡一大觉，感冒就能好个大半。其实捂被子是为了发汗，这与中医治感冒喜用麻黄发汗有异曲同工之妙。

现代人的工作节奏快，就有了各种各样不能锻炼身体的借口，这也带来了“现代文明病”的隐患。这对夫妇的一系列症状即为外感风寒，表现为恶寒发热、头乃至全身疼痛、鼻子不通气、无汗，触诊时脉浮紧，治疗上以开宣肺气为主，而麻黄就是一味再适合不过的中草药。

麻黄又名“草麻黄”“木贼麻黄”“麻黄草”等，性温，味辛、苦，归肺、膀胱经，其发汗解表、利水消肿、散寒通痹的能力比较强，多用于风寒表实证。另外，麻黄绒的作用相对更为缓和，更加适用于老年人、幼儿及体虚者所患的风寒感冒。对于这对夫妇，我还是用麻黄，而非麻黄绒入药，配了一副发汗解表的足浴方，具体配方如下：

麻黄8克，葱白35克，羌活、生姜各10克。

此方中的麻黄善于解表散寒，羌活强于散寒除湿，葱白、生姜则有发汗、解表、散寒的功效，四者共用后可大大增强辛温解表、宣肺散寒之功。具体做法是：将4味草药加水煎汁，煎好后去渣取汁，倒入足浴器中，待温度适宜后再泡脚。每日1剂，每次30分钟，出汗则停用。

麻黄也非神奇之物，不能久用，用久了出汗过多也伤津液，因此如果症状痊愈，就不要再用了。

为了增强身体免疫力，平时还是要加强锻炼，中医再神奇也不如自己有个好身体，尤其天气转凉之后，加强锻炼，在运动中发汗，对身体健康有极大的好处。

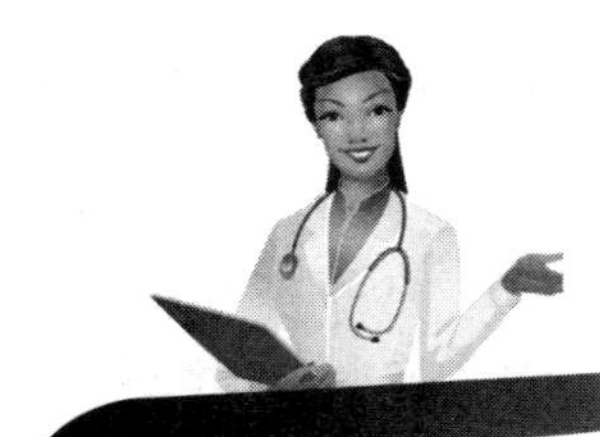

健康足浴专家谈

患了风寒感冒如果不及时发汗，寒气就会停留在体内，时间长了会郁而化热，导致其他病症，然而足浴可以让你在泡脚过程中发汗，使用麻黄进行足浴能大大增强治疗风寒感冒的效果。下面我就给大家介绍几个利于发汗的足浴方。

1. 麻黄附子泡脚方：麻黄 8 克，细辛 3 克，干姜和炙附子各 10 克。将 4 味药加水煎汁，煎好后去渣取汁，倒入足浴器中，待温度适宜后泡脚。每日 1 剂，每次 30 分钟，出汗则停用。

2. 麻黄桂枝泡脚方：麻黄、桂枝、紫苏、白术各 10 克。将 4 味药加水煎汁，煎好后去渣取汁，倒入足浴器中，待温度适宜后泡脚。每日 1 剂，每次 30 分钟，出汗则停用。麻黄宣卫气，通血脉，暖经散寒；白术健脾燥湿，和麻黄配伍，有助于发汗解表，散寒祛湿；而桂枝则能辅助麻黄功效而不至于发汗过度，对于风寒感冒患者发不出汗有很好的效果。

3. 艾叶麻黄止嗽汤：艾叶 90 克，麻黄、杏仁、诃子、乌梅、百部、紫菀、款冬花各 15 克，细辛、荆芥、五味子各 10 克，生姜、葱各适量。将 13 味药加水煎汁，煎好后滤出药汁，再加水煎煮一次，煎好后去渣取汁，将 2 次的药汁合并，倒入足浴器中，趁热先熏蒸双足，待温度适宜后泡脚，药汁量应浸泡至足踝以上，并反复搓洗。药汁温度低时可加热。每次 30 分钟，每日 2 次，每日 1 剂，3 日为 1 个疗程，连续 2~3 个疗程必须停药观察。此方适用于风寒咳嗽之症，12 岁以下儿童药量减半。

双足泡山楂，活血通络快

Q：秦主任，我父亲今年74岁，上个月刚刚因为心脏病住院，主要是动脉硬化、血脂高、冠状动脉供血不良，前前后后折腾了1个多月，我们几个儿女请了假轮流去照顾他。父亲是退伍老兵，说话大嗓门，顿顿也离不开肉，心脑血管疾病都限制了他吃肉的习惯，这让老人家心有不甘，我们也很无奈。中医有什么办法可以调理一下父亲的症状吗？

大概是由于健胃消食广告做得太多，前些年不少男女老少都喜食山楂，认为它酸甜可口，有利于开胃、助消化，以至于人们都忘记了山楂还具有活血化瘀的功效。

中医对于山楂药性平和、消食活血的特性早有认识，《雷公炮炙药性解》中说："山楂之甘，宜归脾脏，消食积而不伤于刻，行气滞而不伤于荡"；近代名医张锡纯也认为山楂"若以甘药佐之，化瘀血而不伤新血，开郁气而不伤正气，其性尤和平也"。山楂的活血化瘀、消食降脂的作用，对于辅助治疗老年人因动脉硬化、高血脂所致的冠心病、高血压、缺血性脑中风等病症来说可谓是不可多得的良药。

心脑血管疾病给老年人的晚年生活带来极大的不便，选用活血化瘀的中草药是中医普遍选用的治疗方式。但中药虽然多，用起来却不容易。药力峻猛的如三棱、莪术、水蛭等，久用极易伤元气；红花、川芎等常见的活血中药，药力较前者稍弱，但搭配不当仍然会伤及津液；而山楂、丹参等药性平和，一药多用，副作用又小。因此，我推荐山楂活血足浴方。

山楂15克，薤白12克，瓜蒌20克，丹参5克。

本方中山楂活血化瘀，瓜蒌和薤白搭配在一起可润燥开结、荡热涤痰、疏肝郁、润肝燥、平肝逆等，丹参可祛瘀止痛、清心除烦。具体做法是：将4味药材加水煎汁，煎好后去渣取汁，倒入足浴器中，待温度适宜后泡脚。每日 30 分钟，每日 1 剂，10 天为 1 个疗程。

很多人肯定会疑惑地问，山楂不是健胃消食的吗？怎么还能治疗心脑血管疾病呢？这就好比针管，如果管壁积满了污垢，那么针管就推不动了，推不动就不顺畅，血管也是这个道理。血管里堆满了脂肪，影响血液流通；而且久病顽疾等疑难病，多有瘀血阻滞，治疗的时候应该逐步活血化瘀，血管壁清理干净了，血液畅通了，冠心病、动脉硬化自然会有所改善。而山楂的活血化瘀、降血脂的功效也是不可小觑的。

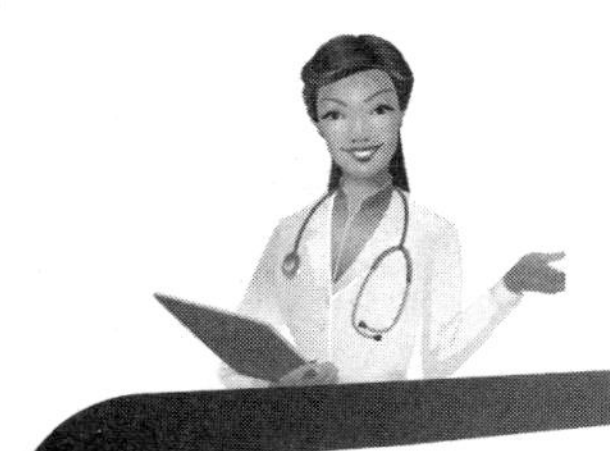

健康足浴专家谈

瘀血现象存在于多种疾病的证型中，如果用药不当，就会耗血、伤血、伤津，因此用药必须趋利避害。山楂活血可运用于肝阳上亢证型，可扩张血管，降血脂、血压等，有利于改善冠状动脉供血不良。下面我再为大家介绍几副以山楂为主的活血足浴方。

1. 山楂当归泡脚方：山楂、当归各 20 克，白鲜皮、白蒺藜各 15 克。将 4 味药材加清水煎煮 30 分钟，煎好后去渣取汁。取一杯代茶饮用，余者倒入足浴器中，待温度适宜后泡脚。本方可活血疏肝、散郁祛瘀，适用于面部黄褐斑，尤其适用于产后服用避孕药而脸上长黄褐斑的妇女。

2. 山楂五味子泡脚方：山楂干、五味子、花椒各 25 克，陈醋 250 毫升。将 3 味药材浸泡 30 分钟后加清水煎汁，煎好后去渣取汁，倒入足浴器中，加入陈醋搅匀，先趁热熏蒸双足，待温度适宜后泡脚。每次 30 分钟，每日 1 剂，7 天为 1 个疗程。

3. 山楂橘皮汤：鲜山楂 40 克（或干品 20 克），鲜橘皮 50 克（或干品 20 克），白酒 30 克。将山楂和橘皮洗净切碎，入清水浸泡 20 分钟，加水 2000 毫升煎煮 20 分钟，煎好后去渣取汁，倒入足浴器中，加入白酒搅匀，待温度适宜后泡脚。每次 30 分钟，每晚 1 次，20 日为 1 个疗程。此方可行气活血，软化血管。

祛风又除湿，常用老鹤草

Q：秦主任，我退休之后和一群老哥们组了一支篮球队打篮球，这是年轻时候的爱好，以前忙于工作没时间打球，老了老了，倒是有时间了。可是上个月我把腰给扭了，生生在床上躺了半个月没怎么动弹，后来好是好些了，可是打球的时候还有些疼痛，特别是一跳跃更有些疼痛。另外，我有类风湿性关节炎，遇上阴天就有些疼痛，平时还能忍受，中医有没有什么好的办法调养？

老鹤草性苦，味微辛，归肝、肾、大肠经，可直接单用，主治风湿痹痛，关节不利、肢体麻木等症状。除此之外，《本草求原》还记载老鹤草可以“除热毒，治白浊，浸痔疮，理小肠气”。但是它最主要的功效就是治疗扭伤、关节炎等病症。

腰椎是人体上半身的支点，为整个脊椎负重最大的部位，自然也是活动最多、最频繁的部位，在体育运动中，急性腰扭伤是骨外科极为常见的病症之一，损伤部位主要包括肌肉、韧带损伤和关节扭伤等，由于损伤部位不同，表现的症状也各有所异。腰肌损伤者常有腰部撕裂感，随之而来的剧痛，腰不能直立；韧带损伤大多有负重前屈或外伤史；腰骶关节损伤者，常因腰骶部剧痛而不能直立，用手叉腰或支撑膝部，步行迟缓，表情痛苦，咳嗽、喷嚏时腰痛加剧，腰部前倾。而步入中老年之后，由于精力衰微、肾气不足，稍微不留神，就有可能“闪”到腰，从而造成腰部痛苦。

类风湿性关节炎则是医学界公认的顽疾之一，是一种常见的急性或慢性结缔组织炎症，如果反复发作，也可能累及心脏，多以急性发热及关节疼痛起病，中医属痹症范畴，治疗上应以祛风除湿、活血化瘀为主。

老鹤草对于以上两种疾病的治疗效果都非常好。上述患者的病情不太严重，而且腰部扭伤已经发生好几天了，基本可以通过中医足浴手段进行调理，所以我推荐老鹤草追风泡脚方。

老鹤草、土茯苓各20克，丹参、香附、桑枝、苍术各15克。

本方中老鹤草、桑枝可祛风湿、清湿热；丹参、香附可以活血通络、平肝理气；苍术、土茯苓可以强筋骨、健脾胃。具体做法是：将6味药材加水煎汁，煎好后去渣取汁，倒入足浴器中，待温度适宜后泡脚。每次30分钟，若冬天水冷得快，可以多煮取药液，并随时添加热水，尽可能多泡一会儿。每日1剂，10天为1个疗程。

只要患者坚持使用此方进行足浴，腰扭伤便可逐渐痊愈，关节炎症也会有所改善。用过一段时间后，精神状态也会更加抖擞，心情都会变得更好。

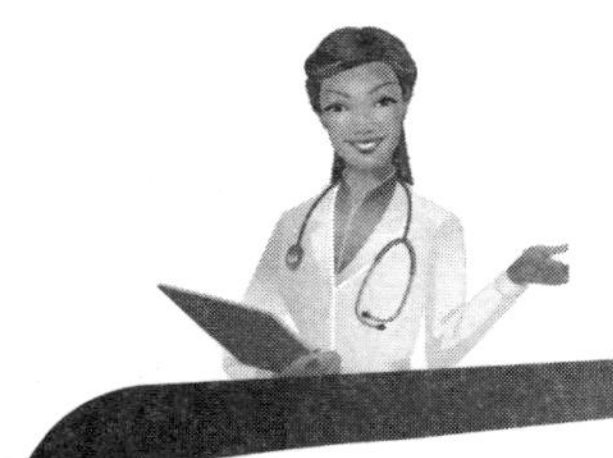

健康足浴专家谈

鉴于老鹤草祛风湿的强大功效，在此我特别给大家推荐几个足浴方。

1. 老鹤草宣木瓜汤：老鹤草20克，宣木瓜15克，地鳖虫12克，防风10克，淫羊藿、桂枝、白芍各8克。待关节扭伤发生24小时后，将7味药加水煎汁，煎好后去渣取汁，倒入足浴器中，待温度适宜后泡脚。注意不管是不是脚踝扭伤，水量一定要没过脚踝。每次30分钟，每日1剂，10天为1个疗程。本方温肾助阳、通经驱寒。但要注意，扭伤发生24小时之内不能使用本方。

2. 老鹤草骨碎补汤：老鹤草、伸筋草各20克，苍术、桑寄生各10克，骨碎补30克。将5味草药加水煎汁，煎好后去渣取汁，倒入足浴器中，待温度适宜后泡脚。每次30分钟，每日1剂，10天为1个疗程。本方适用于关节扭伤，有利于舒筋活络、祛风解表。同样，扭伤24小时内不能使用，待24小时之后再行足浴。

3. 寻骨透骨老鹤汤：寻骨风、透骨草、白毛藤各30克，老鹤草、黄蒿各20克，独活15克，乳香、没药、血竭各10克。将9味药加水1500毫升浸泡1小时，上火煎煮20分钟，煎好后去渣取汁，倒入足浴器中，待温度适宜后泡脚。每日2次，每次20分钟。本方有祛风湿、通经络、止痛之功效，尤其适用于足跟痛、足腕踝关节炎等病症。

黄连苦口不入口，清热去火好足浴

Q：秦主任，我今年26岁，四川人，比较喜欢吃麻辣、辛辣的食物，夏天特别喜欢吹着空调吃火锅，以前还没事，近两年一吃火锅就上火，不是嘴角起疱，就是口气污浊。最近由于公司里有项目，我更是连番熬夜，结果这几天眼角疼、嘴角起疱、口腔溃疡，还总觉得胃里食物不消化，睡觉都睡不着，整个人烦躁不安。我这是怎么了，有什么办法能让我尽快摆脱这些麻烦吗？

中国人最熟悉的中医名词，恐怕就是“上火”了。从中医的角度来说，“上火”可以分为实火和虚火两类，症状重、来势猛者属实火；症状轻、持续时间长又反复发作者是虚火，分清楚这两种“火”，有利于找准病因，然后对症下药。日常生活中引起“上火”的原因有很多，除了秋燥、春温、暑热等气候因素外，还有情绪波动、劳累过度、饮食不当等因素，症状表现也比较多样，如咽喉肿痛、两眼红赤、烂嘴角、流鼻血、鼻腔热烘、牙痛等。

黄连是一味大苦大寒的中药，人们常说：“最苦不过黄连药。”黄连可以清热燥湿、泻火解毒，对湿热痞满、呕吐吞酸、泻痢、黄疸、高热神昏、心火亢盛、心烦不寐、血热吐衄、目赤、牙痛、消渴、痈肿疔疮等症均有一定疗效。

上述患者显然是由于长期的睡眠不足和饮食不当导致的“上火”。黄连禀天地清寒之气以生，气味苦寒而无毒，是治疗这种症状的佳品。但也是因为太寒，黄连过服、久服后易伤脾胃，脾胃虚寒者要忌用。另外，苦燥伤津，阴虚津伤者也要慎用黄连。而用黄连泡脚既“下火”又使药力和缓，效果却一点也不差。因此我推荐黄连清热足浴方：

黄连15克，肉桂10克。

本方可滋阴降火，交通心肾。具体做法是：将2味药材入清水中浸泡 30 分钟，再加入 2000 毫升的水以大火煎煮 30 分钟左右，煎好后去渣取汁，待温度适宜后进行泡脚。

此方味极苦，如果喝的话几乎难以下咽，不妨用来泡脚，清热效果极佳。泡脚后再多喝点温开水，用以促进体液循环，并能冲刷口腔中的细菌。一旦症状改善，上述足浴方便可停止使用。另外，告诫因为工作关系而不得不熬夜的朋友，熬夜过后不妨多喝一些滋阴清热的茶饮，以防上火。

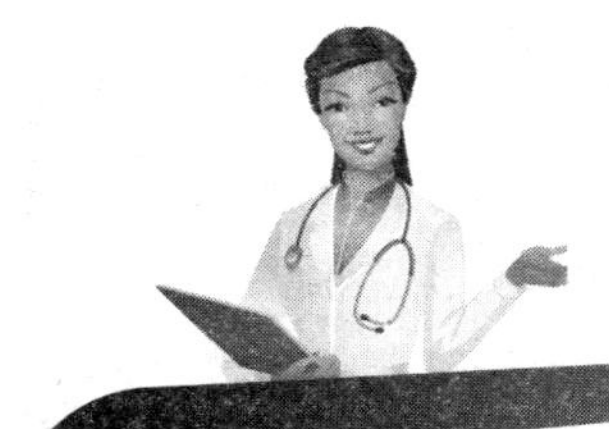

健康足浴专家谈

中医认为，汗为人体阳气的载体，出汗过多，阳气会随着汗液外泄，如果此时再使用苦寒的凉药，就会伤到脾胃，使脾胃更加虚弱，也会使免疫力降低而导致许多其他疾病。

因此，用黄连去火的功效虽然好，也要搭配其他中药缓和它的药性，比如我们前面方子中提及的肉桂，肉桂补阳虚，和黄连搭配能又下火，又不过寒。其实有很多中药都是黄连的好搭档，下面我再给大家介绍几个以黄连为主的去火补虚的足浴方：

1. 黄连滋阴泡脚方：黄连、酸枣仁、麦冬、白芍、丹参各 10 克。将 5 味药材入清水中浸泡 30 分钟，再加 2000 毫升水以大火煎煮 30 分钟，煎好后去渣取汁，倒入足浴器中，待温度适宜后足浴。此方可滋阴潜阳、养血安神、平肝降火。

2. 黄连清热泡脚方：黄连 10 克，珍珠母、石菖蒲、远志、丹参各 20 克。将 5 味药材入清水浸泡 30 分钟，再加入 2000 毫升水以大火煎煮 30 分钟，煎好后去渣取汁，倒入足浴器中，待温度适宜后足浴。本方可滋阴潜阳，对于心火亢盛也有较好的去火清热效果。

3. 黄连木枣仁麦冬汤：黄连、酸枣仁、麦冬、白芍、白薇、丹参、龙骨各 10 克。将 7 味药材加水煎汁，煎好后去渣取汁，倒入足浴器中，待温度适宜后泡脚。本方可清心平肝、降火补肾、养血安神，对更年期综合征有较好的调理作用。

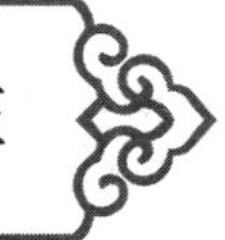

苦参入药汤，蚊虫叮咬不怕痒

据《本草纲目》记载，苦参"祛风泻火，燥湿去虫之药也"。《滇南本草》中也记载苦参"凉血，解热毒，疥癞，脓窠疮毒。疗皮肤瘙痒，血风癣疮，顽皮白屑，肠风下血，便血。消风，消肿毒，痰毒。"意思是说，苦参可以清热、燥湿、杀虫，善治热毒血痢、皮肤瘙痒、红肿癣疮等。

一般人被蚊虫叮咬后多半只有一个红色的小包，数日后可自行痊愈，但少数人则会出现连片性丘疹、水疱等症状，这是虫咬过敏性皮炎，又称为"丘疹性荨麻疹"，常见致病昆虫有螨、蚊、跳蚤、臭虫、狗疥虫、鸡刺皮螨、米恙虫、蠓虫等。中医认为，虫毒侵入肌肤，蕴积化热，与气血相搏，故有红肿、水疱、瘀斑；虫毒入里，毒热内结，故发热、胸闷、尿黄、舌红、苔黄、脉数，表现出热毒内盛的症状。治疗上一般宜用清热解毒方，针对此症，苦参为首选的中草药。

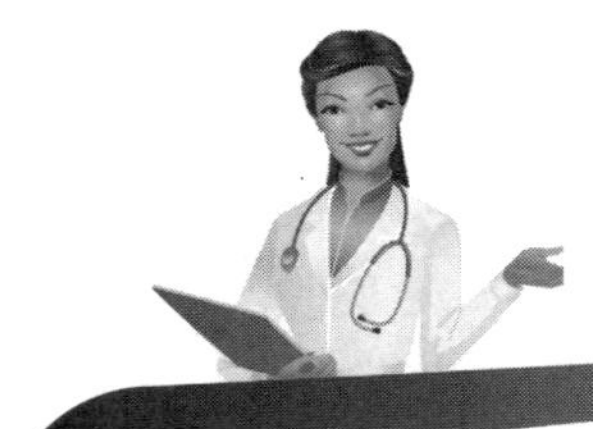

健康足浴专家谈

夏天出门，尤其是晚上出门，一般要做好驱蚊工作，尤其是小孩，若是使用花露水，又担心花露水中含有令人兴奋与麻醉的成分。中医却有独到之处，其中以苦参为主的足浴方，可驱蚊安神，而且适用于各类人群。下面给大家介绍一款以苦参为主的驱蚊虫的足浴汤。

苦参舌草双花汤：苦参、白花蛇舌草、金银花各 10 克。将 3 味药材加 2000 毫升水煎汁，煎好后去渣取汁，倒入足浴器中，待温度适宜后泡脚。每日 1 次，每次 20 分钟，7 日为 1 个疗程。本方可解乏安神、祛湿解毒，对因蚊虫叮咬导致的皮肤问题疗效很好。

第五章

足浴看似很简单，也需因时、因人而制宜

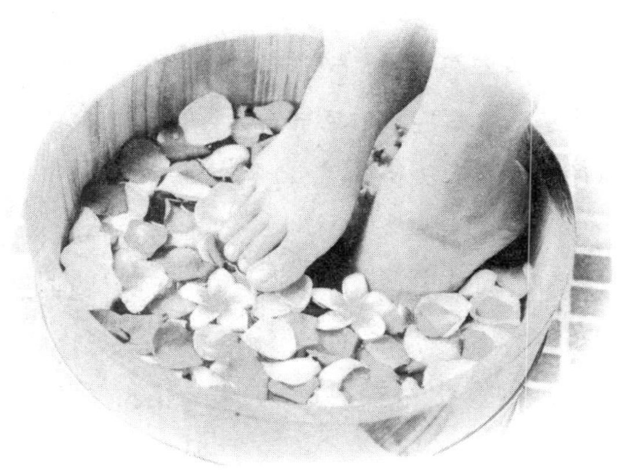

中医讲究辨证施治，即便是相同的病症，季节不同、体质不同，用药亦有所差异。中药足浴也应如此，一年四季五行属性不同，对应的脏腑器官也不同，应根据不同的季节特点选用适合的足浴方；人的体质分八型，不同体质所用草药必然有所不同，搭配出更加适合个人体质的泡脚方。唯有这样，足浴才能更好地为人们的健康服务。

一年分四季，足浴有“偏好”

一年有四季变化，人体的“气”也会有生、长、收、藏的变化，足浴的目的是为了防病、保健等，故最好能顺应四时之气，做到“春天泡脚，升阳固脱；夏天泡脚，暑湿可祛；秋天泡脚，肺润肠濡；冬天泡脚，丹田温灼”。

春暖花开美如画，回阳发陈好养肝

Q：秦医师，每年一开春，我的姥姥就会大病一场，她总是说自己胸闷，双腿没劲，腿和脚都冰凉，走不动路。今年她开始犯病，我们带她去医院检查。医生说，这些症状与季节有关，也与肝的功能状态有关。这可怎么是好？有什么简易的改善方法吗？

春天，地面温度低，脚掌离心脏远，导致身体血流缓慢，加上脚部的皮下脂肪薄，双脚更容易受寒，使人体抵抗力减弱，容易引起呼吸道感染、胃寒痛等。春季来临，生机盎然，人体为适应自然界的变化也变得活跃起来。中医认为，春气通于肝，春季又是肝病发病率较高的季节，所以在春天进行保肝、养肝、预防各种肝病显得尤为重要。

春天有一个非常重要的任务，那就是清除整个冬天体内积攒下来的瘀滞，这时就需要肝发挥疏泄功能。如果瘀滞过多，肝便不能及时清除它们，就有可能会造成肝气郁结，长此以往就会导致人郁郁寡欢，甚至胆怯多疑，并伴有身体器官的多种病变。若能坚持春天每天足浴，可有效提升人体阳气，使肝气发挥好上升下达的作用，也可达到温暖双脚、防病保健的目的。针对上述情况，我推荐解忧汤足浴方来解决这些小麻烦。

柴胡、菊花、香附、合欢皮、白芍、枳壳、生甘草各10克。

此方中的柴胡有利于疏肝、理气、解郁；菊花可清肝去火；香附可顺肝气；合欢皮可解抑郁；白芍与甘草则可养阴柔肝；枳壳有利于疏通肝气。具体做法：将上述药材一起放入锅中，加入适量清水，大火煮沸后改为小火慢煮，大约30分钟后倒出药汤，待稍凉后即可进行足浴。每日1剂，每剂使用1次，每次20分钟即可。

如果肝气郁结的时间比较长，容易使人胸胁胀满、急躁易怒等，并伴有口苦口干、眼睛不适、耳鸣、便秘等。此时不妨在上述配方中加入丹参、栀子、龙胆草各10克，以清肝泻火、凉血除烦。

除了养肝之外，胆的功能是贮存与输送胆汁，以助肠胃消化、吸收营养。胆汁的分泌与肝密切相关，肝胆相为表里，功能相辅相成。肝疏泄正常，胆汁才能充盈，所以春天应肝胆并养。

此外，春天足浴还可以强体健身，人体的五脏和六腑在脚部都有相应的反射区，春天足浴能使各相关脏腑气血运行得到促进，功能相应增强。现代医学认为，热水可刺激脚部丰富的神经末梢，反射到大脑皮层，达到促进全身血液循环，调节组织器官功能，加强新陈代谢，从而起到强身健体的作用。

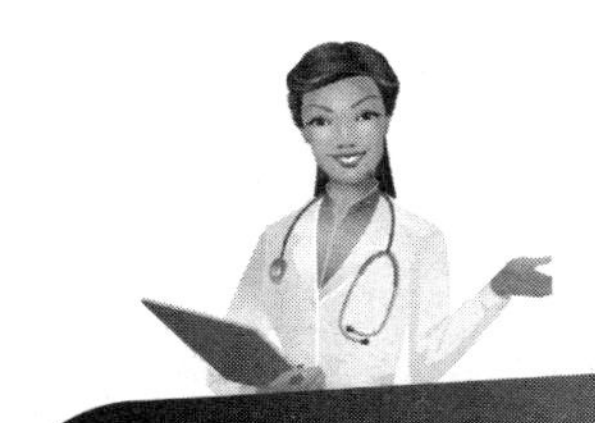

健康足浴专家谈

中医讲究“春夏养阳”，春季里人们经常会有“春困”的感觉，这可能是由人们心脾阳虚所致。这是因为春天的阳气要先供养心和脾两个脏器，当阳气不足时，就会使阳气不能上供于脑部，容易产生困倦、疲劳等不适，有这样症状的人，可以用下面这个足浴方来缓解。

养阳解困汤足浴方：升麻、山药、酸枣仁、桂枝、石菖蒲各10克。这些药用在一起，既能补益心脾阳气，又能升举阳气，兼开脑窍，使神志清醒。按照日常泡脚的方法使用即可。

我请【按足】来帮忙

揉太冲与太溪穴：早起先按揉肝经的太冲穴、肾经的太溪穴，每穴各3分钟；晚上睡前用热水泡脚，然后依次按揉太冲穴、太溪穴，每次每穴3分钟即可。

万物华实酷暑热，消暑祛湿养脾胃

Q：秦主任，每年酷暑难耐时，冷饮成了我最喜欢吃的东西，而且一旦吃起来就控制不住。近日，我觉得舌苔变厚，偶尔还会腹痛、腹泻，吃得最多的那天都吐了。不但如此，我吃蔬菜也喜欢吃生的，基本不烹制，只是将蔬菜洗洗然后凉拌着吃……眼看着夏天就要过去了，我几乎没怎么吃过热乎的饭菜。我妈妈多次劝诫我，说这对身体不好，尤其对胃不好，但我根本听不进去。终于有一天半夜，我突然上吐下泻，胃疼痛得难以忍受。这究竟是怎么回事？是我贪凉的缘故吗？我又该如何调理呢？

“生我者父母，养我者脾胃”，脾胃是“后天之本”。中医看来，脾胃是人体的“仓廪之官”，脾胃是“主运化”的。我们吃进去的食物、水等，经过脾胃的消化吸收后，其中的精华会被提炼出来，运送到人体各处。剩下的“垃圾”，就被排出体外。

人体的健康程度，在很大程度上取决于脾胃的运化功能。脾胃好，人自然饮食正常、排泄畅通、整个身体很健康。反之，如果脾胃功能不好，则会出现消化不良、吸收不好、面色萎黄、形体消瘦等症状。

夏天气温高，且常降雨，当阴湿暑气发展到一定程度的时候，人的脾胃功能就会受到影响，无法正常运化水湿，湿邪阻滞脾胃气机会导致食欲不振、不思饮食。

进入夏季，腹痛、腹泻、食欲不振等问题很容易缠上脾胃虚弱的人。因此，养护脾胃是我们夏季治病、防病的重中之重。然而，很多人夏天的生活习惯非但不能养脾胃，反而会伤害脾胃。

夏季本就阴湿暑气重，这位患者又长期食用生冷食物，势必会使脾胃受到损害，从而出现上吐下泻的问题，甚至还会导致发热、头痛、汗多、心烦等不适，此时特别需要健脾、渗湿、止泻，一副具有消暑功效的足浴汤是当务之急。

香薷、石斛、滑石、生甘草、荷叶梗、茯苓各15克。

此方中的香薷可消暑、祛湿邪；石斛可清热解暑；滑石可利三焦、通小便；生甘草可生津、止渴；荷叶梗可清热、祛暑湿；茯苓可健脾化湿，从而有利于止泻。具体做法：将上述药材一起放入锅中，加入适量清水，大火煮沸后改为小火煎煮，30分钟左右即可，去渣取汁，待温度适宜后用以泡脚。每日1剂，早晚泡脚，7日为1个疗程。

坚持使用一段时间，有助于恢复脾胃功能，若食欲仍不佳，则可用生姜15克，红糖5克，加水煮成糖水饮用；若胃胀便秘，则可用生姜和橘皮各15克，煮成生姜橘皮水饮用。在进行足浴保健的基础上，更能滋养脾胃。

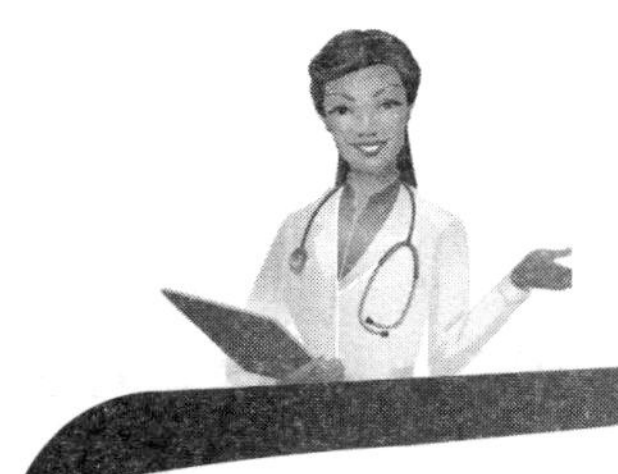

健康足浴专家谈

夏季湿气正盛，人的五脏六腑中，脾最怕湿气，湿气阻滞在脾胃中，就会出现精神萎靡、食欲不佳等表现。而夏天进行足浴，则有助于祛除暑湿，增进食欲，睡前足浴，还可以有效促进睡眠。很多人在冬天都知道要用热水泡脚。但到夏天，很多人就不会用热水洗脚，直接用凉水洗脚，或者干脆把脚放在水龙头下冲，这都是不正确的足浴方法。下面介绍几个健康有效的夏季足浴方：

1. 葛根白扁豆足浴方：取葛根30克，白扁豆90克，车前草150克，共煎水3000毫升，去渣取药液，待冷却至30℃左右时，把药液放入盆中，然后把脚泡在药水中，同时加进热水，浸泡45~60分钟。此方可改善湿热型泄泻的症状。如果伤食泄泻，则在前方中加莱菔子20克；脾虚型泄泻则加桂枝50克，就能收到较好的效果。

2. 茱萸知柏足浴方：将吴茱萸15克，知母18克，黄柏12克，川牛膝30克，生地黄24克，生牡蛎50克，加水浸泡30分钟，水煎取汁，趁热洗浴双脚，每次20~30分钟，每日1~2次。具有清热燥湿、调节脾胃的功效。

3. 磁石茯苓足浴方：将磁石60克，茯苓30克，车前子24克，刺五加18克，加水浸泡30分钟，水煎取汁，趁热浸洗双脚，并配合按揉太冲穴、涌泉穴。每次20～30分钟，每晚睡前洗浴1次。具有健脾利湿的功效。

秋风瑟瑟多燥结，滋阴祛燥来润肺

Q：秦医生，秋天一到，我婆婆的身体就日渐不爽，小腿皮肤瘙痒无比，嗓子眼还总是发干，每晚睡醒后鼻子也干燥得难受，抠一抠，还经常出鼻血，但是胃口却挺好的，体重噌噌地往上长，明显比夏天胖了不少。我婆婆这种情况到底是不是生病？若是病了，胃口还能那么好吗？

自古以来就有将秋天的来临比喻成“秋刑”的说法，意思就是秋天万物凋零，自然界少了许多生机，如同受了刑罚一样。

秋季在五行属金，金主肃杀，可将夏天积攒的湿浊都清除干净，那么，秋天自然会显得特别干燥。五脏之中，秋季与肺相对应，而肺是非常娇弱的，尤其不喜欢燥邪，一旦空气过于干燥，肺的呼吸功能与通调功能便会受到干扰，人们多半会出现口干舌燥、津液不足的感觉。此时，滋阴、润肺、生津变得尤为重要。这位女士的婆婆就是因为秋燥引起的身体不适，根本不算生病，可以从饮食调养，再配合使用具有缓解秋燥的汤药浴足即可。

麦冬、沙参各25克。

麦冬与沙参均是滋阴润燥的中草药，而且对胃、肺等均有保护作用，所以用二者泡脚，可生津止渴、滋养肺阴，从而有效地缓解咽燥鼻干等不适。具体做法：将二者一起加入锅中，倒入适量清水，大火煎煮成汤汁，待温度适宜后泡脚即可。每日1剂，10日为1个疗程。

我们都知道，夏天人体消耗过大，新陈代谢也比较旺盛，故发胖几乎是不大可能的。可是，秋天一到，天气渐渐转凉，人体味觉增强，胃口顿时大开，人们多半会不知不觉吃多了，而且为了迎接冬天的到来，秋天特别适合储存脂肪来御寒，所以，秋天摄入的热量一般要多于消耗的热量，体重增加是再寻常不过的事。当然，体重增加也得有一个限度，过度肥胖是不可取的。这位女士的婆婆就要适当控制一下体重，一款轻身的足浴汤推荐给大家。

茯苓20克，乌龙茶、漏芦、山楂、黑豆、牵牛子、莱菔子、防己各8克。

此方中的茯苓，有利于帮助人体排出体内多余的水湿；乌龙茶则有利于顺通经脉、轻身理气；山楂有利于促进消化、清理油脂；黑豆则可补肾利水；牵牛子有利于通利二便；莱菔子可消食化积；防己可泻下焦而利小便。具体做法：将上述药材同时放入锅中，加入适量清水，大火煎煮，去渣取汁，待温度适宜即可泡脚。每日 1 次，每次 15 分钟，10 日为 1 个疗程。

总之，秋季养生最重要的就是润肺，润肺自然离不开滋阴润燥，同时也别忘了收敛阳气，以温煦脾胃，并防止肥胖。倘若你做到了这几点，平安度秋就变得轻而易举了。

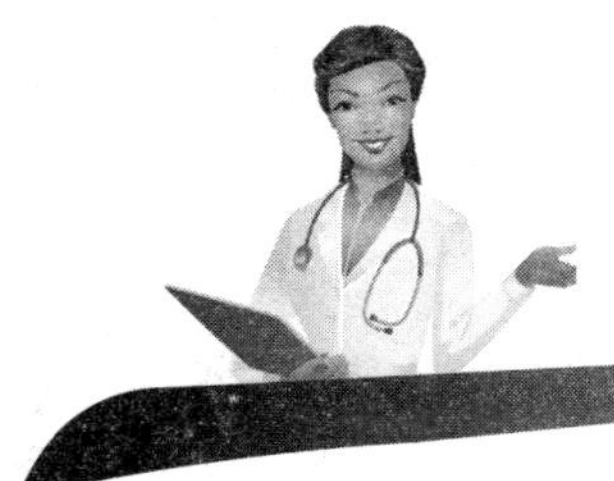

健康足浴专家谈

秋季天干物燥，人体容易上火、咳嗽、秋乏等，经常泡脚，有利于缓解秋燥带来的一系列麻烦，还能使身心舒畅、精神愉悦等，并能在一定程度上提升自身免疫力。下面我就给大家介绍一些秋季足浴良方。

1. 百部止咳汤：百部 30 克，紫菀、橘红、牛蒡子、前胡各 10 克。将上述药材洗净，放入锅中，加入适量清水，先浸泡 10 分钟，再大火煎煮，去渣取汁，待温度适宜即可浴足。本方有利于去除秋燥，改善轻度咳嗽症状。每日 1 剂，每次 15 分钟，5 日为 1 个疗程。

2. 杏仁茶叶方：杏仁 30 克，绿茶 10 克。将二者一起加入锅中，加入 2000 毫升清水，大火煎煮 30 分钟，去渣取汁。先取一些药汁涂抹在脸部与手臂上，剩下的药汁倒入盆中，待温度适宜即可浴足。每日 1 次，每次 20 分钟，15 日为 1 个疗程。

我请【按足】来帮忙

1. 按揉脾、胃、十二指肠反射区：一手握足，另一手的拇指指腹稍用力按揉足底的脾、胃、十二指肠反射区，有利于改善秋季易出现的消化不良、腹胀腹痛等不适。

2. 食指、中指扣拳按压小肠、结肠反射区：一手握足，另一手半握拳，食指与中指弯曲，以指关节重力按压小肠、结肠反射区，有利于帮助恢复肠道功能。

寒风凛冽冬阴冷，温暖丹田助养肾

Q：秦主任，我生完孩子之后，一到冬天，手脚就会冰凉，整晚开着电热毯睡觉，浑身也会觉得发冷，白天哪怕套上温暖的脚套、穿上雪地靴，双脚也暖和不起来；甚至有的时候腰背疼痛还特别严重，每天还困得不行，经常觉得全身无力，不想动弹。很多朋友都说我这是肾虚的毛病，这是真的吗？补肾也不敢乱吃，有没有更好的方法呢？

冬日需要闭藏，也就是说，人体在冬天要把发散在外的阳气收进体内最深处。这一最深处即为肾，阳气会收进肾里。冬季在五行属水，五脏中对应的就是肾。肾主收藏，专门收藏人之精气。那么，精气是什么呢？精气，是构成人体的最基本的物质。没有精气的人只能是一堆血肉，毫无生命可言。换句话说，肾之精气是机体生命活动的原动力，对机体各方面的生理活动发挥着极其重要的作用，比如人体的生长、强盛、生殖，甚至五脏六腑的功能及其活动都需要肾阴与肾阳的帮忙。可见，冬天养生重在闭藏、养肾。

闭藏的关键点在于保暖，保暖的重点又在于丹田这一部位。丹田之气，在道家修炼看来，即为“生命的根本”。丹田位于人体肚脐下方3寸处，居于下焦，起始于任脉、督脉、冲脉这三条经脉，而且男、女的内生殖器官都处于这一位置，是男子藏精、女子养胎之所在，均由肾主管。所以，若是能把这一部位保暖好了，肾气也就被养好了。上面说的那位女士就是因为肾气不足，所以才会如此怕冷，手脚长期冰凉，一般的保暖方式作用不大，不妨使用下面这款温暖丹田的足浴方吧！

肉桂、艾叶、黑豆各10克。

此方中的肉桂可温暖下元；艾叶则有利于温煦经脉；黑色入肾脏，故黑豆可滋养肾气。长期使用此方足浴，会让你感觉到一股暖流流遍全身上下，有利于温暖你的脏腑经脉。具体做法：将三种材料一起加入锅中，加入适量清水，大火煮沸后改为小火煎煮，去渣取汁，待汤汁温度适宜即可足浴。每日1剂，每次20分钟左右，7日为1个疗程。

另外，冬天阳气都汇聚在体内了，这无疑会使体内变成一个燥热的环境。冬天本来就比较寒冷，人们穿衣服自然会很多，体内的燥热很难发散出去，这样极易引起上火，出门只要稍微着凉，风邪、寒邪、热邪一时之间在体内交汇，便会诱发感冒。这便是冬天多发感冒的原因之一。可想而知，冬天除了要保暖之外，还要及时地清除体内的燥热以预防感冒。这时就需要顺气药物的帮忙了，所谓“冬吃萝卜”的道理就在于此！

那么，体内的热气能否用寒凉的药物来发散呢？这当然是不可取的。冬天不仅需要体外的保暖温度，还需要体内的温暖。如果用寒凉的药物来消除燥热，热自然可以去除，但寒气会留在体内，反而容易出现手脚冰凉、气滞血瘀等病症。此时最好还是选用顺气类药物，以便更好地疏通体内的气机，自然地发散掉体内的燥热之气。下面我就给大家介绍一款适合冬季、有利于驱除体内燥热、预防感冒的名为导气汤的足浴方。

陈皮、枳实、荔枝核、绿萼梅各 20 克。

此方中的陈皮就是我们平时吃的橘子的果皮，只需将其晒干即可使用。它的主要功能是理顺中焦之气，可使脾气升、胃气降，从而去除胸中之热。另外，陈皮还有利于化痰，实乃冬季养生之佳品。枳实则可破气除痞，消积导滞，有利于去除郁气。荔枝核入肝经，善于疏通肝气，肝气顺了，全身的气机自然会顺畅。绿萼梅则是梅花的花蕾，有利于发散冬日滞留在体内的热气与浊气。具体做法：将上述药材洗净，放入锅中，加入适量清水，大火煮沸后改为小火煎煮 20 分钟即可，待温度适宜后即可泡脚。每日 1 剂，每次 20~30 分钟，7~10 日为 1 个疗程。

通过上述介绍，大家能够明白，想要平安度过冬天，最重要的一点就是护肾防寒。首先就得保证小腹部的温暖，然后去除体内的燥热之气，并做好预防感冒的工作等。

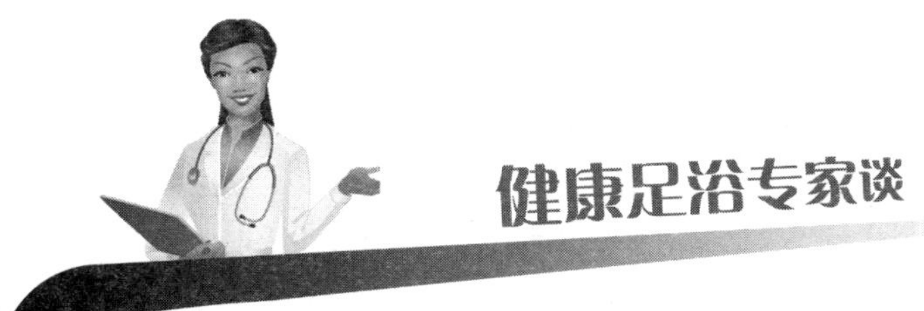

冬季是一年之中阴气最重的季节，故应顺应天时，给人体及时补阴，以便恢复人体的阴阳平衡。肾之经脉始于足下，其主要穴位即为足心的涌泉穴，冬夜睡前最好能用热水泡泡脚。俗话说得好“春天易得头上病，冬天易得足下病”，可见春天要养护头部，而冬天应养护足部。下面给大家介绍几副有利于增强免疫力、预防感冒且适合冬季的足浴方。

1.川椒红花汤：桂枝20克，川椒、红花、艾叶各10克。将上述药材一起放入药罐中，加水1000毫升，大火煮沸后改用小火煎煮30分钟，去渣取汁，待温热后泡脚。每晚临睡前足浴1次，连续使用30日。此方有助于驱除寒湿，预防感冒。

2.桂枝防感冒方：桂枝20克，麻黄、羌活、独活各15克，红花、细辛、艾叶各10克。将上述药材一起放入药罐中，加入适量清水，浸泡10分钟，再用大火煮沸后改用小火煎煮30分钟，去渣取汁，倒入浴盆中，兑入温水即可泡脚。每日1次，连续使用15~20日。此方可温暖全身，预防感冒。

3.当归养肾汤：威灵仙、伸筋草各20克，当归15克，食盐适量。将上述材料一起放入药罐中，加适量清水，浸泡5分钟后，大火煮沸，改用小火煎煮30分钟，去渣取汁，倒入浴盆中，兑入适量温水即可泡脚。每日1次，睡前足浴，15日为1个疗程。此方有利于补肾气与肾精，增强机体免疫力。

我请【按足】来帮忙

1.按压太溪穴：以拇指指端重力按压太溪穴，每次2分钟左右，每日3~5次。经常按摩太溪穴，可润燥、滋阴，有效地发散体内的燥热之气。

2.推摩肾脏反射区：用拇指指腹由足趾向足跟方向推摩肾脏反射区，力度适中，以局部感觉温热为宜。这有利于补充肾气与肾精，从而改善肾虚，缓解冬乏不适。

我的健康，生活做主

◎冬季养生以“闭藏”为主，故饮食上应多吃羊肉、狗肉、鹅肉、核桃、栗子、甘薯等，同时遵循“少食咸、多食苦”的原则，以助心阳。

◎俗话说：“冬天动一动，少生一场病；冬天懒一懒，多喝药一碗。”事实证明，冬季要多参加室外活动，尤其要多做一些对肾脏有帮助的运动，如打太极拳、骑自行车、散步和爬楼梯等。

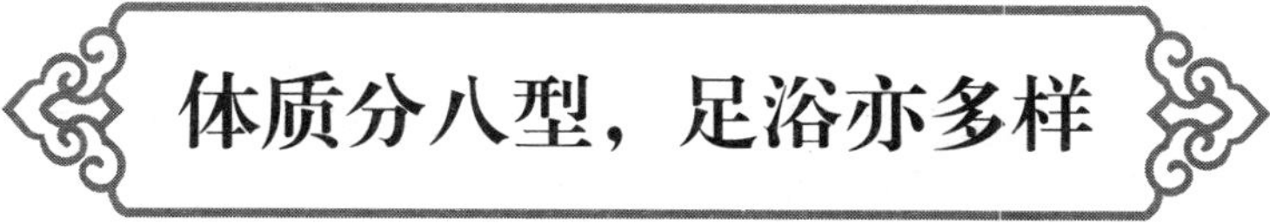

体质分八型，足浴亦多样

中医认为，人的体质分九型，除了平和体质外，其余八种都是偏颇体质。不同的体质，足浴用药千差万别。但你究竟属于哪种体质呢？可以根据体质特征、分类来自行判断，也可以找一位有经验的中医专家辨别确定。总之，足浴所用的草药以及所配的药方，绝不能滥用或乱用，也绝不能照搬或照抄别人的处方。若你的体质偏寒湿，则最好选用温性的草药；若你的体质偏血虚，则适宜用一些补血的草药。下面我就给八型体质者分别提供一些足浴良方，你属于哪一类型，不妨对号入座，合理选用。

阳虚体质，温阳驱寒

中医典籍《黄帝内经·素问·生气通天论》中记载：“阳气者，精则养神，柔则养筋。”意思是说，一个人体内如果阳气充沛，就能使人精神焕发，筋骨强壮。同时，人体内的阳气，也决定了人的生殖功能，还能保持体温恒定，为人体提供能量，促进废弃物的排泄，鼓舞生机，保持人体旺盛生命力。如果阳气微弱，就是我们所说的阳虚，久而久之就形成阳虚体质了。

阳虚体质的表现特征是面色苍白、身体瘦弱，手冷过肘、足冷过膝，腹部特别是下腹部、腰背部、膝关节怕冷，大便稀、小便色清且量多等。随着社会生活的多样化，很多的阳虚体质几乎都是自己“一手造成”，贪凉、滥用抗生素、食用反季节蔬果、盲目饮用凉茶，等等。调理上应该选用温肾补阳的方子，我推荐两个泡脚方：

1. 艾叶补阳泡脚方：艾叶、干苏叶各 20 克，生姜少许。将这些药材加 2000 毫升清水煎煮 20 分钟，去渣取汁，倒入脚盆中，待温度适宜时泡脚，每次 30 分钟，每日 1 次。本方具有温阳散寒的作用。

2. 桂枝补阳泡脚方：桂枝、干姜、艾叶各 20 克，元胡、当归各 10 克。将这些药材加 2000 毫升清水煎煮 20 分钟，去渣取汁，倒入脚盆中，待温度适宜时泡脚，每次 30 分钟，每日 1 次。本方具有扶阳温肾的作用。

阴虚体质，滋阴润燥

在中医看来，阴阳平衡才是人体最健康的状态。如果说人体内的“阳”是无形的，那么“阴”就是有形的，如阴液、津液等，阴阳是相互平衡制约的，阳气推动血液运行，阴液和津液则能控制阳气升降，就好像杆称，倘若阳气占了上风，阴液亏虚，机体相关的脏腑组织失去濡养，出现内热症状，就容易形成阴虚体质。

说白了，阴虚就是体内阴液不足的一种状态，阴虚体质的人体型瘦长，但是经常口干口渴、眼睛干涩、面颊潮红或偏红、五心潮热、大便干燥秘结、失眠等，甚至影响到性格，多表现为性情急躁，稍微有些不顺心的小事便火冒三丈，外向好动，舌质偏红，苔少。

其他方面，过度劳累、长期熬夜、饮食不当等都会伤及阴液，这与人们的工作节奏快、压力大有关系。

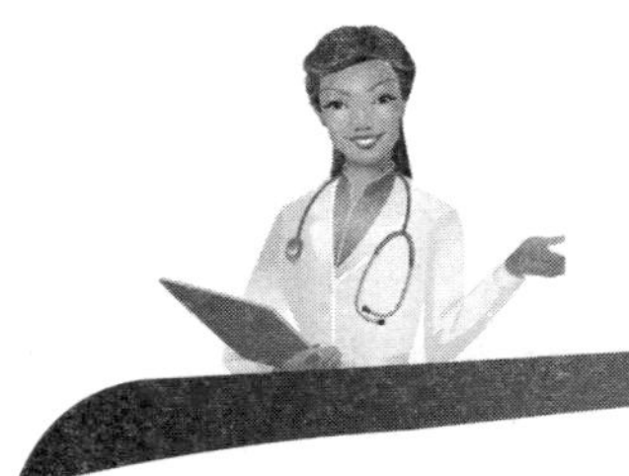

健康足浴专家谈

1. 双花降虚火泡脚方：金银花、连翘各 30 克。将这两味中药加适量清水先浸泡 20 分钟，然后煎煮 20 分钟取药液，与 1500 毫升开水混合倒入洗脚盆中，待温度适宜时泡脚 40 分钟，每日 1 次。此泡脚方能起到降虚火的作用，适用于阴虚体质者。

2. 天花粉滋阴泡脚方：天花粉、大黄、苦参各 20 克。将这些药材加清水适量，浸泡 20 分钟后，煎煮 30 分钟，取药液与 1500 毫升开水倒入洗脚盆中，待温度适宜时泡脚，每次 30 分钟，每日 1 次。本方适用于经常感到口干口苦、便秘、上火的阴虚体质者。

3. 钩藤平肝滋阴泡脚方：夏枯草 30 克，钩藤、菊花各 20 克，桑叶 15 克。将这些药材加清水适量，浸泡 20 分钟，煎煮 30 分钟，取药液与 1500 毫升开水同入脚盆中，待温度适宜时泡脚，每次 30 分钟，每日 1 次，10 天为 1 个疗程。本方具有清热平肝的作用，若能长期坚持使用，可有效地改善阴虚体质所引起的失眠多梦、易怒烦躁等症状。

气虚体质，温补元气

俗话说得好："人活一口气。"换言之，呼吸、心脏的跳动、胃肠的蠕动等，都是"气"发挥作用的结果。《黄帝内经•素问》中对气的功用有记载："正气存内，邪不可干；邪之所凑，其气必虚"，"气"是维持正常身体机能的原动力，气足的人，抵抗力较强，不容易受各种病邪的侵袭，人的气血、津液和精血均来源于脾胃的生化，又因肺主一身之气，肾藏元气，因此，一旦人的脾、胃、肺、肾功能受损，人就表现为气虚，而气虚体质的人，机体的免疫功能和抗病能力都比较低下，有的人还会出现易劳累、内脏下垂、血压低、头晕目眩、月经淋漓不尽等症状。

一些常见疾病往往是由于气虚引起的，《黄帝内经》记载："勇者气行则已，怯者则着而为病也。"意思是说，人体卫气充足，气血运行顺畅，机体抵抗力强不容易生病，健康状态较好。卫气亏者，身体无法抵御外邪，容易受寒凉刺激而致病，而人体内的气分布在五脏，具体分为心气、肝气、脾气、肺气、肾气，哪一处出了问题都会对身体造成影响。中医认为，气是血液运行的原动力，如果推动血液流通全身的动力降低了，就出现了血压低的情况；再比如女性每个月的月经，这是女性特有的生理特征，气虚体质的女性月经量特别多，这是由于气具有摄血功能，气虚时固摄功能降低便会导致人体的血液、津液等物质异常丢失，表现为月经量过多、出血不止、还会伴随着自汗、乏力等其他气虚症状。

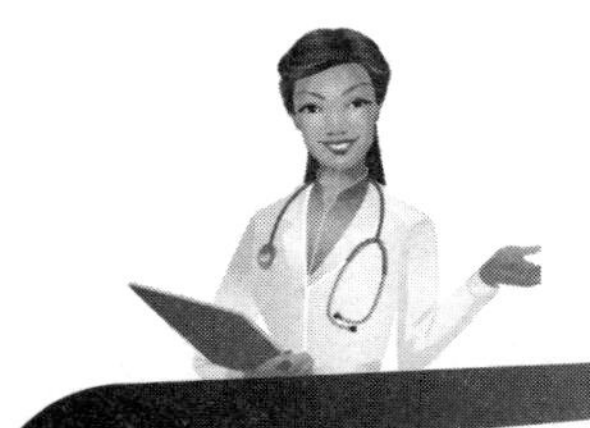

健康足浴专家谈

1. 黄芪补气泡脚方：生黄芪 30 克，防风 20 克，浮小麦、麻黄根各 15 克。将这些药材加清水，浸泡 20 分钟，再加水煎煮 20 分钟，去渣取汁，待温度适宜时泡脚。

2. 锁阳补气泡脚方：桂枝、川芎、锁阳各 15 克。将这些药材加清水，浸泡 20 分钟，再加水煎煮 20 分钟，去渣取汁，倒入泡脚盆中，待温度适宜时泡脚。

血虚体质，生血补血

血液是人体生命活动的重要物质基础，它含有人体所需要的多种营养物质，对全身各脏腑组织起着营养作用。而脾为后天之本，气血生化之源，如果脾胃功能失常，则水谷精微不能化生血液。所谓血虚就是指人体血液生成不足或血的濡养功能减退的一种病理状态。久而久之，就形成了血虚体质。

血虚体质的人主要表现为瘦弱且面色苍白，唇色、指甲颜色淡白，并且伴有头晕眼花、心悸失眠、手足发麻、皮肤干燥、头发枯焦、大便燥结，小便不利、舌质淡、脉细无力等症状。女性还会伴有月经量少，经期不正常等特点。

我曾经接诊过一位女患者，小姑娘岁数不大，才 16 岁，但是面色苍白，走起路来好像一阵风就能把她吹跑似的，皮肤看起来干枯，有些起皮屑，最近觉得头晕眼花、夜晚失眠，经过诊断，我知道这孩子就是血虚体质，建议她服用一些健脾补血的药物。

补血必须先健脾胃，要知道，脾胃强健则生化之源不绝。人体的气可以推动血液的生成和运行，如果气的功能减退，化生血液的功能也就相应减退，因此，在补血的同时还应补气，以达到益气生血之效。此外，如果瘀血阻滞，新血就不会生发，所以在补血的同时还要活血生血。

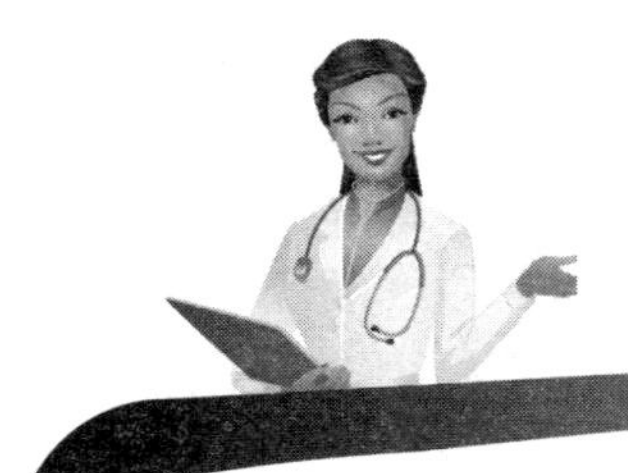

健康足浴专家谈

1. 山楂补血泡脚方：山楂干、红花、川断各 10 克。将这些药材加清水适量，浸泡 20 分钟后，加 2000 毫升水煎煮 20 分钟，去渣取汁，倒入泡脚盆中，待温度适宜时泡脚，每次 30 分钟，每日 1 次。

2. 丹参补血泡脚方：生枣仁、合欢皮、夜交藤、丹参各 25 克。将药材加清水，浸泡 20 分钟后，加水煎煮 20 分钟，去渣取汁，待温度适宜时泡脚，每日 1 次，每次 30 分钟。

痰湿体质，化痰利湿

在《红楼梦》里贾宝玉总是戏称林妹妹是水做的，这话其实还真不假，人体内 70% 左右是水分，如果是婴儿或年轻女性身体中水分的比例可能会高一些。当然，人体内的水并不是一洼死水，它像一条川流不息的河流。河流的上游归肺脏管理，中游归脾脏管理，下游归肾脏管理，三个脏器协调工作，才能使河流通畅，不发生淤积。

而所谓的痰湿体质，就是人体内的水分流通不畅的时候，堆积在人体内无法排泄出去，就好像一条河流，在某个地方堆满了河道垃圾，而导致水流泛滥或者堵塞。痰湿体质的人体型多为肥胖者，腹部的赘肉松软，爱出汗，汗液黏腻，易于倦怠，肢体沉重；脸上常感到有油光覆盖，嘴里出现黏腻的感觉，咽喉部有痰咳不出来。

现在许多女性在怀孕的时候，营养容易过剩，大鱼大肉都往肚子里面塞，结果体重超标，连累血压、血糖上升就罢了，孩子也成了巨大儿，不仅给生产带来不良影响，孩子出生后也可能患上痰湿体质。另外，生活水平提高，人们饮食精细，口味也比较杂，辛辣厚味吃多了，导致肺、脾、肾三脏功能失调，从而形成痰湿体质；第三个原因是，饮食不加节制，不少人不加节制地进食更加重了脾的负担，久而久之，脾的运化功能越来越弱，就会积湿生痰。再从运动上进行分析，俗语说得好："宁可动着，不要站着；宁可站着，不要坐着；宁可坐着，不要躺着。"缺少运动也是造成痰湿体质的重要因素。

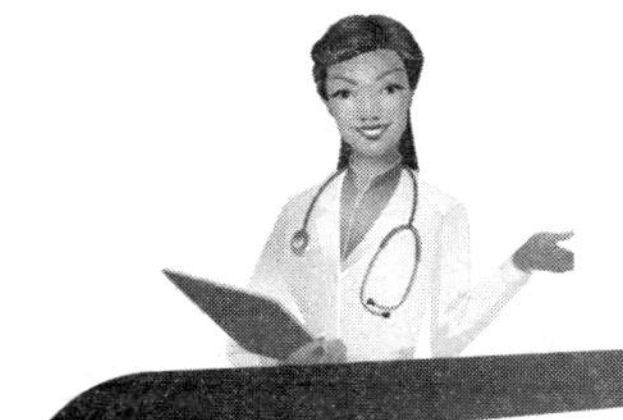

健康足浴专家谈

1. 茯苓利湿泡脚方：生黄芪、白术、党参、茯苓、生姜各 25 克。将这些药材加清水，浸泡 20 分钟，再加水煎煮 20 分钟，去渣取汁，待温度适宜时泡脚。

2. 红豆祛湿泡脚方：红豆 50 克。将红豆加清水，浸泡 30 分钟，加水煎煮 30 分钟，去渣取汁，待温度适宜时泡脚。

湿热体质，清热燥湿

很多人都正在遭受或已被“痘痘”困扰过，甚至不少人还经常为口苦、口臭、口腔异味等发愁，正如我所接诊的一位先生，体形略胖，脸上泛着油光，粉刺横生，走起路来显得有点笨拙，脾气还比较急躁，动不动就会火冒三丈。经过我的诊断，这位先生的体质偏湿热。

湿热体质者具有以下明显特征：面部与鼻头油光铿亮、脸上粉刺较多、皮肤较瘙痒；口苦、口臭、口腔有异味；小便发热、色黄；舌质偏红、舌苔发黄；脾气暴躁等。那么，湿热体质究竟是如何造成的呢？

中医认为，脾主运化水湿功能，一个人若是消化不良，暴饮暴食，喜欢吃油腻或甜腻的食物，则多半会损害脾的运化功能，使得水湿停留在体内，湿气一旦滞留时间过长，湿与热并存的这一特点，使得湿热体质出现。

可见，湿热体质者在中医调养上应以泻火、解毒、清热、燥湿为主，其中中药足浴就是不错的选择。因此，我推荐下面的泡脚方。

秦皮、栀子各 15 克，冰片 5 克。将秦皮、栀子一起放入锅中，加入适量清水，浸泡 20 分钟左右，再大火煎煮 20 分钟，然后放入冰片煮沸，待温度适宜后即可泡脚。每日 1 次，每次 30 分钟，10~15 日为 1 个疗程。此方擅长清热、泻火。

日常生活中，为了清热燥湿，除了进行足浴之外，还可以多食用一些有祛湿作用的食物，如绿豆、冬瓜、丝瓜、红豆、西瓜、芹菜、黄瓜等。当然，养成良好的饮食习惯也很重要，比如不要暴饮暴食、不多喝酒等。

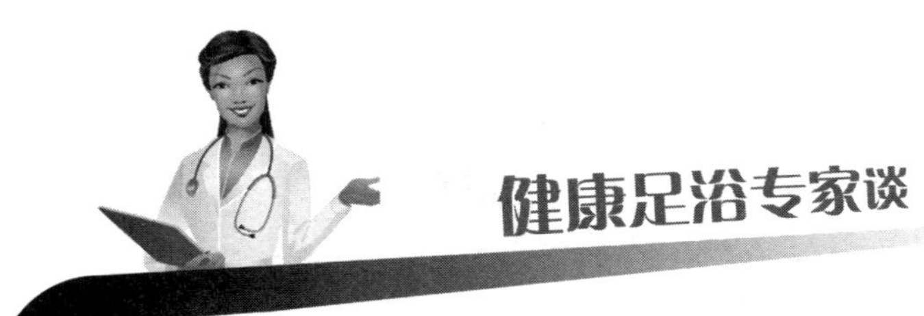

1. 蒲公英清热方：新鲜的蒲公英 20 克，生大黄 15 克，青皮、陈醋各 25 克。将三味药材一起倒入锅中，加清水，煎煮 30 分钟，倒入陈醋煮沸 10 分钟，去渣取汁，待温度适宜即可足浴。

2. 甘草栀子方：取栀子、甘草各 30 克，生大黄 15 克。将药材加水煎煮 30 分钟，去渣取汁，待温度适宜即可足浴。每日 1 剂，每次 15~20 分钟。

血瘀体质，活血祛瘀

当下有不少女士年纪轻轻就开始为自己的容颜而苦恼不已，她们外表看似光鲜靓丽，实则卸了妆后多半都面色晦暗、皮肤有点暗、色素沉着，并略带瘀斑，眼眶与嘴唇都有些黯淡，舌质不仅黯，还有些许瘀点或瘀斑，甚至舌下可见静脉曲张。这明显就是血瘀的表现，多半是因为经脉血液不顺畅，淤积在经脉或脏腑组织器官内，从而导致一些坏死细胞难以排出，致使一系列皮肤问题出现，其中最明显的就是皮肤黯黑、斑点等。

血瘀体质不仅给人的容貌带来变化，还会威胁到人们的身体健康与生命安全。若是不能高度重视并及时地加以调理，特别容易诱发心梗、脑中风等大问题。所以，从某种意义上讲，血瘀体质是一种危险体质，日常生活中需要积极调理。然而，如何才能准确判断出自己是否属于血瘀体质者呢？

血瘀体质在形体表现上具有明显的特征：嘴唇、指甲呈暗紫色，皮肤粗糙且有青紫斑，局部皮肤还伴有刺痛感，甚至有肿块；面部皮肤色素沉淀，出现黄褐斑；黑眼圈较重；指端也发青发紫还伴有疼痛不适；女士常伴有痛经或闭经，经色呈暗紫色且呈块状；舌质发暗或有斑块；脉象细涩等。另外，瘀血不去除，新血便难生，微循环自然不畅，从而影响营养的吸收，就算吃再多，也难以发挥营养的作用，最终只能造成血瘀体质者的体形偏瘦，故这一点也是血瘀体质者的典型特征。可见，调理血瘀体质的关键在于将瘀血化开，此时可以使用活血化瘀的药物进行足浴，有助于改善不适症状。

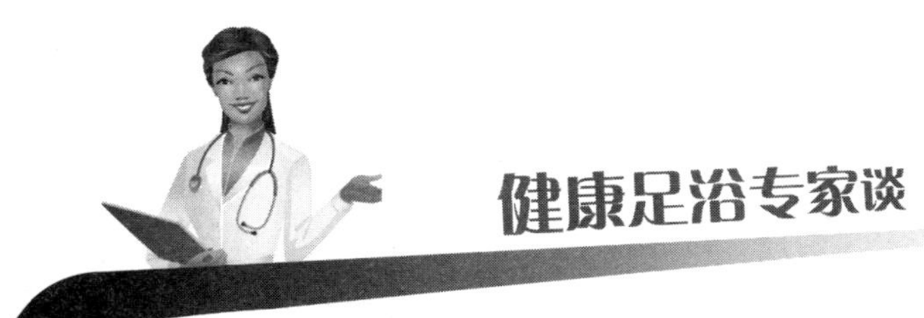

1. 丹参艾叶温经汤：丹参 50 克，艾叶 30 克，桃仁、小茴香各 10 克。将这些药材倒入锅中，加清水，先浸泡 10 分钟，再用小火煎煮 30 分钟，去渣取汁，待温度适宜后即可泡脚。

2. 一叶双花化瘀汤：银杏叶 30 克，丹参 20 克，槐花、菊花各 10 克。将这些药材倒入锅中，加清水，先浸泡 15 分钟，再用小火煎煮 20 分钟，去渣取汁，待温度适宜后泡脚即可。

气郁体质，疏肝理气

气郁，即气机郁滞，这样的人经常是郁郁寡欢，其典型代表当属曹雪芹笔下的林黛玉，整日一副满面愁容、心事重重的样子，这就是中医所说的气郁体质者。现实生活中，我也碰到过这样的女子，莫名其妙地忧伤，眼神里尽是哀怨，食欲不好，睡眠较差，甚至失眠，即便睡着也容易惊醒，体形瘦弱，经常自觉胸闷，经前乳房明显胀痛，月经不调，更有甚者一生气月经都中断了。

中医对气郁体质的界定：体形消瘦或偏胖，面色暗黄或黯黑，性情郁郁寡欢、易怒易躁，胸闷、头痛、眩晕，月经不调，舌质淡红或苍白，脉弦等。从这一形体特征，我们可以清楚地判断出自己是否属于气郁体质。那么，气郁又是如何形成的呢？生命活动离不开气的升降出入。人体的气机无处不在，如果因情志不畅或精神刺激，使气的运行发生障碍，淤积在体内，气郁便由此产生。

在中医看来，心情不畅多半会引起气郁，如果气郁持续的时间过长，血液循环必然不畅，身体健康就会受损，疾病便会随之而来。可见，气郁体质者应及时了解自身情况，合理地进行养生调理。

中医认为，肝主管全身气机的疏畅，所以，要想改变气郁体质，应先疏肝理气。

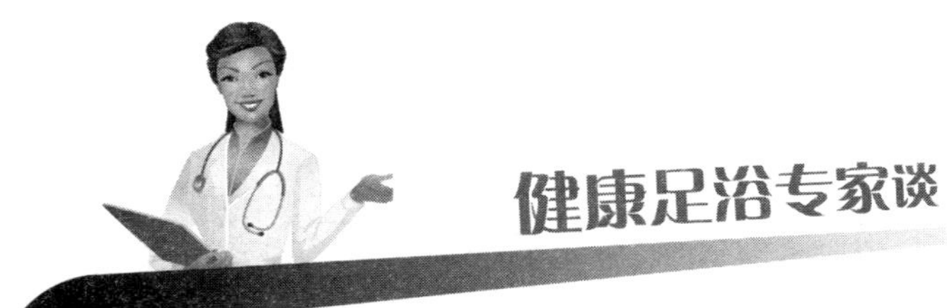

除了上面的泡脚方，气郁体质者还可以使用以下泡脚方调理身体。

1. 解郁止痛汤：青皮、柴胡、枳壳各20克。将这些药材一同入锅，加适量清水，大火煮开后改用小火煎煮20分钟，去渣取汁，待温度适宜后即可足浴。

2. 一宝解郁汤：橘皮、橘核各20克，橘络10克。将这些药材放入锅中，加入2000毫升清水，大火煎煮20分钟，去渣取汁，待温度适宜后即可泡脚。

第六章

日常小病别担心，足下汤浴帮您忙

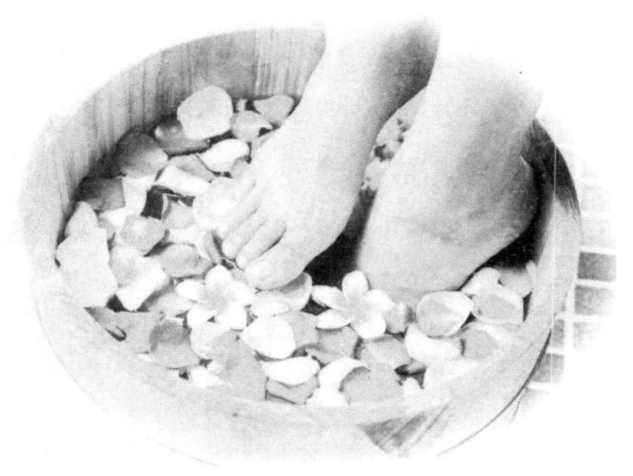

人生数十载，小病小痛难免会发生，感冒、发热、头痛、腹泻、打嗝……大部分人都会选择吃药解决，本书再给大家介绍一种外治方法。中医认为，选择适合的中药，水煎后温热浴足，在黏膜吸收与皮肤渗透的作用下，防病、治病更安全、更有效。

感冒不用慌，对症足浴解不适

Q：秦主任，我老父亲就快到花甲之年了，以前身体一直不错，很少患感冒之类的小病，但最近不知为什么，一个月里感冒了两回，吃了感冒药也不见效果，最后经过输液才好，但好了之后也感觉他身体大不如前了。是不是因为年龄大了，身体机能开始退化了？有没有什么好办法能预防感冒呢？

对于老年人来说，身体机能退化是不可改变的事实。随着年龄的增长，人的脏腑功能开始下降，免疫力会逐渐下降，这是频发感冒的原因之一。对于老年人来说，预防感冒是十分重要的。

中医认为，感冒多为肺气不足，外感风邪所致，但在不同季节，风邪往往随时气而浸入，如冬季多为风寒，春季多为风热，夏季多挟暑湿，秋季多兼燥气，梅雨季节多为挟湿邪，但就临床而言，感冒多以风寒、风热两类为多见。

感冒有风寒、风热之分，所以治疗时也应分风寒、风热。治疗方法上，应以疏风散寒、宣肺清热为主。针对以上情况，我为有相同问题的读者朋友提供一种居家自我调理法，即中药足浴方——麻桂汤，具体配方如下：

麻黄、桂枝、荆芥、紫苏各20克，连须葱头3根，柴胡15克，羌活、独活、生姜各10克。

从配方中的中药可知，此方具有发汗解表、散寒退热的功效。其中，麻黄味辛、微苦，性温，归肺、膀胱经，具有发汗散寒、宣肺平喘、利水消肿的作用；桂枝味辛、甘，性温，归心、肺、膀胱经，具有发汗解肌、温通经脉、助阳化气、平冲降气的功效；紫苏味辛，性温，归肺、脾经，具有解表散寒的作用；柴胡味苦，性微寒，归肝、胆经，具有透表泄热、疏肝解郁的功效；生姜味辛，微温，归肺、脾、胃经，具有解表散寒、温中止呕、化痰止咳的作用。

具体做法：将以上药材与2000毫升清水一同入锅煮沸，约20分钟，然后把药液倒入盆中，待温热时足浴即可。每天2次，每次30分钟，每日1剂，10天为1个疗程。

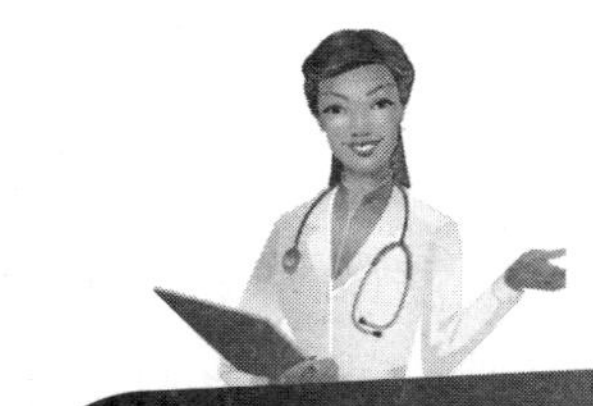

健康足浴专家谈

感冒类型多种多样，比如感冒初期，使用发散方法即可见效。感冒时间若久一些，体内的寒气就会热化，一味发散便不见效果了。下面我便给大家介绍几个针对不同类型感冒的足浴方。

1.贯众防风足浴方：贯众叶100克，荆芥、紫苏叶、防风各30克，薄荷20克。将以上药材与2000毫升清水一同入锅煮沸，煮半小时后去渣取汁，然后将药汁倒入盆中，待温热时足浴即可。每日足浴1次，每次半小时，每天换药1剂，7天为1个疗程。此方有发汗解表的作用，对风寒感冒疗效甚佳。

2.荆芥防白足浴方：荆芥9克，防风9克，白芷12克，柴胡12克，前胡12克，羌活9克，独活9克，赤芍9克，生姜少量。将以上药材放入锅中煎取药汁，然后混入热水中足浴即可。每日足浴1次，每次半小时，每天换药1剂，7天为1个疗程。此方具有发汗解表、祛风除湿的作用，对外感风寒者效果很好。

3.浮萍生姜葱白足浴方：浮萍、鲜生姜、葱白各30克，白酒少许。将白酒之外的药材全部捣烂，放入锅中，加水煎取药液半盆，倒入白酒，待药液温热时浴足即可。每次15分钟，应避风，浴后立即用柔软毛巾将脚擦干，盖被子安卧，待出微汗即可。每日洗1次。此方可辛热发汗，适用于风寒感冒，男女老幼皆宜。

4.紫苏葱白足浴方：紫苏叶、陈艾叶、葱白各25克。将以上材料加清水1500毫升，入锅煮沸5分钟，去渣取汁，倒入脚盆中，盆中放一小凳，然后将两足踏在小木凳上，再用大围巾将膝部以下和脚盆围住熏蒸，让身体微微出汗，然后立即擦干腿足即可。每日1次。此方具有辛温解表的作用，适用于流行性感冒。

5.羌活苍术足浴方：羌活、苍术、生姜、明矾各30克。将以上药材与2000毫升清水一并入锅煮沸，然后取药液，倒入盆中，待温热时足浴即可。每日1次，每次1剂，7天为1个疗程。此方具有发汗解表的功效，适用于风寒感冒。

6.麻黄桂枝足浴方：麻黄15克，桂技15克，生姜10克，紫苏15克，甘草10克。将以上药材与1500毫升清水一同入锅煮沸，然后取药液倒入盆中，待温热时足浴即可。每日1次，每次半小时，每日1剂，10天为1个疗程。此方具有发汗解表的作用，可用于风寒感冒。

7.生姜蒲公英汤：生姜50克，蒲公英100克。将生姜切细，蒲公英择净，一同放入药罐中，加清水适量，浸泡5~10分钟后，水煎取汁。放入浴盆中，候温浴足，每次10~30分钟，每日2次。每日1剂，连续3~5天。此方有辛凉解表、疏散风热之效，适用于风热感冒。

我请【按足】来帮忙

春季气温变幻不定，忽冷忽热，稍有不慎就会感染呼吸道疾病，感冒是春季最常见的疾病，除了药物治疗外，配合按摩会起到更好的疗效，下面为大家介绍治疗感冒的按摩方法。

1.刮按脚掌上的肺部反射区和支气管反射区：用拇指或刮痧板按压这两个反射区各3分钟左右，以感觉酸胀为宜。

2.按压足部扁桃体反射区：用拇指、食指捏足部扁桃体反射区1~3分钟，以感觉酸胀为宜。经常按摩此反射区有助于缓解感冒引起的扁桃体发炎症状。

我的健康，生活做主

要加强自身保健，生活规律、劳逸结合、科学饮食、随气候变化着衣；足、膝、背要暖，早晨冷水洗脸洗鼻；坚持体育锻炼、七情平和；注意室内空气新鲜，早晨开窗换气不少于15分钟；家中如发现流感患者应及时薰醋进行空气消毒。

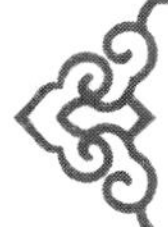

只进不出是便秘，清热泻火助通便

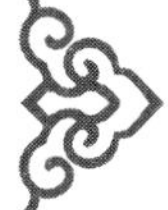

Q：秦主任，我的老父亲今年已经60多岁了，但便秘的经历差不多有一二十年了，他的生活习惯非常好，饮食也非常清淡，平时经常吃蔬果，而且基本上不吃辣椒等辛辣食物，喝水也多，但就是这样依然还是便秘，现在长期要靠药物排便，不然就几天难以排便，为此备受折磨。他的便秘是什么原因导致的？有没有解决的好办法？

对于老年朋友来说，便秘可是一个大麻烦，别看它平时不会给人带来多大困扰，但很多时候，它就是诱发重大疾病的“幕后黑手”。那么，老年朋友为什么容易让便秘给缠上呢？主要是因为随着年龄的增加，老人的食量和运动量明显减少，肠胃分泌的消化液也在减少。另外，老人的肠道的张力和蠕动能力也开始减弱，这几个因素最终使得食物在肠内停留过久，水分被过度吸收，于是便秘就出现了。

现如今，便秘不仅仅存在于中老年人身上，就连年轻人也有好多患便秘的，尤其是年轻女性的发病率呈上升趋势。《红楼梦》中曾云“女人是水做的”，古诗也称美人是“巧笑倩兮，美目盼兮”，“眼波横如水，眉峰聚如黛”。女性是美的代名词，可如今，便秘将“罪恶的手”伸向广大美丽的女性，在不知不觉间，夺走了女性的美，侵害了女性的健康。

也许人们不知道，泡脚也有助于改善便秘症状，这个一点都不假。因为泡脚可以通过经络作用提高胃肠功能，调理内分泌，促进肠道蠕动从而缓解便秘。下面我就给大家介绍一个适用于便秘的足浴方——生芒甘草足浴方。具体配方如下：

生大黄20克，芒硝30克，甘草5克。

从这个配方中可以看出，生大黄味苦，性寒，归胃、大肠、肝、脾经，具有攻积滞、清湿热、泻火凉血、祛瘀解毒的作用，属于泻下药，对治疗便秘作用显著；芒硝味咸、苦，性寒，归胃、大肠经，具有泻热通便、润燥软坚、清火消肿的作用，适用于实热便秘、大便燥结等症；甘草味甘，性平，归心、肺、脾、胃经，具有补脾益气、清热解毒的作用，可以中和药性，有助于解除热毒。

具体做法：将生大黄、甘草同入锅中，加水适量，煎煮15分钟，去渣取汁，趁热调入芒硝，拌均匀，待芒硝充分溶化后与开水一同倒入盆中，先熏蒸后泡足，并配合足底按摩，每日1次，每次30~40分钟。15天为1个疗程。此方具有清热通便之效，适用于体质较强的习惯性便秘，对偏于热证者尤为适宜。

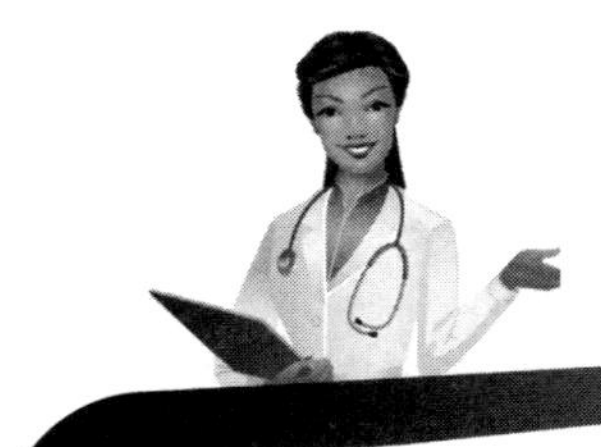

健康足浴专家谈

很多人并没有把便秘放在心上，认为它对生活不会造成多大影响。其实，便秘对身体的危害非常大，决不可等闲视之。为了帮助大家防治便秘这个老难题，现专门介绍几个对症的足浴方。

1.大黄天冬足浴方：生大黄30克，朴硝20克，枳实20克，槟榔皮50克，火麻仁30克，焦三仙30克，四花青皮30克，橘皮30克，天冬50克，槟榔20克。将上述药材加入清水1500毫升，浸泡40分钟，煎沸30分钟，去渣取汁，然后将把药液倒进盆内，待药温合适时，双足浸泡30分钟。每日1次，10天为1个疗程。

2.玄参大黄足浴方：玄参50克，生地黄20克，火麻仁25克，瓜蒌仁20克，桃仁20克，赤芍30克，厚朴15克，杏仁20克，干姜15克，大黄30克，玄明粉20克，粉甘草10克。将上述药材加入清水1500毫升，浸泡40分钟，煎沸30分钟，去渣取汁。将药液倒入盆内，待药温合适时，双足浸泡30分钟。每日1次，15天为1个疗程。

3.白术苁蓉足浴方：白术30克，苍术30克，枳壳40克，肉苁蓉20克。将上述药材加入清水1000毫升，浸泡40分钟，煎沸30分钟，去渣取汁。把药液倒进盆内，待药温合适时，双足浸泡30分钟。每日1次，10天为1个疗程。

4. 番泻叶木香方：番泻叶 50 克，木香 20 克，枳实 20 克，艾叶 50 克。将以上 4 味药一同放入锅中，加水适量，煎煮 20 分钟，去渣取汁，与开水一同倒入泡足桶中，先熏蒸后泡足，并配合足底按摩，每日 1 次，每次 30~40 分钟。15 天为 1 个疗程。

5. 生首乌盐水方：生何首乌 200 克，精盐 10 克。将何首乌切片放入锅中，加水适量煎煮 2 次，每次 30 分钟，合并滤汁，调入精盐，与开水一同倒入泡足桶中，先熏蒸后泡足，并配合足底按摩，每日 1 次，每次 30~40 分钟。15 天为 1 个疗程。

6. 火麻仁瓜蒌仁方：火麻仁 50 克，瓜蒌仁 30 克，白醋 30 克。将前 2 味药放入锅中，加水适量，煎煮 30 分钟，去渣取汁，与白醋及开水一同倒入泡足桶中，先熏蒸后泡足，并配合足底按摩，每日 1 次，每次 30~40 分钟。15 天为 1 个疗程。

我请【按足】来帮忙

在足浴的同时，如果能配合按摩，则治疗效果更佳。下面就给大家介绍几个对便秘有缓解作用的按摩方法。

1. 按摩涌泉穴：盘坐于床上，将一脚掌架在大腿上，双手扶着，拇指叠放按压脚掌前半部分中央的涌泉穴。

2. 按摩足部大肠反射区：将右脚的脚掌架在左边大腿上，按照大肠反射区的起点，即脚跟上方偏外侧的位置开始，向前到达脚掌中央后，以直角转向用拇指指腹按摩至内侧。

3. 压刮小肠反射区：以食指指关节压刮小肠反射区，力度由轻渐重，压刮 10~15 次，以局部感觉温热为宜。经常按摩此反射区，有利于通利小肠、激发便意。

我的健康，生活做主

◎体育锻炼：改变静态的生活方式，多增加户外活动，增强肠蠕动，利于排便。

◎作息有序：生活有节奏，维持衡定的生物钟是稳定人体各种生理功能的基础，大便规律同样受生物钟的支配和调节。

鼻子不堵塞，通气是关键

Q：秦主任，我女儿今年刚刚30岁，但是患鼻炎很多年了，经常出现打喷嚏、流鼻涕、头痛等症状，最让她难受的就是鼻子不通气，尤其是晚上躺下时鼻塞得更厉害。近几年，我发现她身体抵抗力也变得很弱，特别容易感冒，害得她做什么事情都提不起精神，为此老板还当着众人的面说她，让她自尊心大为受挫。我想问一下，她这鼻塞的问题能解决吗？应该怎么解决？

鼻子堵塞的情况大多数人都经历过，虽然这种情况算不上什么大问题，但是对人的折磨却非常厉害。至于引起鼻子堵塞的原因有很多，但大多以鼻炎和感冒为主。其实，鼻子堵塞的危害很大，不仅仅是让人无法顺利呼吸，更严重的是它还会引发某些病症。因长时间鼻塞不通气，呼吸困难，可引发睡眠呼吸暂停综合征；患者下鼻甲肥大，睡眠时氧气吸入不足，严重的可引起脑梗死、突发心脏病等，因此对鼻子不通气不可掉以轻心，最好及时治疗以避免引发严重并发症。

在中医看来，要想鼻子不堵塞，通气是关键。对此，《难经》有云："肺气通于鼻，肺和则能知香臭矣。夫阳气宗气者，皆胃中生发之气也，其名虽异，其理则一。若因饥饱劳役，损脾胃生发之气，既弱其营运之气，不能上升，邪塞孔窍，故鼻不利而不闻香臭也。宜养胃气，实营气，阳气宗气上升，鼻管则通矣。"说明治疗鼻塞的关键在于养脾胃、强肺气。

至于如何通气，还要靠博大精深的中医学。中医认为，只要能够疏风益气、宣肺通窍，就可以缓解鼻塞。在众多中医疗法中，我认为足浴疗法是一个很好的选择。这里给大家推荐一个辛夷花苍耳子泡脚方，具体配方如下：

辛夷花20克，苍耳子20克，白芷15克，桔梗10克，升麻10克，薄荷10克，细辛10克。

从配方中可知，辛夷花味辛，性温，归肺、胃经，具有祛风寒、通鼻窍的作用，可用于风寒鼻塞；苍耳子味辛、苦，性温，归肺经，具有散风除湿、通窍止痛的功能；白芷味辛，性温，归肺、脾、胃、大肠经，具有祛风解表、散寒止痛、除湿通窍、消肿排脓的作用；桔梗味苦、辛，性平，归肺经，具有宣肺祛痰、利咽排脓的作用；薄荷味辛，性凉，归肺、肝经，具有宣散风热的作用；细辛味辛，性温，归心、肺、肾经，具有祛风散寒、通窍止痛、温肺化饮的作用，可用于风寒感冒、鼻塞鼻渊等症。

具体做法：将以上药材与2000毫升清水一并倒入锅中煮沸，10分钟后取药液倒入盆中，待温热时足浴即可。每日1次，每次30分钟，每次用1剂药，10天为1个疗程。

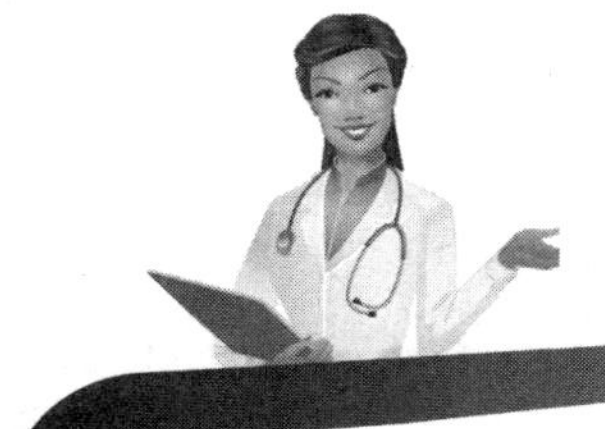

健康足浴专家谈

鼻子堵塞是一种高发症状，让人备受折磨，为了让广大鼻塞患者能够自由呼吸，促使肺气条达宣畅、气道通调。再为大家介绍几个对症足浴方。

1. 桑黄夏白足浴方：桑白皮50克，黄芩20克，夏枯草30克，白芷10克。将以上药物一并放入锅中，加适量水煮沸，煎煮30分钟，去渣取汁，倒入盆中，先熏蒸后浴足30分钟，每晚1次，10天为1个疗程。此方具有疏风清热、益肺的作用。

2. 生姜泡脚方：生姜20克。将生姜拍破，放入沸水中浸泡，待水温适宜后泡脚，该方具有很好的祛寒作用。

3. 麻黄泡脚方：麻黄30克。将麻黄放入锅内，加适量清水煮10分钟，然后倒入桶内泡脚。此方具有宣肺通窍的作用。

4. 金银花泡脚方：金银花30克。将金银花放入锅内煮30分钟，然后倒入盆中，待温热时足浴即可。此方对风热感冒引起的鼻塞有良好效果。

头痛先祛风，疼痛慢慢消

Q：秦主任，我老婆是从事外贸工作的，每天跑来跑去，比较辛苦，但身体一直都很好，从来没有生过大病，就是连普通的感冒、头痛都很少有。但最近不知是什么原因，总是出现头痛的毛病，虽然服用止痛片后疼痛有所缓解，但过几天就又会出现头痛的症状，我担心总是服用止痛片对身体不好，可是不服用止痛片，还有其他缓解头痛的方法吗？

几乎每个人都有过头痛的经历。在竞争日趋激烈、生活空间拥挤、个人角色多元化的现代社会，头痛的患病率呈增长趋势。头痛，正成为一件令人很“头痛”的事。

头痛是日常生活中常见的一种症状，发病率仅次于感冒。通常，头痛是指头颅上半部即眉毛以上至枕下部的疼痛，是人体对各种致痛因素所产生的主观感受。致痛因素可以来自物理、化学等多方面。有些头痛患者在看病就医时，会谈到头痛与生活状态有很大的关系：劳累、紧张、睡眠不足时，头痛症状会加重。特别在情绪变化时更是如此，如生气、愤怒、激动、焦虑及遇到挫折时。总之，现代文明给穿梭在钢筋水泥丛林中的现代人太多的竞争与压力，职场中的失败、挫折、失落、危机直接导致了情绪的紧张和不安，从而更容易发生头痛。

在头痛发作前几分钟或是几个小时内，人会觉得疲倦、没精神，甚至有人会感觉视力障碍，人一旦头痛起来就会萎靡不振，工作没有心情，生活没有兴趣。

中医学认为，头为“诸阳之会、百脉所通”，既有经络相连，又有眼、耳、鼻、口诸窍。凡五脏精华之血，六腑清阳之气，皆可上注于头。若六淫之邪外袭，上犯巅顶，邪气稽留，阻抑清阳，或内伤诸疾，导致气血逆乱，瘀阻经络，脑失所养，均可发生头痛。头痛的病因不同，症状各异，轻者感觉头部不适或胀痛，有时疼痛局限于某部位；重者感觉头痛头晕，甚至头部胀痛如裂。如感冒引起的头痛，痛连项背，伴有全身症状；过劳的头痛位于前头部或颞部。头痛如呈反复发作性的，多为高血压和颈椎病等引起。

这里，我给深受头痛折磨的朋友们推荐一个足浴方——生姜汤，具体配方如下：

生姜 200 克。

这个配方只有一种药食两用的材料，生姜虽然极为普通，但它的功能十分强大。生姜具有温中止呕、解表散寒的作用，能发汗、帮助排毒。

用法：将生姜煎水去渣后，混入温水中，将双脚浸于热姜水中，水以能浸到踝骨为宜。浸泡时可在热姜水中加点盐、醋，并不断添加热水，浸泡至脚面发红为止。每日 1 次，每次 30 分钟。

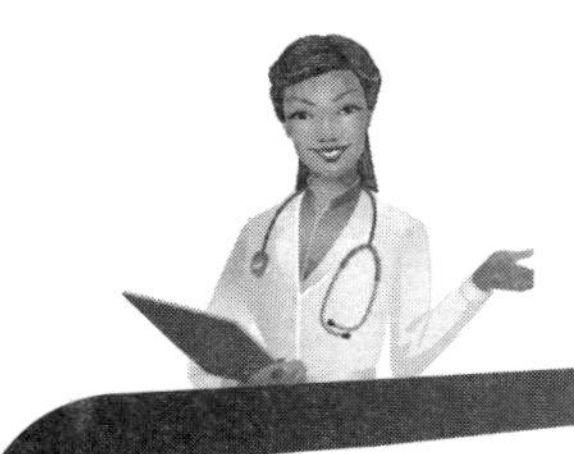

健康足浴专家谈

为了帮助大家解决头痛的毛病，再介绍几个对症足浴方。

1. 白川足浴方：白芥子、川芎、胆南星各 20 克，细辛 5 克，冰片 1.5 克。将以上药材与适量清水煮沸 20 分钟，去渣取汁，倒入盆中，待温热时足浴。每日 1 次，7 天为 1 个疗程。此方适用于各种头痛。

2. 白冰足浴方：白芷、藁本、蔓荆子、川芎各 15 克，细辛 6 克，冰片 2 克。将以上药材加适量水煮沸 20 分钟，去渣取汁，倒入盆中，待温热时足浴。每日 1 次，7 天为 1 个疗程。此方适用于偏头痛。

我的健康，生活做主

1. 按摩足部大脑反射区：用拇指从上面往下按摩趾腹部的足部大脑反射区 3 分钟。

2. 按摩足部三叉神经反射区：用拇指由下往上按摩足部大拇指外侧缘下方的三叉神经反射区 3 分钟。

手足冰凉不痛不痒，家中常备桂枝茴香

Q：秦主任，我的一个闺密最近总是感觉手脚冰凉，起初以为是天气冷的缘故，但她加厚衣服后，依然感觉手脚冰凉，甚是怕冷，无奈之下，她只好去医院看了看，但也没有检查出什么问题，这让她非常郁闷。我想问一下，她这种情况是因为天气寒冷的原因，还是有其他原因？

秋冬季节气温下降，很多女性都会觉得手脚冰凉，特别怕冷，原因是人的新陈代谢减慢，再加上外界温度降低，人体血管收缩、血液回流能力就会减弱，使手脚特别是指(趾)尖部分血液循环不畅，导致手脚总感觉冰凉。

从中医角度分析，手脚冰凉是一种“闭症”，所谓“闭”即是不通，受到天气转凉或身体受凉等因素的影响，致使血脉运行受到影响，或者体内阳气不足，出现肢体冷凉，手脚发红或发白，甚至疼痛的感觉。

手脚冰凉是寒性体质者在冬季的常见症状。改变体质没那么容易，但却可以通过生活调养改善某些不适之症。例如，可利用具有温热性质的药物来缓解体寒状态，足浴就是一个好方法。为了大家免受手脚冰凉的折磨，我推荐一个足浴方——丹参巴戟汤。具体配方：

丹参30克，巴戟天25克，赤芍25克，党参25克，桂枝15克。

在这个配方中，丹参有活血之效，巴戟天可补肾阳、祛风湿，赤芍有活血散瘀之效，桂枝能温阳气、通血脉。

具体做法：将以上材料洗净，放入锅中加水煮沸，小火煲45分钟，然后将药液倒入盆中，待温热时泡脚，至身体微微出汗即可。每日泡1次，7天为1个疗程。此方可促进血液流通，对于改善手脚冰凉有显著效果。

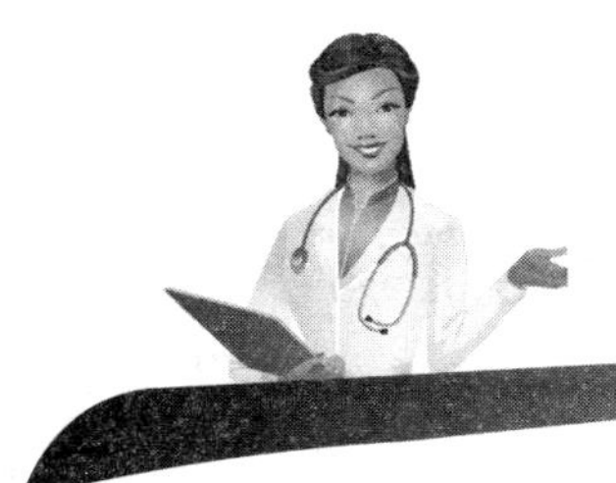

健康足浴专家谈

1. 二藤足浴方：鸡血藤30克，艾叶50克，防风50克，花椒40克，忍冬藤40克，干辣椒30克，桑寄生40克。将以上材料与适量清水一并入锅煮沸30分钟，然后取药液倒入盆中，待温热时足浴30分钟。此方对手脚冷凉及冻疮有特效。

2. 艾苍藤足浴方：艾叶、苍术、鸡血藤各50克。将以上材料放入锅中，加水煮沸30分钟，然后取药液倒入盆中，待温热时足浴即可。此方中，艾叶可驱寒温经，苍术可祛风化湿，鸡血藤可活血行瘀。用这三味中药煮水泡脚可以增进气血运行，缓解手脚冰凉。

3. 桂枝足浴方：桂枝30克。将桂枝放入锅中，加适量清水煮沸20分钟，然后取药液倒入盆中，待温热时足浴即可。此方有温经散寒的作用，用其泡脚可以温经通络，改善血液循环，从而改善手脚冰冷的症状。

4. 姜附归吴足浴方：干姜50克，附子50克，党参50克，当归50克，吴茱萸25克。将以上药材与适量清水一并放入锅中，煮沸30分钟，然后取药液倒入盆中，待温热时，浸足30分钟即可。此方具有行气活血、暖身祛寒的作用，适用于手脚冰凉症。

我请【按足】来帮忙

1. 按揉足部肾反射区：用拇指按摩足部的肾反射区100次，每一侧是50次。

2. 揉搓涌泉穴：揉搓涌泉穴，以感觉到热为限度，再搓揉脚趾。

我的健康，生活做主

可以通过打太极拳、步行、慢跑、爬楼梯、健身舞等全方位锻炼。如果手冰凉，上肢的活动量应大些；如果脚冰凉，下肢活动量应大些，通过加强对手脚的锻炼，可改善手脚冰凉的症状。

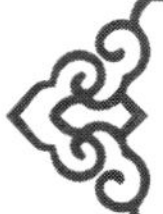

没完没了拉肚子，泡脚也能止腹泻

Q：秦主任，我儿子刚刚5岁，但这几天突然出现了腹泻的情况，每天拉白色稀水便10多次，而且还伴有发热、流涕、咳嗽等感冒症状，仅仅过了2天，他便出现了眼窝内陷的状况，人也好像消瘦了一圈。随后带孩子去医院就医，医生说是细菌性腹泻，开了一些药。我想问问，除了吃药，有没有其他的调理方法？

腹泻，俗称拉肚子。在我们的日常生活，偶尔出现一两次拉肚子的情况都是正常的。但是如果长期拉肚子，那对身体的危害就比较大了。严重的腹泻可引起脱水和体内电解质紊乱，危及生命也绝不是危言耸听，尤其是老人和儿童。

腹泻通常不需要特殊治疗。但由于腹泻会丢失大量的肠液，多次腹泻后可造成血液中的电解质紊乱，特别是钾离子丢失过多，造成全身不适。如果腹泻持续不止或伴有脓血便、剧烈呕吐或高热，应立即到医院就诊。

其实，在家调理幼儿腹泻有一个非常省事的好办法，那就是足浴法。这里我给大家推荐一个足浴方，对儿童腹泻有一定效果。具体配方：

车前草、马齿苋、竹叶各30克。

在这个足浴方中，车前草味甘，性寒，归肝、肾、肺、小肠经，可清热利尿，适用于暑湿泻痢；马齿苋性寒，味酸，归肝、大肠经，具有清热除火、解酒止泄、消炎止痛的作用；竹叶味甘、淡，性平，归心、肺、胆、胃经，具有清热除烦、生津利尿的作用。三者合用，止泻效果颇佳，用于足浴对缓解腹泻具有较好的效果。

具体做法：将三味药洗净，放入药罐中，加清水适量，浸泡10分钟后，水煎取汁，倒入浴盆中，先熏双足，待温度适宜时足浴，每日2次，每次30分钟，每日1剂，连续3~5天。此方可清热利湿，适用于小儿腹泻。

中医认为，腹泻多因饮食不节，损伤脾胃；或复感外邪，湿阻脾阳；或肝郁犯脾，运化失常；或脏腑亏虚，摄纳失调所致。本病主要病变在脾胃和大小肠，病因在于脾胃功能障碍，所以调理脾胃功能，使之恢复正常为本病的治疗要点，同时应注意饮食调节，免食生冷油腻之物。

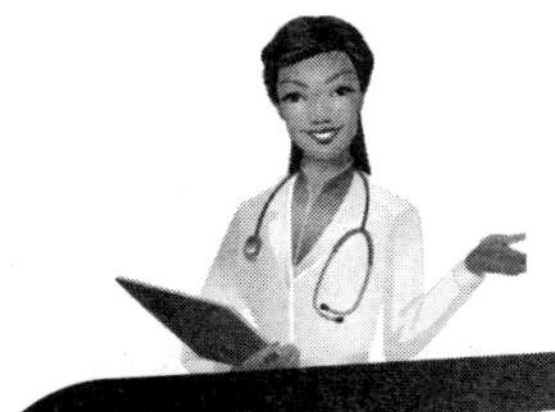

健康足浴专家谈

1. 橘叶姜芽汤：鲜橘叶、生姜、炒麦芽、炒谷芽、焦山楂、诃子各30克。将药材洗净，放入药罐中，加清水适量，浸泡5~10分钟后，水煎取汁，放入浴盆中，候温足浴，每次15~20分钟，每日2次，每日1剂，连用2~3天。此方可消食化积，和中止泻。

2. 二香干姜汤：藿香、香薷、生姜各20克。将三味药洗净，放入药罐中，加清水适量，浸泡5~10分钟后，水煎取汁，放入浴盆中，待温度适宜时，泡脚即可，每次浸泡10分钟，每日2次，每日1剂，连用3~5天。此方可解表散寒，芳香化浊。

3. 葛根扁豆草足浴方：葛根50克，白扁豆、车前草各150克。将以上材料加适量清水煮沸20分钟，倒入盆中，待温热时浴足，每日2~3次，连用3天，1天1剂。此方可清热利湿止泻。

我的健康，生活做主

1. 按揉至阴穴、涌泉穴：用力按揉至阴穴、涌泉穴各3~5分钟，每日1~2次。

2. 揉搓脚趾：足大拇指、第2趾各5~10分钟，对足大拇指、第2趾的趾根用力按压各3~5分钟，每日1~2次。

3. 按摩照海穴：仰卧，两下肢伸直，洗浴者以两手四指按摩照海穴2~3分钟。

4. 按摩足部肛门反射区：用拇指按揉肛门反射区3分钟。

痔疮真痛苦，足浴得轻松

Q：秦主任，我先生是一家网络公司的研发工程师，每天不是坐在电脑前画图，就是在实验室里做实验，加班加点是家常便饭，以至于饮食和作息都极不规律。他还有用手机看电子书的习惯，每天早晨闹铃一响，他起身拿起手机就走进卫生间，每次在卫生间待半个小时才出来，如果赶上周末，那待在厕所的时间就更没谱了。现在他患上了痔疮，我想问问，这和他在马桶上长时间坐有关系吗？

俗话说“十人九痔”，可见痔疮的患病率是相当高的，肛肠作为人体消化道的“出口”，一旦发生“拥堵”，轻则让人寝食难安，重可危及生命，因此一定要给予足够的重视。

中医认为，痔疮的发病不单纯是局部因素，更主要的是由于人体阴阳失调，加之外感、内伤、六淫、七情等因素所致。最让人困扰的是，痔疮的复发率特别高。不过，只要注意调理饮食，改掉不良的生活习惯，就可以预防痔疮复发。例如，中医的足浴疗法便可以有效缓解痔疮症状。为了广大朋友免受痔疮之苦，我给大家推荐一个足浴方，此方名叫大黄红花足浴方。具体配方：

生大黄20克，红花10克，乳香、没药各6克，苦参、白及、芒硝各30克。

在这个足浴方中，生大黄能够泻热通肠、逐瘀通经、凉血解毒；红花性温，味辛，具有活血通经、散瘀止痛的作用；苦参味苦，性寒，具有清热燥湿、祛风解毒的作用；白及味苦、甘、涩，性微寒，归肺、肝、胃经，具有收敛止血、消肿生肌的作用；芒硝味咸、苦，性寒，归胃、大肠经，具有泻热通便、润燥软坚、清火消肿的作用。

具体做法：将以上药材加适量清水，煎煮20分钟后取汁，倒入两个盆中，一个待温热时泡脚，一个待温热时坐浴。每日2～3次。每次10

分钟。可活血消肿，利湿止痛。

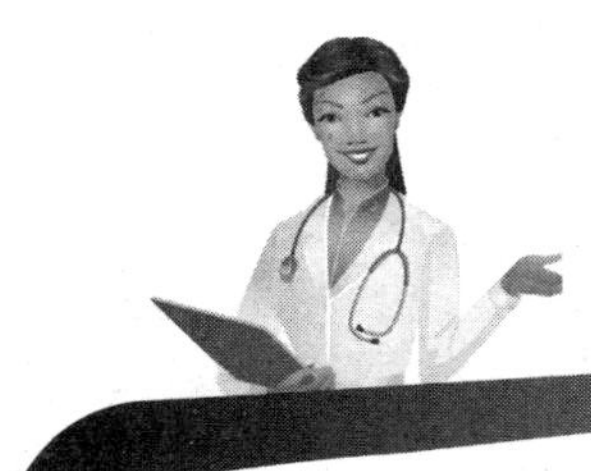

健康足浴专家谈

1. 凤细威足浴方：凤眼草60克，细辛20克，威灵仙、荆芥穗、枳壳、乳香各30克。将以上药材加水煎煮20分钟，取汁足浴，同时可坐浴熏洗。此方可祛风活血止痛，用于肠风痔疾，痔已成漏。

2. 槐根足浴方：槐根50克。将槐根加水煎煮30分钟，取汁足浴，同时坐浴熏洗。每日1剂，每日1次。此方可清热凉血、解毒消肿，适用于痔疮等症。

3. 苍黄足浴方：苍术30克，黄柏、野菊花各15克，赤芍、大黄各10克。将以上药材加适量水，煎煮30分钟，取汁足浴。此方可活血消肿止痛，适用于肛门水肿、血栓性外痔疼痛、肿胀者。

4. 葱须足浴方：葱及须适量，水煎取汁足浴或坐浴。此方具有散寒消肿的效果，适用于风寒湿冷所致痔疮。

5. 苏苍柴胡足浴方：苏子、莱菔子、葶苈子各15克，乌药、草果、桂枝、苍术、大腹皮、柴胡、牛膝、鸡血藤各10克。将以上药材加水煎煮30分钟，取汁足浴，每日1次。可缓解痔疮肿痛等。

我请【按足】来帮忙

1. 按摩肛门反射区：用拇指按摩足部的肛门反射区3分钟。

2. 按摩内踝反射区：用手抓住踝关节上方，用拇指指腹环绕按摩内踝，要用力按压，以皮肤起皱为度。

我的健康，生活做主

排便后应轻轻地将肛门清洗干净，应选用无色（白色）无味的卫生纸，最好在家里安装一个洁身器，每次便后进行冲洗。

足浴养肾，提升肾功能

Q：秦主任，我老公最近老是感觉房事的时候力不从心，而且平时总是说腰酸背痛，一副很不舒服的样子。最让我恼火的是，他每天下班回家饭也不想吃，只想上床躺着，说是浑身没有力气，我给他买了些人参泡着喝，但他还是经常出虚汗，去医院检查也没有查出什么病。难道我老公的情况是因为肾虚导致的？

一个人身体是否健壮，与肾的强弱有关。当寒冬到来时，人体需要有足够的能量以御寒，倘若肾功能弱虚，就会因“火力不足”，出现头晕、心慌、气短、腰膝酸软、乏力、小便滴沥不尽等症状，这是肾阳虚。还有的人由于体内津液亏少，滋润、濡养等作用减退，表现为形体消瘦、腰膝酸软、眩晕耳鸣、口燥咽干、潮热颧红、盗汗、小便短黄等，此为肾阴虚。

中医理论认为，“肾气足，百病除”。人体内的肾为水火之脏，藏元阴元阳。肾对五脏六腑起着至关重要的温煦、滋润、濡养、激发等作用。肾中之元气，又叫元精，是生命的原动力。肾虚则生命力减弱，各种疾病会接踵而来。肾生精，精生髓，髓壮骨，髓通脑，脑为髓海。肾亏虚则髓空，髓空则骨软，骨软则腰酸背痛就来了。其实，养肾补虚的方法很多，比如晒太阳、吃中药。但还有一个非常简单的补肾方法，那就是足浴。针对上文讲的情况，我为有相同问题的朋友们提供一种居家自我调理法，即中药泡脚——苏红附片汤，具体配方如下：

苏木 30 克，红花 30 克，制附片 10 克。

在这个配方中，苏木味甘、咸，性平，归心、肝、脾经，可行血通络、祛瘀止痛、散风和血；红花味辛、性温，归心、肝经，有活血通经、散瘀止痛的功效；制附片味辛，性热，归心、脾、肾经，具有回阳救逆、补火助阳、散寒止痛的功效。

具体做法：将以上药材加适量清水煮沸30分钟，取药液倒入盆中，待温热时足浴即可。每日1次，每次30分钟。

坚持使用一段时间，肾脏会更加健康，肾功能也能逐渐恢复正常。

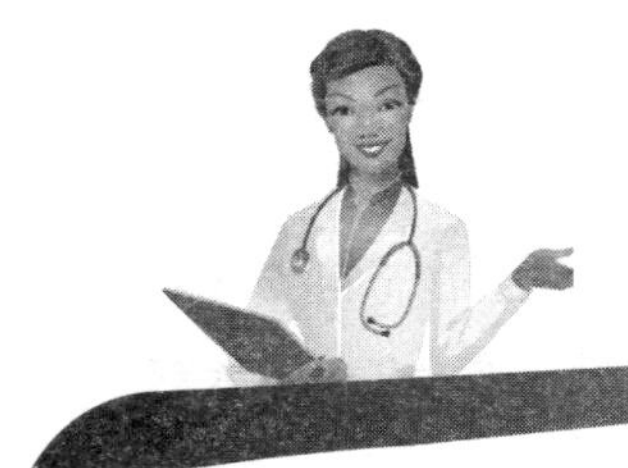

健康足浴专家谈

肾乃先天之本，肾脏功能的强弱关系着身体的强弱，因此养好肾就是养生的首要事情。为了帮助大家能够保养好肾脏，现专门为大家介绍几个对症足浴方。

1. 十药足浴方：川椒、红花、苍术、防风、羌活、独活、麻黄、桂枝、细辛、艾叶各25克。将上药加水煮沸20分钟后，倒入水桶中，待温时将双脚浸入水中，然后逐渐加热水，直至水桶加满为止，共浸泡40分钟，使周身出汗。每日1次，连用10~15日。此方可补肾温阳，适用于肾阳不足而致腰膝腿痛、畏寒肢冷、面色苍白等。

2. 麻桂二术二治足浴方：麻黄、桂枝、细辛、羌活、独活、苍术、白术、红花各30克。将上药加水适量，煮沸20分钟后，倒入盆中足浴30分钟。每日1次，1周为1个疗程。此方可补肾温阳，适用于肾阳不足而致手足不温、畏寒肢冷等。

3. 阳地足浴方：阳起石50克，地肤子100克。将药材加水一并煎煮30分钟，去渣取汁，倒入盆中，待温热时足浴，每日1次，每次30分钟。此方可温肾利湿，适用于肾阳亏损、下焦湿热之阳痿症。

我请【按足】来帮忙

1. 按摩涌泉穴：每日临睡前用温水泡脚，再用手互相擦热后，用左手心按摩右脚心，右手心按摩左脚心，每次100下以上，以搓热双脚为宜。此法有强肾滋阴降火之功效，对中老年人常见的虚热证效果甚佳。

2. 按揉太溪穴：按揉太溪穴，每侧穴位5分钟左右即可，不必拘泥于方法。

虚火上炎祸及咽喉，足浴可清热降火

Q：秦主任，我从生孩子后一直在家里带孩子，最近几个月咽喉感觉有些疼，刚开始我以为是感冒引起的，但感冒好了后，咽喉还是不太舒服，老公说是吃水果少，缺少维生素导致的，于是我就开始大量吃水果，但郁闷的是，吃了好多日子的水果，咽喉还是不舒服，实在没有办法，我只好去医院检查了一下，诊断结果为喉炎，说是上火引起的。我就奇怪了，我平时喝水也多，水果也吃得多，怎么会上火呢？另外，上火也会引起咽炎吗？

咽喉是人体抵御疾病的大门，一旦大门失守就会殃及到其他脏腑，咽部脆弱，经不住冷风、烟雾的侵扰，过度使用或刺激会引发不适症状，因此应注意日常保护。

众所周知，咽炎高发期一般在秋冬时分，然而随着人们生活水平的提高，空调被广泛使用，夏季咽炎也因此高发。空调房为封闭环境，空气流动性较差，致使室内温度、湿度适合病菌的繁殖、生存。在这样的环境中，极易诱发咽喉炎、扁桃体炎等上呼吸道疾病，抵抗力差的人甚至会患上热伤风。

中医指出，慢性咽炎相当于中医的“虚火喉痹”，肺肾阴虚导致的虚火上升、咽喉失养是最为常见的病因。火从哪里来？引起“上火”的原因不外乎两个：其一是各种热邪，如各种细菌、病毒侵犯身体；其二是身体抵抗力减弱时，病邪趁虚而入，如身体过度劳累，休息不好，或受冷，淋雨等使抵抗力下降等。冬春之交，天气变化无常，空气干燥，是易引起“上火”的季节。

此外，饮食也是上火的主要原因，中医认为食物有五味，归五脏，吃了某些热性食物后，如果加上自己体质的因素，就会导致机体的改变，过量食用葱、姜、蒜、辣椒等热性食物，贪食羊肉、狗肉等温热食物都会上火。其实，五脏六腑之火都会上冲口喉部位，尤以心火和胃火上冲咽喉最为常见。慢性咽炎一年四季都会发病，虽不是大病，却让患者备受困扰。其实，防治咽炎也不是没办法，我这里就给大家提供一个简单的方法，通过泡脚达到清热降火的效果，从而防治咽炎。这个泡脚的方子很简单，配方就是几味中药：

知母 30 克，栀子 20 克，牛膝、大黄、黄芩各 15 克，蒲公英 25 克。

在这个方子里，知母有滋阴润澡、生津止渴的功效；栀子有泻火除烦、清利湿热的作用；大黄可泻热通肠、凉血解毒、逐瘀通经；牛膝具有补肝肾、强筋骨、活血通经、引火（血）下行、利尿通淋的功效；黄芩有清热燥湿、凉血安胎、解毒的功效；蒲公英具有清热解毒、消肿散结的功效。

具体做法：将上述药材加水 1500 毫升煮沸，转小火煎至 1000 毫升左右，然后取药液倒入盆中，待温热时浸浴双脚即可。每日 2 次，每日 1 剂，7 天为 1 个疗程，一般用药 1~2 个疗程即可见效。

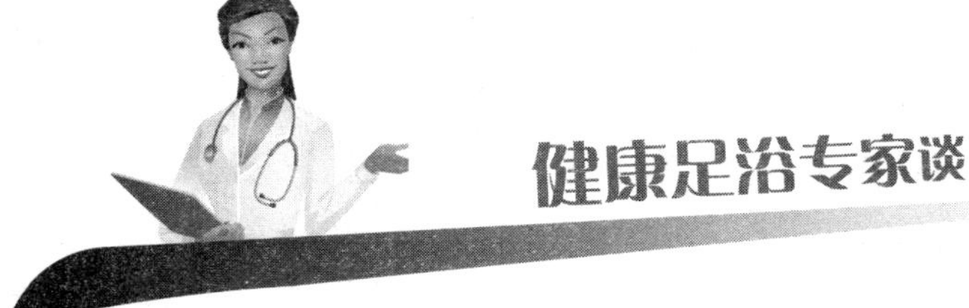

健康足浴专家谈

咽炎不算什么大毛病，但终究给身体带来不适，所以还是越早治疗越好。下面我再给大家推荐几个有利于改善咽炎症状的足浴方：

1. 地黄桂枝足浴方：生地黄、玄参、麦冬、桔梗、香附、丹参、黄芪、川芎、桂枝各 30 克。将以上药材用清水浸泡 30 分钟，加水至 3000 毫升煮沸，再用小火煮 30 分钟，去渣取汁，倒入盆中，先用热气熏蒸双足，待温热时足浴 30 分钟即可。

2. 艾叶足浴方：艾叶适量。将艾叶加适量水煮沸，倒入盆中，待温热时足浴，泡到全身微微出汗即可。每日 1 次，连用 2~3 天。

3. 西瓜皮足浴方：西瓜皮 60 克，金银花 20 克，冰片 20 克。将以上药材放入 3000 毫升水中浸泡 1 小时，然后煎煮 20 分钟，滤出药液倒入盆中，先熏蒸双脚，然后足浴。每日 1 次，每次 30 分钟，10 天为 1 个疗程。

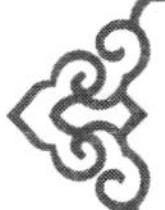

肩周炎是寒湿致，活血散寒再止痛

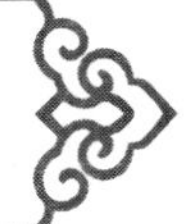

Q：秦主任，我老爸是个长途客车司机，右肩关节疼痛、活动障碍有半年多了，最初肩部轻微疼痛，逐渐加重至疼痛难忍，常常半夜被痛醒，并且睡觉只能是一个姿势，换个姿势会引起患肩的剧烈疼痛；后来休息了一段时间，疼痛有所减轻，但在重新开车后不久，肩部疼痛越来越厉害，而且肩关节的活动范围也缩小了，活动障碍也逐渐加重了，导致这种情况的原因是长期开车所致吗？

说起肩周炎，很多人可能并不了解，但如果说起肩膀不舒服，估计好多人都知道，尤其是中老年人，因为他们大多都经历过这种痛苦。

中医认为，人到中年，气血渐衰，肾气不足，若汗出当风，睡卧露肩，风寒湿外邪侵入，或外伤治疗不当，或积劳成疾，以致经络阻滞，气血不和，筋屈不伸而出现疼痛和关节活动功能受限。通常来说，风、寒、湿的侵袭是发生肩周炎的常见诱因。

人体受到风寒湿邪的侵袭，寒性凝滞，导致血管收缩，外周血液供应减少，局部新陈代谢下降，进一步导致寒凝气滞，气血瘀滞，其代谢降解产物不易排除，刺激于肩部，极易泛发为肩周炎。针对上面这个病例，我给大家推荐一个辅助治疗肩周炎的足浴方——当归干艾汤。具体配方：

当归、伸筋草、透骨草、干姜、艾叶各50克。

在这个配方中，当归可以补血活血、调经止痛、润肠通便；伸筋草具有祛风散寒、除湿消肿、舒筋活血的功效；透骨草味甘、辛，性温，入肝、肾经，可舒筋活络、祛风胜湿、活血止痛、软坚消痞；干姜具有温中散寒、回阳通脉、温肺化饮、燥湿消痰的功效；艾叶味辛、苦，性温，归肝、脾、肾经，可散寒止痛、温经止血。

具体做法：将以上药材一并研成粗粉末，然后用干净纱布袋封装好，置于锅内，加水煮沸，沸腾20分钟后将药液倒入足浴盆，药液量以能覆盖双脚为宜，温度适宜时浸泡双脚，足浴盆持续加温，保证适宜的温度，每天浸泡 30 分钟，装有药渣的纱布袋可敷于肩痛处，每剂中药可用 3 天，5 剂为 1 个疗程。

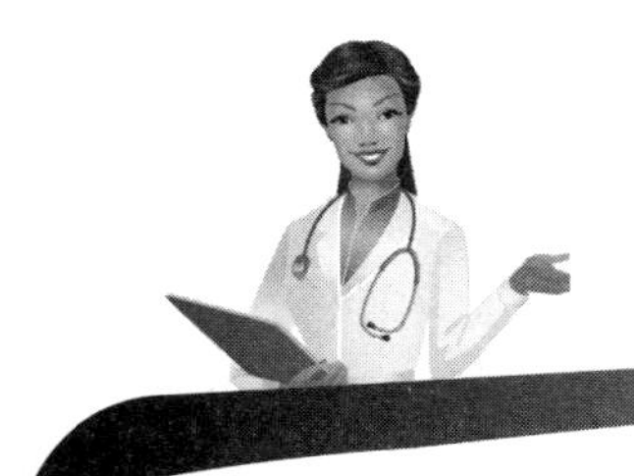

健康足浴专家谈

见过太多肩周炎炎患者的痛苦经历，我衷心希望能够通过足浴来帮助大家解除病痛的折磨，重新恢复到正常的生活。下面我就给大家再介绍几个有利于驱寒止痛、舒筋活血的足浴方。

1. 牛膝丹参足浴方：取牛膝、白芍、红花、乳香、丹参、茯苓、香附各 30 克，然后均研成粗粉末，用干净纱布袋封装好，置于锅内，加水煮沸，沸腾 20 分钟后将药液倒入足浴盆，药液量以能浸没双脚为宜，温度适宜时浸泡双脚，足浴盆持续加温，保证适宜的温度，每天浸泡 30 分钟，装有药渣的纱布袋可敷于肩痛处，每剂中药可用 3 天，5 剂为 1 个疗程。

2. 葛根甘草足浴方：取葛根、郁金、透骨草、橘皮、车前子、干姜、甘草各 25 克，然后均研成粗粉末，再用干净纱布袋封装好，置于锅内，加水煮沸，沸腾 20 分钟后将药液倒入足浴盆，药液量以能浸没双脚为宜，温度适宜时浸泡双脚，足浴盆持续加温，保证适宜的温度，每天浸泡 30 分钟，装有药渣的纱布袋可敷于肩痛处，每剂中药可用 3 天，5 剂为 1 个疗程。

3. 炒地龙水：取炒地龙 50 克，红花、威灵仙、桃仁各 30 克，五加皮、防己各 20 克。将以上药材加清水 2000 毫升，煎至 1500 毫升时取药液倒入脚盆中，先熏蒸，待药液温度适宜时，泡洗双脚每次 30 分钟，每日 2 次，5 天为 1 个疗程。此方可舒筋通络、祛瘀止痛、滑利关节，适用于肩周炎。

4. 桂枝大枣水：取桂枝、大枣、羌活各 30 克，生姜、甘草、白芍、桑枝各 20 克。将以上药材加清水 2000 毫升，煎至 1500 毫升时取药液倒入脚盆中，先熏蒸，待药液温度适宜时，泡洗双脚，每次 30 分钟，每日

2 次，5 天为 1 个疗程。此方可祛寒止痛、舒筋活血。

5.川乌樟脑水：取川乌、樟脑、细辛各 50 克，冰片 20 克，山西陈醋 100 克。将以上药材(冰片、陈醋除外)加清水 2000 毫升，煎至水剩 1500 毫升时，澄出药液，与冰片、陈醋一起倒入脚盆中，先熏蒸，待药液温度适宜时泡洗双脚，每日 2 次，每次 40 分钟，10 天为 1 个疗程。此方可散寒止痛、活血通络，缓解肩周炎。

我请【按足】来帮忙

1.按摩足部肾上腺反射区：一手握住足趾以固定，以另一手的拇指指腹进行点按。

2.按摩足部肾反射区：一手握住足趾固定，以另一手的拇指指腹进行点按。或以食指第一指间关节背侧着力进行点按，再由足趾向足跟方向推按。

3.按摩足部颈椎反射区：以食指中节置于足拇趾内侧的反射区上，拇指按压在食指上，中指中节置于足拇趾的外侧，三手指共同自下向上提拉，然后再做定点按压。亦可一手固定足趾，用另一手拇指挠侧自上向下推颈椎反射区。

4.按摩足部肩反射区：以一指间关节背侧着力按压。

5.按摩足部肩胛骨反射区：以双手拇指指腹着力，自足趾向踝关节的方向左右分推。

以上反射区的按摩顺序依次为：肾→肾上腺→输尿管→膀胱→颈椎→肩→肩胛骨，按摩时一般先左后右。每侧按摩 15 分钟，每日 1 次。

我的健康，生活做主

◎老年人要加强营养，补充钙质，平时多食用牛奶、鸡蛋、豆制品、骨头汤、黑木耳等，或口服钙剂。

◎功能锻炼要循序渐进，长期坚持，不能强拉硬抻，以免再次受损伤。锻炼次数与时间要灵活掌握，以不过度疲劳为好。

◎热敷和理疗时一定要随时检测水温与热度。水温与热度均不宜过高，以免烫伤或灼伤。

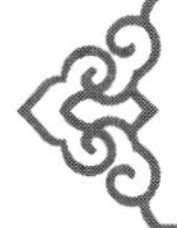

关节有炎症，足浴祛风又祛湿

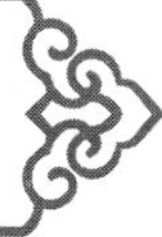

王女士刚40岁出头，炎炎夏日却不敢穿裙子，整日里长袖长裤不离身，经过仔细询问，原来王女士非常害怕寒湿气，膝关节与肘关节都已肿大、僵硬，活动也变得极其困难。这分明就是风湿性关节炎的表现。

从中医角度看，关节炎属于痹症。所谓的痹症，即由于风、寒、湿、热等邪气使得经络不通而气血不畅，以致筋骨、关节、肌肉等部位出现疼痛、酸麻、屈伸不利、僵硬甚至变形等。究其根本，这都是阳气不足导致的。阳气一旦虚亏，卫气就会不固，风寒之邪便会趁虚而入，经脉会被阻塞，气血运行也会不顺畅，“不通则痛”，寒湿之邪深入骨骼之后，关节疼痛、僵硬、变形、不得屈伸等问题也会接踵而来。

中医认为，肾主骨。若要治疗骨骼毛病，补肾是当务之急。服药的同时，配合使用补肾驱寒的足浴方会大有帮助。具体配方如下：

草乌、骨碎补、桑寄生、怀牛膝、伸筋草、威灵仙、麻黄、桂枝、生姜、细辛、当归、甘草、白芍各10克。

此方可有效地祛风除湿、温经散寒。

具体做法：将以上药材加适量清水煎煮30分钟，取汁倒入足浴盆中，待温热时浸泡双脚。每日2次，每次30分钟。

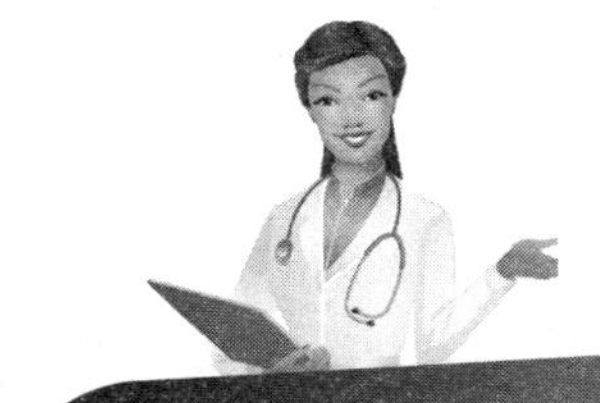

健康足浴专家谈

川芎防风汤：川芎、独活、桂枝、威灵仙各30克，防风20克。将上述药材一起放入药罐中，加入2000毫升清水，浸泡10分钟，先以大火煮沸，改用小火煎煮20分钟，去渣取汁，待温度适宜后即可洗手、浴足。

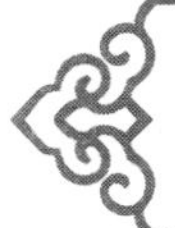

眼睛有炎症，足浴止痒止痛又消肿

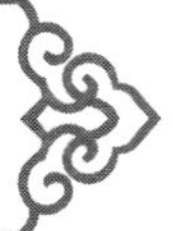

Q：秦主任，我是一名网络编辑，每天几乎有10多个小时盯着电脑，最近感觉眼睛特别干涩，而且又痒又痛，起初以为只是用眼过度所致，便买了眼药水滴眼。我也知道应该减少盯电脑的时间，但由于工作的原因，实在没有办法不去盯电脑，于是就这样过了很长一段时间。结果现在眼睛越来越痛，有时不自主地流泪。去医院检查后说是结膜炎，让我不要过度用眼了。我想问的是，除了减少用眼时间，还有没有其他方法保护眼睛？

在现代社会，由于电子产品的普及，导致人们用眼时间较长，再加上其他因素的综合影响，导致眼睛发炎的情况日益增多，眼睛发炎后，就会又痒又痛，有时还会伴有肿胀。可以说，眼睛患有炎症，是现代社会很普遍的病症之一。

眼睛有炎症可并发于多种眼部疾病，比如结膜炎、角膜炎等在临床上较为常见，这两种眼病基本都有眼异物感、烧灼感和发痒的表现，当炎症累及角膜时，常伴有畏光、流泪和刺痛。

中医学认为，眼部有炎症，大多为外感风热之邪，经气阻滞，火郁不宣，热毒壅阻于眼睑皮肤经络而致。

除了以上眼部炎症外，现在还流行一种干眼症。随着电脑、电视的普及，干眼症的患者逐渐增多，因为正常人每分钟平均眨眼20次，但在双眼紧盯电脑屏幕的时候，每分钟眨眼的次数可能就减少到6～7次，而眨眼的主要作用是滋润眼球，眨眼的次数减少，眼球受滋润的程度当然也随之降低了。对于干眼症，建议在排除眼表及全身疾病的前提下，对症用药，可滴一些眼药。如需长期使用，建议用不含防腐剂的人工泪液来滋润眼球，从而缓解眼干的症状。

针对眼睛炎症的问题，除了加强预防和正规治疗外，还可以通过传统中医的特色疗法来进行防治，例如，下面这个足浴方就可以有效缓解眼部炎症。这个方子叫板草花黄汤，具体配方：

板蓝根、野菊花、夏枯草、金银花、黄芩、栀子各15克。

在这个配方中，板蓝根具有清热解毒、凉血利咽的作用；野菊花具有清热、解毒的作用；夏枯草具有清热解毒、清肝泻火、祛痰止咳的作用；金银花有清热解毒、疏风散热的功效；黄芩可清热燥湿、解毒；栀子能泻火除烦、清热利湿。

具体做法：将以上药材加适量清水煎煮20分钟，去渣取汁，然后倒入盆中，待温热时浸泡双足。每日2~3次，每次30分钟。

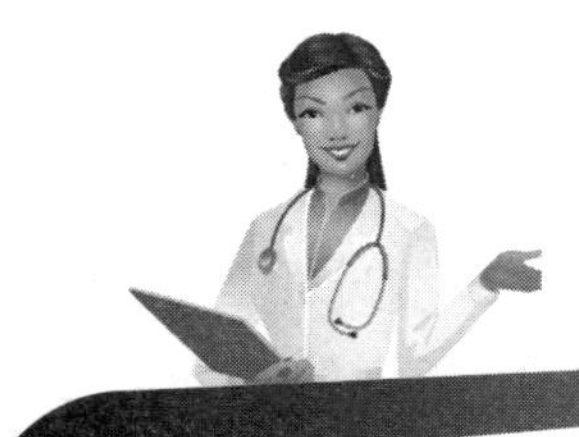

健康足浴专家谈

眼睛不适算不上什么大毛病，但会给日常生活带来诸多不便，还会给身体健康带来隐患。接下来我就给大家介绍两个缓解眼睛发炎的足浴方。

1. 十方足浴方：金银花、连翘、野菊花、夏枯草各15克，竹叶、薄荷、桔梗、牛蒡子各9克，芦根18克，甘草3克。将以上药材加水煎煮20分钟，去渣取汁，待温热时浸泡双足即可。每日1剂，每次浸泡30分钟，5天为1个疗程。

2. 菊薄黄足浴方：菊花10克，金银花15克，蒲公英15克，蝉蜕5克，薄荷8克，黄连5克，黄芩10克，栀子10克，甘草10克。将以上药材用水煎煮20分钟，去渣取汁，待温热时浸泡双足即可。每日1剂，每次30分钟，5天为1个疗程。

我请【按足】来帮忙

1. 压刮眼反射区：单手食指指关节由外向内压刮眼反射区，力度由轻渐重，反复操作20次，至局部感觉温热为宜。

2. 点揉额窦反射区：单手食指指关节重力点揉额窦反射区，速度匀称，反复操作5~10次。

胃痛很常见，足浴止痛效果好

Q：秦主任，我刚刚过了40岁生日，但最近隔三差五出现胃痛的问题，刚开始也没有太在意，以为过一段时间就没事了，但最近胃痛的频率越来越高了，我以为是因为我经常不吃早餐引起的，但后来开始吃早餐也照样胃痛。于是去医院检查了一下，说是消化性溃疡所致，开了很多药。我想问的是，除了吃药之外，还有没有其他方法可以养胃？

胃痛，俗称“心口痛”，中医又叫“胃脘痛”，属于常见病、多发病，是以胃脘接近心窝处发生疼痛为主的疾病。古代文献中所说的心痛、心下痛等多指胃痛。胃痛常见于于胃神经官能症、胃炎、胃痉挛、消化性溃疡等疾病。

日常生活中，不少人会把“最近肚子不舒服，常胃痛”或“我不能吃这个，因为会胃痛”挂在嘴边，可是肚子不舒服就是胃痛吗？在临床上，“胃痛”一词也常会误导医生与患者。其实，胃痛不见得是“胃”这个器官有毛病，除上腹部不舒适外，还可能伴随其他症状，这些症状是用来判断疾病的重要依据，如果只将注意力集中在胃上，可能会延误其他潜在性疾病的诊断。

因此，不要因为上腹部疼痛就以为是胃痛，有可能是其他脏器所引起的疾病。判断胃痛，比较正确的方法是以疼痛的位置为主，例如，左上腹疼痛或左上腹不适，并将疼痛的时间，如饭后一小时、空腹等，及所伴随的症状做完整说明，如打嗝、胀气、胸闷、恶心、呕吐等，以便于医生的诊断与治疗。

如果情况复杂，难以判定是哪个位置不舒服及发作的时间与疼痛的性质，应马上到医院请医生帮助诊断与检查，这才是最直接且准确的方法。

在不知何种原因导致胃痛的情况下，还有一个方法可以帮助止痛，就是中药足浴。我给大家推荐一个非常适合缓解胃痛的足浴方——艾香汤。其具体配方：

艾叶25克，吴茱萸、沉香、香附、炮姜各20克。

在这个配方中，艾叶味辛、苦，性温，有小毒，归肝、脾、肾经，具有散寒止痛、温经止血的作用；吴茱萸味辛、苦，性热，有小毒，归肝、脾、胃、肾经，具有散寒止痛、降逆止呕、助阳止泻的功效；香附味辛、微苦、微甘，性平，归肝、脾、三焦经，具有行气解郁、调经止痛的作用。

具体做法：将以上药材加水1500毫升，入锅煮沸20分钟，取药液，待温热时浸泡双脚，每日2次，每次30分钟。

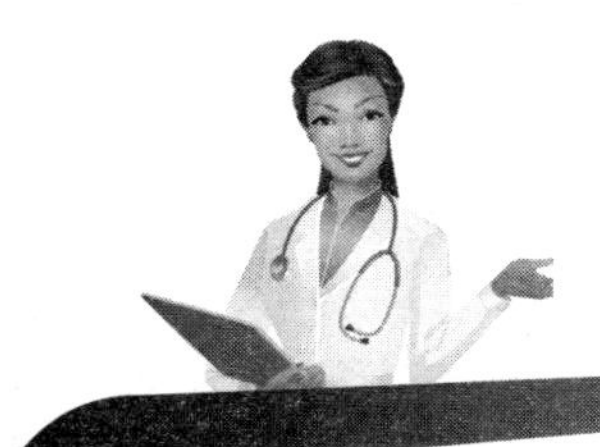

健康足浴专家谈

很多患者问我有没有可以有效缓解胃痛不适的药方，最好还能避免药物对肝肾的伤害。每当这时，我都会建议各位使用中药足浴来缓解胃痛不适。现在我就给大家推荐几个功效显著的止痛方。

1. 四方汤：取乌药、附子、干姜、木香各20克，入锅加水1500毫升大火煮沸，煎煮取汁，待温热时泡脚，每日2~3次，每次30分钟。此方可温中散寒，用于缓解脘腹冷痛。

2. 花椒茴香汤：取吴茱萸、花椒、小茴香各25克，加水1500毫升，煎汤取药液，待温热时泡脚，每日2次，每次30分钟。

3. 香皮汤：取香附、陈皮各30克，佛手、柿蒂各25克，加水1500毫升，煮沸15分钟，取药液，待温热时泡脚，每日2次，每次30分钟。此足浴方有助于调畅情志，缓解因心情不畅而导致的胃痛。

我请【按足】来帮忙

1. 拇指按胃反射区：用拇指按揉胃反射区5分钟，力度适中。

2. 拇指推脾反射区：拇指推法推脾反射区5分钟，力度稍重一些，但不可用力过猛，以局部感觉酸胀即可。

打嗝不是病胜似病，和胃降逆更关键

Q：秦主任，我老爸前几天不知道怎么着，只要一吃东西，过一会就会打嗝，然后逐渐就没有了，但隔一段时间就会再来一次，如此反复有很长时间了。而且有时候打嗝的时候会觉得有气从胸口出来。有时候还伴有反胃现象。本来打嗝也不是多大的事情，但后来在与人交谈时不时出现这种情况，让我老爸非常尴尬。请问有没有什么方法可以治疗打嗝的？

想必每个人都经历过，吃东西吃得过饱、过快，受到寒冷刺激等都会导致打嗝。虽然轻度打嗝不算病，但时间长了停不下来，确实让人很头疼。小孩子打嗝也无伤大雅，但成年人不停打嗝，确实会影响一些重要场合，比如面试、公开课、重要的宴会、浪漫的约会。更重要的是，长时间打嗝，人也会非常难受。

中医学认为，胃气在正常情况下应以下降为顺，如果胃气不和，不降反升就会气逆动膈，从而引发打嗝，中医称为呃逆。

其实，打嗝是个正常的生理现象，平时进食或饮水过快、突然吃进刺激性食物、吸入冷空气、大笑、姿势改变使肋间肌（也是呼吸肌，位于每两条肋骨之间）所承受的压力骤然改变时，都可能引起打嗝。

虽然大部分情况下打嗝属于正常的反应，没什么好担心，但有时候它们也是疾病的征兆。连续性或顽固性的打嗝，常常是由脑血管或神经疾病、尿毒症、糖尿病并发酮中毒等紧急情况引起，也有可能是一些严重疾病的晚期表现。所以，老年人出现打嗝增多、或是打嗝时间超过两天以上，最好去医院就诊。对于一般性的打嗝，中医有很好应对的方法，我这里给大家推荐一个有助于缓解打嗝的足浴方——莱菔子陈皮汤。其配方如下：

莱菔子 120 克，陈皮 60 克，生姜 30 克，白酒 1 杯。

在这个配方中，莱菔子味辛、甘，性平，归肺、脾、胃经，具有消食除胀、降气化痰的功效，适用于饮食停滞、脘腹胀痛、大便秘结等症；

陈皮味苦、辛，性温，归肺、脾经，具有理气健脾、燥湿化痰的作用，适用于胸脘胀满、食少吐泻、咳嗽痰多等症；生姜味辛、苦，性温，归肝、脾、肾经，具有散寒止痛、温经止血的功能；白酒具有活血化瘀、祛寒除湿的功效。

具体做法：将以上药材加清水2000毫升，煎煮10分钟，取药液，待温热时浸泡双脚，每日2次，每次30分钟。

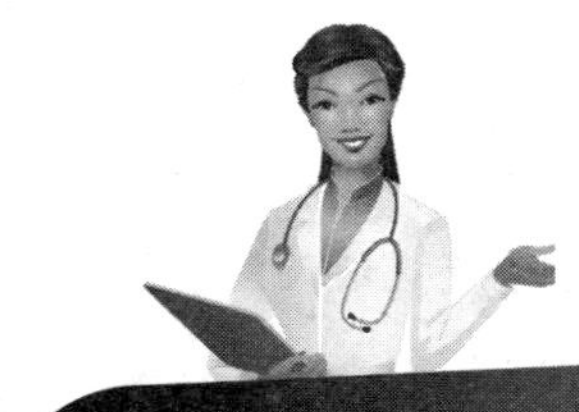

健康足浴专家谈

打嗝从某种意义上讲，算不上疾病，顶多算不适，在一定程度上会影响我们的正常生活，所以还是要通过一些简单实用的方法加以缓解，最好能及时地遏制住。下面我就给大家推荐两个快速止住打嗝的足浴方。

1. 吴肉汤：吴茱萸20克，苍耳子20克，肉桂5克。将以上药材一并放入砂锅中煎煮30分钟，取药液，待温热时泡双脚即可。每天1次，每次泡30分钟。

2. 山楂薄荷汤：山楂50克，青皮、陈皮各25克，薄荷12克。将以上药材用适量清水煎煮半小时，取汁，然后与2000毫升开水倒入盆中浴足，先熏后洗，早、晚各1次，每次半小时。

我请【按足】来帮忙

足浴之后，若能配合相关穴位或反射区的合理按摩，更有助于止住打嗝，但按摩时的力度与手法要格外注意。

1. 按摩足部反射区①：用中度手法点按腹腔神经丛、肾、膀胱、肾上腺反射区各30次，至局部感觉温热为宜。

2. 按摩足部反射区②：用中度或重度手法按揉喉 、气管及食管、肺及支气管、胸腔、甲状旁腺反射区各30次，至局部感觉温热为宜。

3. 按揉足部穴位：用拇指或中指按揉太冲穴30次，力度适中，至局部感觉酸胀即可。

上火得肺炎，足下去火是上策

Q：秦主任，我家的小宝贝现在5岁了，非常活泼，但最近不知怎么就患上了肺炎，精神状态非常不好，而且咳嗽严重，看着宝贝备受折磨，我们家人非常焦急和心痛。药也吃了不少，但咳嗽症状仍在，嗓子依然不利落，痰液也很多，看着宝宝越来越瘦，我们束手无策。前几天去医院打了点滴，这才好些了，我们也知道过多打点滴对孩子身体不好，但实在没有其他办法了。我想问一下，除了吃药打点滴之外，中医里有没有可以有效缓解肺炎的方法？

肺炎是一种常见病，多见于小儿，但也发病于成人。大体来说，冬、春季节较易患肺炎，而且以细菌和病毒引起的肺炎最为多见。孩子患了肺炎主要表现为发热、咳嗽、喘，肺炎的发病可急可缓，一般多在上呼吸道感染数天后发病。最先见到的症状是发热或咳嗽，体温一般为38~39℃，腺病毒肺炎可持续高热1~2周。重症病儿可出现鼻翼扇动、口周发青等呼吸困难的症状，甚至出现呼吸衰竭、心力衰竭。此病对健康危害较大，所以患了肺炎应及时诊治。

中医认为，肺炎属于外感病范围，主要由六淫外邪引起，其中以风热、风寒、热毒为主。外邪犯肺引起肺气不能肃降，而发咳喘。如果肺炎在急性期得不到及时治疗，常可导致迁延性肺炎，以致长期咳嗽、气喘，久治不愈，严重影响人体健康。

寒冬季节是肺炎高发期，此时气候干冷，人们极易上火引发肺炎，尤其是小孩子。一旦患上肺炎，除了就医之外，还可以通过足浴的方法来辅助治疗。我给大家推荐一个足浴方——麻膏银花汤。具体配方：

生麻黄15克，生石膏30克，连翘、银花各50克，杏仁25克。

在这个配方中，生麻黄可发汗解表、宣肺平喘、利水消肿。适用于风寒感冒、胸闷喘咳等病证；生石膏具有清热泻火、除烦止渴、收敛生肌的作用；连翘可清热解毒、消肿散结；银花具有清热解毒、消炎杀菌的作用。

具体做法：将以上药材加适量清水，煎煮取汁，倒入盆中，待温热时浸泡双足即可。每日1剂，每次30分钟，7天为1个疗程。

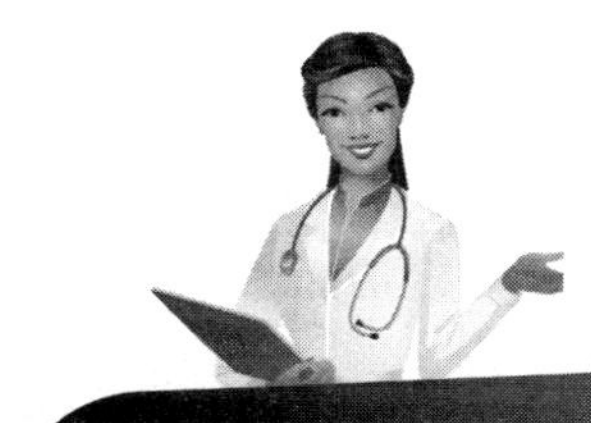

健康足浴专家谈

足浴可以帮助缓解肺炎，但不能完全根治肺炎，所以发生肺炎，不妨先就医，在遵医嘱的情况下，结合足浴的辅助治疗，多管齐下，才能使肺炎恢复得更快。下面我就给大家推荐两个有助于改善肺炎症状的足浴方。

1. 鱼腥草足浴方：鱼腥草150克，蝉蜕、麻黄、细辛各20克。将以上药材加水适量煎煮取汁，先趁热用药蒸气薰鼻，待水温适当时，进行足浴。每日1~2次。

2. 桑菊益母足浴方：桑叶、竹叶、当归、菊花、益母草各100克。将以上药材加水煎煮2次，取汁去渣，放入浴盆中，倒入温水适量足浴，每日1次。

我请【按足】来帮忙

足浴固然可以帮助你改善肺炎不适，如果结合足部按摩，效果会更好。

1. 按揉解溪穴：拇指按揉解溪穴1~2分钟。以感觉酸胀为宜。
2. 按摩足部反射区①：按摩肾、输尿管、膀胱反射区各2分钟。
3. 按摩足部反射区②：按摩肺及支气管、气管反射区各3分钟。
4. 按摩足部反射区③：按摩肾上腺、上身淋巴结、胸部淋巴结、横隔膜、脾反射区各2分钟。

我的健康，生活做主

◎病儿居室要安静，保持空气流通，室温22℃左右为宜，相对湿度为45%~55%。

◎病儿应保证充足睡眠。

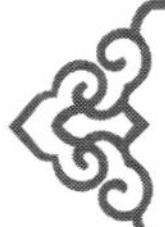

腰痛分轻重缓急，足浴按摩配合治

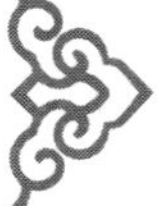

Q：秦主任，我父亲已经到了古稀之年，由于小时候家庭贫困，加上很早就开始干农活，因此从五六十岁开始，便出现了腰疼的问题。初期腰疼时，歇息几天可以缓过来，到了后来，就必须服用去痛片，否则腰疼起来非常难熬。他自己也知道，这个问题就是因为年轻时期过度劳累所致，所以也没有当作大事看。我们做子女的，看着父亲经常吃去痛片止痛，虽然明知长期服用对身体不好，但我们也没有其他办法。请问中医有没有缓解腰痛的办法呢？

腰痛不是作为一个独立疾病而存在的，它只是一个症状。每个人都会腰痛，引起腰痛的原因也是多种多样的，如急性腰扭伤、慢性腰肌劳损、腰椎间盘突出等都可导致腰痛，但不同病因引起的腰痛，其症状是不同的。

中医认为，腰为肾之外府，为肾之精气所灌注之处。肾主骨生髓，故肾之精气充足与否，直接影响腰部。腰部为人身的重要枢纽，如果肾精亏虚，不能充养于腰部，多可见腰部活动不利而疼痛，转侧不能等症。但是，肾虚并不是导致腰痛的惟一原因，外邪也是导致腰痛的重要因素。

所谓外邪，大多是指风寒湿等导致人体疾病的病因。一旦风寒湿侵袭腰部，就会阻塞经络的畅通，进而影响气血的运行，导致气血运行不畅，再加上寒邪与湿邪的助力，会导致腰部双侧或单侧冷痛，躺卧时难以转侧。当今社会上患腰痛者比比皆是，很多是因寒湿所伤，经年累月之后发病。针对这种最为常见的病症，我给大家推荐一个非常有效的中药足浴方——续断牛膝汤。如果能长期使用这个方子，对防治腰痛大有助益。其具体配方：

续断、生黄芪、刘寄奴、牛膝、桑寄生各30克。

在这个方子里，续断味辛，性温，归肾经，是治骨痛筋伤的良药；生黄芪味辛，性温，归肺经、肾经，可以补气升阳；刘寄奴味苦，性温，入心、脾经，具有破血通经、敛疮消肿、止痛的效果；牛膝可以引血下行、补肾强腰；桑寄生则具有补肝肾、强筋骨、祛风湿、安胎元的作用，适用于风湿痹痛、腰膝酸软等症。

具体做法：将上述五种药材先用凉水泡半个小时，然后一并倒入锅中，加水煮沸，转小火沸腾半个小时，接着将滤渣后的药液倒入装有热水的木桶中，两腿浸入药液至膝盖处最好，泡 25~30 分钟，至身体微微出汗即可。

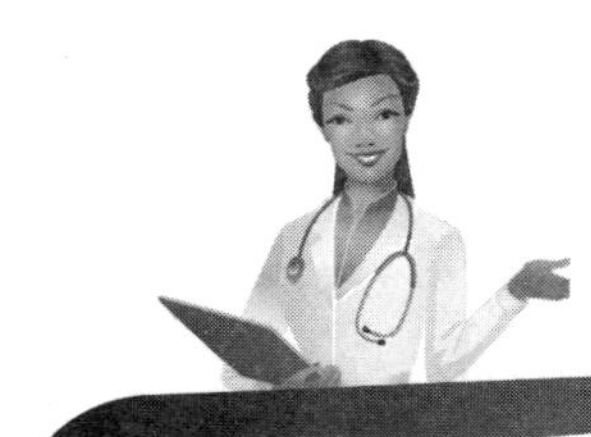

健康足浴专家谈

腰腿疼痛已不再是老年人的专利，现代生活的节奏与生活模式使得大多数年轻人也出现了腰背疼痛、腿脚不利等问题。所以使用药物进行足浴更为简便易行。我还要为大家多介绍几个适用范围广泛的改善腰腿疼痛症状的足浴方。

1. 红花泡脚方：取红花 50 克，用纱布包好放在水里烧开，然后加一勺盐拌匀，倒入盆中，先熏脚后泡脚。每日 1 次，每次 30 分钟。

2. 艾叶泡脚方：取 5 克艾叶，用纱布包好，入锅，加水烧开，倒入盆中，先熏脚，然后再泡脚。每日 1 次，每次 30 分钟。

3. 肉桂茱萸泡脚方：取肉桂 50 克，吴茱萸 100 克，生姜 150 克，葱头 50 克，花椒 80 克。用纱布将以上药材包好，水煮 20 分钟，待水温下降至 40℃左右，用蒸气足浴盆浸泡脚，每日 1 次，每次 30 分钟。

4. 麻黄桂枝足浴方：取生麻黄 50 克，桂枝 50 克，炮制附子 30 克。将以上药材加水煮沸 30 分钟，去渣取汁泡脚，每天 1 次，每次 30 分钟。此方具有祛寒活血止痛的功效，适用于外感风寒湿型腰痛。

5. 独活桑枝足浴方：取独活、丹皮各 6 克，秦艽、防已、木瓜、赤芍、桑枝各 10 克，木香 3 克。将以上药材加水熬煮 30 分钟后去渣，待温热时足浴即可。每日 1 次。此方具有舒筋活血、祛风除湿的作用，适用于腰胯筋骨酸痛。

6. 秦威生足浴方：取秦艽18克，威灵仙18克，川芎12克，蔓荆子15克，生姜15克。先将以上药材放入药罐中，加水1000毫升，小火煎煮1小时后，用纱布过滤，装入干净的玻璃瓶中备用，使用时将制好的药液全部倒入浴盆中，加温水适量后，即可足浴。每晚睡前足浴1次，连浴10晚为1个疗程。

我请【按足】来帮忙

腰腿痛是生活中的常见病，很多人都选用药物治疗。其实治疗腰腿痛，中医按摩有很好的疗效。中医按摩能调理机体气血阴阳、疏通气血、活血化瘀、消肿止痛，还可解除局部肌肉痉挛，促进局部血液、淋巴循环，改善皮肤、肌肉的血液供应。适当按摩配合药物治疗，往往能收到较好的治疗效果。现介绍几种简单的腰腿痛自我按摩方法，具体如下：

1. 按摩足部肾上腺反射区：以一手持脚，另一手半握拳，食指弯曲，以食指第一指间关节顶点施力，定点向深部按压3~4次。

2. 按摩足部肾脏反射区：以一手持脚，另一手半握拳，食指弯曲，以食指第一指间关节顶点施力，由脚趾向脚跟方向按摩4~6次。

3. 按摩足部膀胱反射区：以一手持脚，另一手半握拳，食指弯曲，以食指第一指间关节顶点施力，定点按压4~6次。

4. 按摩足部腰椎反射区：按摩该反射区的方向是由脚尖往脚后跟推。

5. 按摩足部骶椎反射区：在双脚内侧大拇趾往下延伸有一长条形骨头，前面骨头有圆弧度弯曲是胸椎反射区，再往下骨头会有一根较直骨头为腰椎反射区，再往下会有稍为转弯的骨头为骶椎反射区。按摩方向是由脚尖往脚后跟方向推。

我的健康，生活做主

◎保持良好的生活习惯，防止腰腿受凉，防止过度劳累。

◎站或坐姿势要正确。脊柱不正，会造成椎间盘受力不均匀，是造成椎间盘突出的隐患。正确的姿势应该“站如松，坐如钟”，胸部挺起，腰部平直。同一姿势不应保持太久，适当进行原地活动或腰背部活动，可以解除腰背肌肉疲劳。

◎锻炼时压腿弯腰的幅度不要太大，否则达不到预期目的。

第七章

解铃还须系铃人，足下有病足浴医

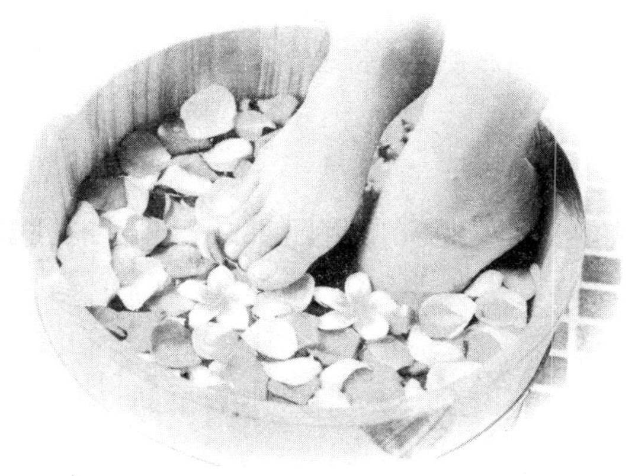

近水楼台先得月，足浴自然可以治疗或预防足下病变，甚至有些足部病变的防治还非得要足浴来帮忙。现实生活中，足部确实会招惹一些难缠的病变，如足癣、足跟痛、足部扭伤乃至骨折，药物外用是最常见的治疗方法，其实中药足浴也挺管用的。有时候，足部甚至会遭遇一些药物都难以解决的小麻烦，如足部长茧、生冻疮等，此时足浴外治就显得至关重要。

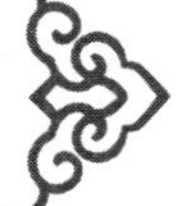

脚有湿气易长癣，祛癣灵汤常泡脚

Q：秦主任，我半年前有一次洗脚时发现脚底有几个小暗红点，不疼不痒，当时没太注意，以后小红点开始扩散，出现针尖到针头大小的深在水疱，并且开始发痒。后到当地皮肤病医院检查，医生诊断为掌趾脓疱病，给开了药膏治疗，用之后非常有效，心里很高兴；可是没过几天就又复发了，接着抹药膏；就这样反反复复，最后抹药膏也不管用了，而且面积也扩散了，非常痒，越痒越抓，越抓越痒，经常挠得出血也不解痒，尤其是到晚上痒得厉害，严重影响了睡眠质量，实在是痛苦！请问脚气就没办法彻底治疗吗？

脚气是足癣的俗名。足癣为足跖部、趾间的皮肤癣菌感染，可延及到足跟及足背，但发生于足背者属体癣。红色毛癣菌为足癣的主要致病菌。

“脚气”一说，古已有之，却非今人所说的“脚癣”。唐代孙思邈著《备急千金要方》云：“此病发，初得先从脚起，因即胫肿，时人号为脚气。”有人为此病所困扰，写了本书叫《脚气集》。这大概是一种风湿性疾病。后来脚气的病名影响甚广，就张冠李戴地把“脚癣”称作脚气了。

中医认为，脚气主要为生活、起居不慎，外感湿热、虫、毒，或相互接触传染，感染浅部真菌，诸邪相合，郁于腠理，淫于皮肤所致。脚癣与体内湿气有关系，湿气一旦下注到四肢就容易生癣，癣具有很强的传染性。对于很多人来说，有时很难区别脚上起的是癣还是湿疹，因此有时会误将癣当湿疹治疗，结果擦了激素性软膏后，癣从一小块发展到一大片。其实，脚癣和湿疹的治疗方法正好相反，治疗湿疹可用激素性软膏，而治疗脚癣就不能用，用了反而会加重病情。

众所周知，脚癣患者多伴有脚臭，这是由于局部小汗腺分泌旺盛，分泌物在细菌、霉菌分解下产生秽臭。由于出汗促使细菌繁殖，因此脚臭常与多汗伴发。除了遵循医嘱用药外，脚癣患者平时可用下面这个足浴方——二黄汤，其配方为：

生大黄、黄精、牛膝、苦参各10克，藿香25克，土茯苓、地肤子、白鲜皮各15克。

在这个配方中，生大黄具有消炎、解热、抗病原微生物的作用；黄精味甘，性平，归脾、肺、肾经，具有补气养阴、健脾益肾的作用；牛膝味苦、酸，性平，归肝、肾经，可补肝肾、强筋骨、逐瘀通经、引血下行；苦参味苦，性寒，归心、肝、胃、大肠、膀胱经，具有清热燥湿、杀虫的作用，还可抑制多种皮肤真菌；藿香味辛，性微温，归肺、脾、胃经，可祛暑解表、化湿和胃，抑制多种皮肤真菌；土茯苓可除湿、解毒、通利关节；白鲜皮味苦，性寒，归脾、胃、膀胱经，具有清热燥湿、祛风解毒的作用。以上几味药配伍，可以起到清热解毒、除湿止痒的作用，也可以对皮肤真菌起到抑制作用。

具体做法：将以上药材用白醋浸泡24小时，加适量水煎煮30分钟，取药液待温后泡足30分钟，每天1~2次，连用5~7天为1个疗程。其中白醋浸泡药材可加强杀菌的功效。

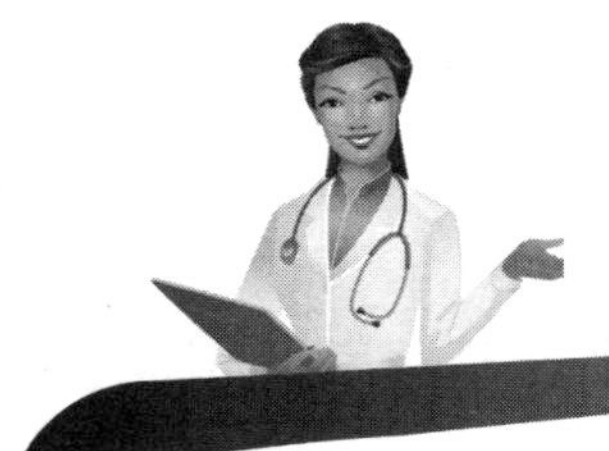

健康足浴专家谈

除了上述足浴方，还有一些足浴方同样可以改善或预防足癣。

1. 甘草苦参足浴方：甘草10克，明矾30克，黄精30克，大黄30克，蛇床子30克，苦参30克。将以上药材与适量清水入锅煎煮半小时，倒入盆中，待温热时足浴即可。每天1次，每次20分钟，7天为1个疗程。此方具有杀虫祛风、去火解毒的作用，适用于水疱型脚癣患者。

2. 大黄黄柏足浴方：大黄30克，黄芩30克，黄柏30克，黄连30克。将以上药材入锅，加水煎煮半小时，取药液倒入盆中，待温热时足浴即可。每天1次，每次20分钟左右，7天为1个疗程。此方具有去火解毒、清热燥湿的作用，适用于浸渍糜烂型脚癣患者。

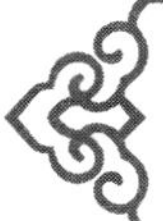

久站易致足跟痛，通经止痛需足浴

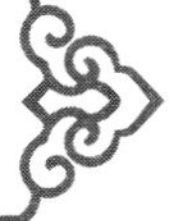

Q：秦主任，我的老父亲两月前突然出现足跟痛的毛病，而且两只脚的脚跟都很痛，最糟糕的是，这种疼痛呈持续性，如果站立时则疼痛感会加重，到了晚上睡觉时会有所减轻，后来以为是肾虚引起的，于是服用了壮腰健肾丸，但吃了一段时间也未能减轻痛感，因此备受折磨。请问足跟痛是什么原因引起的？跟肾虚有没有关系？每个老年人都会出现这种情况吗？

日常生活中，有些老年人常常在晨起下床或久坐站起走第一步时感觉足跟痛较重，走一会儿后会减轻，行走过多后又加重；当用手按压时，感觉痛点在跟骨底面或周围。等到了医院拍 X 光片，有时会看到跟骨骨质增生。其实，这种病症就是老人最常见的足跟痛。

大家都知道，足跟部是人体负重的主要部分，足跟部皮肤是人体皮肤中最厚的部位，其皮下脂肪致密而发达，在脂肪与跟骨之间有滑液囊存在，跖筋膜及趾短屈肌附着于跟骨结节前方。跟腱呈片状附着在跟骨结节的后上方。

导致足跟部疼痛的原因很多，根据不同年龄期及不同原因分为儿童足跟痛、青年人足跟痛、老年人足跟痛。儿童足跟痛的主要原因是跟骨骨骺缺血性坏死或骨骺炎，青年人足跟痛的主要原因是类风湿性的跟骨炎，老年人足跟痛则多因跟骨骨质增生、跟骨结节滑囊炎及跟部脂肪垫变性所引起。

中医认为，足跟痛多为肝肾不足或久病体虚，引起足底部组织退化，或因体虚肥胖，造成足底部皮肤及皮下脂肪负担过重，引起组织退化，亦有跟骨骨质增生发生于跟骨底面结节部前缘，使跖筋膜和足趾短肌在附着处受累，牵拉骨刺而致疼痛。针对这个问题，我可以给大家提供一个有效缓解足跟痛的足浴方——当川苏红足浴方，其配方为：

当归 12 克，川芎 6 克，乳香 6 克，苏木 5 克，红花 5 克，没药 6 克，地鳖虫3克，三七3克，赤芍9克。

在这个配方中，当归、川芎有活血通络、化瘀止痛的作用；乳香味辛、苦，性温，具有活血止痛的作用；苏木味甘、咸，性平，归心、肝、脾经，可行血祛瘀、消肿止痛；红花具有活血通径、散瘀止痛的作用；三七具有散瘀止血、消肿定痛的功效；赤芍味苦，性微寒，归肝、脾经，具有活血散瘀的作用。

具体做法：将以上药材加适量水，入锅煎煮30分钟，取药液倒入盆内，先薰蒸患部，待药液温度适宜时，再泡患脚即可。每日1～2次，每次30分钟，药液可反复应用。

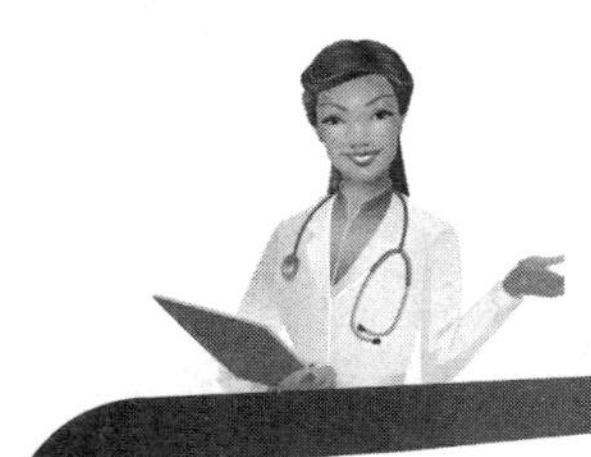

健康足浴专家谈

足跟痛虽然看着像小毛病，不少人以为忍忍就会过去的，实则会给身体带来诸多不利影响，所以及时治疗还是当务之急，而足浴就可以有效地缓解疼痛不适。除了上述配方，下面这几个足浴方也是不错的选择。

1.米醋足浴方：米醋1000毫升。将米醋适当加热后浸泡患足，每次1小时，每日1次，15~20天为1个疗程。

2.透骨乳香足浴方：透骨草、寻骨风、老鹳草各30克，黄花蒿20克，独活15克，乳香、没药、血竭各10克。将以上药材水煎取汁，然后趁热先熏后洗患处，每天2次，每次10~15分钟，7~10天为1个疗程。

3.二白川芎足浴方：白芷30克，白芥子、川芎各10克。将以上药材共研为末，入锅加水煮沸30分钟，取药液倒入盆中，待温热时足浴即可。每天1次，每次20分钟。

我请【按足】来帮忙

泡完脚，别着急穿袜子，不妨趁着热气再按摩脚底的涌泉穴，舒缓身心疲惫的同时，还能缓解足跟疼痛不适，有效地疏通经脉、祛寒止痛等。

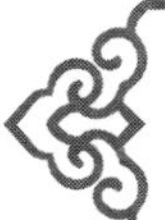

足部扭伤忌逞强，活血通络减疼痛

Q：秦主任，我的脚在上个星期天打篮球时扭伤了，当时没太在意。回家喷了些药，可是当天晚上脚就肿了起来，能够上下活动，但不能左右活动，感觉踝部明显疼痛。到了第二天脚踝就彻底肿了起来，我坚持喷药，2天之后肿明显消了些，能够走路，就是不能用右脚吃力，发现脚侧部出现瘀血，颜色发紫，且特别疼。请问有没有什么办法消除肿胀，清理瘀血？

对于运动员而言，脚扭伤是运动中发生率最高的损伤，发生的原因大多是身体重心失去平衡，落地时踩在别人的脚上或脚被绊倒时出现。脚部发生扭伤后，踝部明显肿胀疼痛，不能着地，伤处有明显压痛、局部皮下瘀血。如外踝韧带扭伤，则足内翻时疼痛明显；内踝韧带扭伤，则足外翻时疼痛明显。如果是韧带撕裂，则可有内、外翻畸形、血肿。

中医学认为，脚扭伤的发生是由于外伤等因素，使踝部的经脉受损，气血运行不畅，经络不通，气滞血瘀而致。对于脚扭伤来说，因为是外伤，吃药、按摩都不太适用于治疗脚扭伤。而足浴则是比较适合治疗脚扭伤的中医疗法。下面给大家介绍一个疗效显著的治疗脚扭伤的足浴方——红花丹参足浴方，其配方为：

红花30克，乳香20克，没药20克，丹参50克，元胡30克，威灵仙100克，透骨草100克。

在这个配方中，红花味辛，性温，归心、肝经，可活血通经、散瘀止痛；乳香、没药可活血止痛、消肿生肌；丹参味苦，性微寒，归心、肝经，可祛瘀止痛、活血通经；元胡味辛、苦，性温，归肝、脾经，具有活血、利气、止痛的作用；威灵仙味辛、咸，性温，归膀胱经，可祛风除湿、通络止痛；透骨草味辛、苦，性温，有小毒，归肝、肾经，具有祛风除湿、解毒止痛的作用。

具体做法：将以上药材加水，入锅煎煮20分钟，然后取药液倒入盆中，先熏患处，然后泡脚即可。每天 1 次，每次 20 分钟，7 天为 1 个疗程。

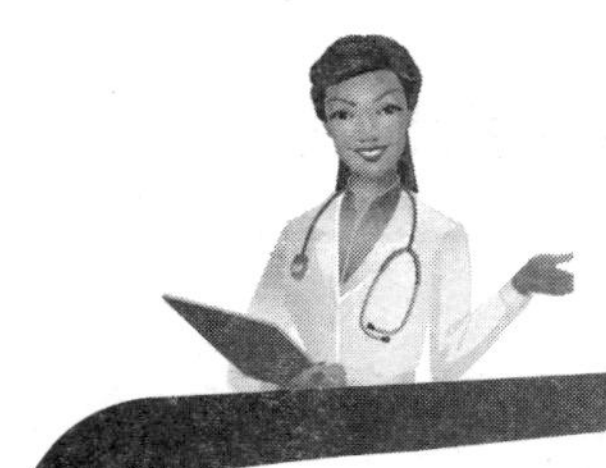

健康足浴专家谈

除了上面介绍的这个配方，还有两个药方能起到活血化瘀的作用，从而改善足部扭伤造成的疼痛、肿胀等。

1. 当归五苏红足浴方：取当归、川芎各 12 克，桃仁、五灵脂、赤芍、苏木各 10 克，红花、三棱、乳香各 8 克，伸筋草，透骨草各 15 克。将以上药材入锅，加水煎煮 30 分钟，然后取药液倒入盆中，待温热时足浴即可。此方的作用主要是活血化瘀、止痛消肿。

2. 枸骨足浴方：取新鲜枸骨根茎 1000 克，用刀将其砍成碎块后加入到 5000 毫升的水中进行煎熬。待水沸后再继续煎煮 30~40 分钟，然后将熬好的药液倒入柱式的木桶 (或其他可浸泡伤脚的容器) 里，待药液微凉 (以降至皮肤能承受的温度为最佳，切勿直接将脚放入刚熬好的药液中以免烫伤) 后将受伤的脚放入药液中浸泡，并用厚棉布或其他东西盖住桶口，以防止药液的蒸气外泄。浸泡伤足时，患者要不断活动受伤的踝关节，以便使药液能够充分熏蒸到患处。患者可每次熏洗 20~30 分钟，每天熏洗 1~2 次，直至痊愈。此方具有活血化瘀、舒筋活络、祛风止痛的功效。

我请【按足】来帮忙

足浴之后，再做简单的足部按摩，活血化瘀、止痛消肿的效果会更加显著。

1. 按摩解溪穴：用拇指或中指按摩解溪穴 1 分钟。

2. 按摩足部穴位：以拇指点揉丘墟、太溪、昆仑三穴，力量适中。

3. 按摩踝关节：用掌部大鱼际着力，在踝关节周围进行轻柔缓和的揉摩，时间为 2~5 分钟为宜。

4. 按摩足跖部：用手握住足跟部，拇指按在伤处，两手稍用力向下牵引，同时进行轻度内翻和外翻，时间为 1~3 分钟。

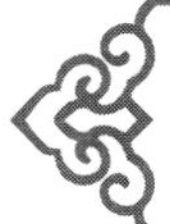

天寒地冻脚受罪，足浴防治冻疮伤

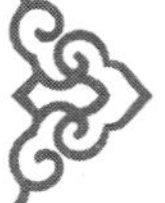

Q：秦主任，我从前年起脚上便有了冻疮，每到冬季寒冷时，脚上冻疮处便瘙痒难耐，尤其是受热之后更是发痒，有时忍不住用一只脚使劲踩另一只脚，通过痛来转移痒的感觉，但往往只是一时止痒，过后瘙痒依旧。后来每天晚上会用热水烫脚，以此止痒，但这个办法也只是在短时间内管用，过后依然没有效果。到现在为止，冻疮还是依旧，依然没有去除，请问冻疮没有治愈的办法吗？

冻疮多是由于皮肤在遭遇寒冷的天气时，局部的血液循环不良，引起表面出现红斑及红肿，严重的出现水疱及溃疡。而在中医看来，易患冻疮的人群多是体内阳气不足，在遭遇外寒侵袭时气血运行不顺畅，使阴寒伏于脉络之中，导致冻疮发生。

中医认为，冻疮的发病机制是机体正气不足，寒冷之气侵袭肌表，阳气不能四达，阳郁血凝所致。故治疗重在用辛散温通之品温经散寒、活血祛瘀。内服外敷配合使用，收效较佳。同时，在寒冷季节应注意保护好易冻部位。 下面为大家推荐一个防治冬季冻疮的中药足浴方——甘姜红汤，其配方为：

生甘草 6 克，生姜片 10 克，桂枝 15 克，红枣 12 克，杭白芍 15 克，黄连 10 克，防风 15 克，细辛 10 克。

在这个配方中，生甘草味甘，性平，归心、脾、肺经，具有清热解毒的作用；生姜味辛，性微温，归脾、肺、胃经，具有解表散寒的作用；桂枝味辛、甘，性温，归心、肺、膀胱经，可发汗解肌、温通经脉、助阳化气、平冲降气；黄连味苦，性寒，归心、脾、胃、肝、胆、大肠经，可清热燥湿、泻火解毒；防风味辛、甘，性温，归膀胱、肝、脾经，可解表祛风、胜湿止痉；细辛味辛，性温，归心、肺、肾经，可祛风散寒、通窍止痛。

具体做法：将以上药材加适量清水，入锅煎煮30分钟，取药汁，先熏患处，再浸泡双脚20分钟左右。每天早、晚各泡脚1次，一次熬煮的药汁可分4次使用。

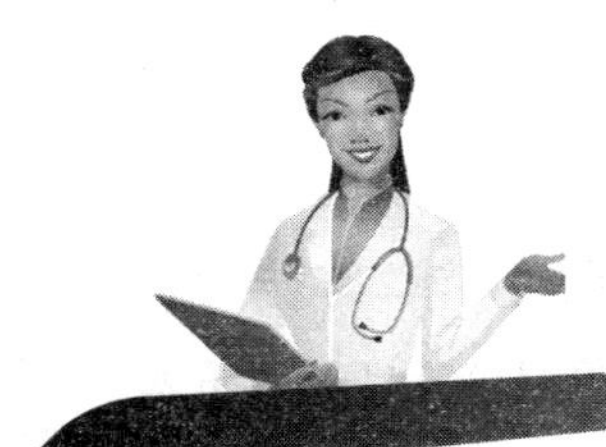

健康足浴专家谈

除了甘姜红汤之外，以下还有4个足浴方能帮助你防治冬季足部冻疮，具体配方与使用方法如下：

1. 当归威乳足浴方：当归30克，威灵仙30克，乳香15克，没药15克，栀子15克。将以上药材加水，入锅煎煮30分钟，取药液倒入盆中，待温热时足浴即可。每日2~3次，每次20分钟左右，7天为1个疗程。

2. 当红足浴方：当归15克，红花15克，花椒15克，鲜萝卜200克。将以上材料加适量清水，入锅煮沸30分钟，取药液倒入盆中，待温热时足浴即可。每天1次，每次30分钟左右，7天为1个疗程。

3. 陈葱足浴方：陈皮30克，葱白15克。将两种材料放入锅中加水煎煮20分钟，取药液倒入盆中，待温热时足浴即可。每天1次，每次30分钟左右，7天为1个疗程。

4. 桂枝附子足浴方：桂枝10克，附子10克，芫花10克，细辛10克，荆芥10克。将以上药材加适量清水，入锅煎煮30分钟取汁，待温热时足浴即可。每天1次，每次30分钟左右，7天为1个疗程。

我请【按足】来帮忙

足部穴位与反射区的按摩，搭配足浴方，双管齐下，防治冻疮便不再是难事。

1. 按摩涌泉穴：用手掌擦摩涌泉穴3分钟，每天2次。
2. 按揉脚部：按揉心、肾、肝反射区各2分钟。
3. 推擦脚底：用手掌推擦脚底100下，以脚底部发热为宜。
4. 按压太冲穴：用拇指或中指按压太冲穴1分钟。

足部骨折愈合难，足浴化瘀又补肾

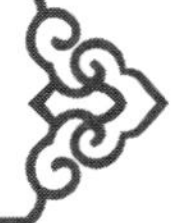

Q：秦主任，我伯父已经到了古稀之年，上个月在公园散步的时候，不小心被人撞了一下，结果摔了一跤，看到伯父疼痛难忍，撞他的人把他送去医院，检查后才发现竟然脚部骨折了，虽然经过治疗基本没有大问题了，但家人还是担心这么大年纪会不会对以后的行走产生不好的影响？除了在家静养外，还有没有其他保健的方法呢？

足部骨折主要指发生于足部距骨、跟骨、跖骨及趾骨部位的骨折。在人们的日常生活中，脚部骨折是比较普遍的现象，此类情况多发于儿童及老年人，中青年也时有发生。

那么脚部骨折的症状有哪些表现呢？脚部骨折让人感到非常痛苦，下面就为大家解释一下脚部骨折的常见症状，希望对大家有所帮助。

足部骨折也分为多种部位的骨折，具体介绍如下。

（1）跖骨的骨折很常见。这种骨折常因行走过多或过度劳损造成，也可因突然、强大的暴力冲击所致。大多数病人只需穿硬底鞋，偶尔需用膝下石膏靴制动。如果骨折端明显分离，需通过手术复位骨折。

（2）籽骨 (在大趾跖骨末端的两小块圆形骨) 也会发生骨折。跑步、长距离行走以及在硬质场地上的运动如篮球和网球均会引起籽骨骨折。可在鞋中放垫子或特殊结构的矫形器有助于缓解疼痛。如果疼痛持续存在，需手术摘除籽骨。

（3）足趾的损伤，尤其是小趾损伤较常见，多因赤足行走造成。可用胶带夹住足趾或将邻近的足趾绑在一起固定 4~6 周即可。穿硬底鞋或较宽松的鞋有助于缓解疼痛。如果穿平常的鞋走路加重疼痛的话，建议穿合脚的长筒靴。

（4）足大趾骨折一般较严重，可引起更广泛的疼痛、肿胀和皮下出血。直接撞击或重物下落砸伤均可造成足大趾骨折。波及趾关节的骨折需手术。

其实，不管足部骨折伤在哪，都应该及时去医院进行治疗。除此之外，也可以通过中医疗法来辅助治疗骨折。其中，中药足浴可以起到活血通络的作用，对病情康复大有裨益。下面我给大家推荐一个可辅助治疗足部骨折的足浴方——羌归汤。其配方为：

羌活、独活、荆芥、红花、枳壳各6克，防风、牛膝、五加皮、杜仲、续断、当归各12克，青皮5克。

在这个配方中，羌活味辛、苦，性温，归膀胱、肾经，具有散寒止痛、祛风除湿的作用；独活味辛、苦，性微温，归肾、膀胱经，具有祛风湿、解表止痛的作用；防风味辛、甘，性微温，归肺、脾、肝、膀胱经，具有祛风解表、除湿止痛、疏肝解痉的功效；续断味甘，性微温，具有补肝肾、壮筋骨、调血脉的作用；当归有补血活血、行气止痛的作用；牛膝味甘、苦、酸，性平，入肝经、肾经，具有散瘀血、消痈肿的功效。

具体做法：将以上药材加适量清水煎煮30~40分钟，去渣取汁，倒入盆中，先熏蒸患处，待温热时清洗患处。每天1次，每次15分钟，7天为1个疗程。

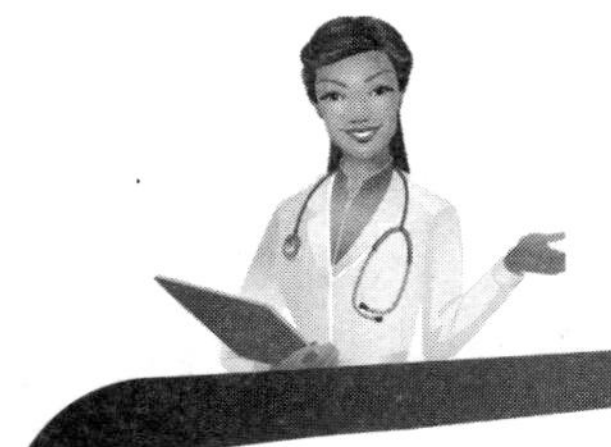

健康足浴专家谈

骨折之后重在补钙、壮骨等，所配的药物基本都有强骨之功，故所用的足浴方自然可强筋健骨，从而使骨折之处快速愈合。

1.伸红汤：取伸筋草、秦艽、钩藤、当归、独活、海桐皮各9克，络石藤10克，红花6克，乳香、没药各9克。将以上药材加适量水煎煮40分钟，去渣取汁，待温热时浸泡双脚即可。每天1次，每次半小时。连续足浴7~10天，待骨折处愈合后再足浴2~3天巩固效果即可。

2.透骨汤：取透骨草500克，然后与白酒少许共炒至微黄，再加水煎煮2小时，再与45%的酒精配成酊剂，每次用50毫升淋洗伤处，然后加热水浸泡双脚10分钟，每天2~3次。

足部长茧碍美观，泡软皮肤第一步

长期练习跑步，尤其是专项运动员，以及爱穿高跟鞋的美女，脚上总会长出许多厚厚的茧子，使得双脚格外不好看。足部长茧虽说不影响身体健康，但夏天一到便会因为穿凉鞋而苦恼。我的一位女性朋友就因为长期练习长跑而磨出了老茧，夏天特别想穿颜色鲜艳的凉鞋，但又怕别人看见自己难看的双脚而不敢穿。这可如何是好？

足部的这层老茧在中医看来，即为胼胝。当足部皮肤长时间受到一定的摩擦，某些固定部位的角质就会增厚。人体皮肤有表皮层与真皮层之分，而表皮层的细胞受到磨损后会自动增生，从而就容易形成胼胝。

如果想要去除胼胝，最好的办法就是将其软化，然后轻轻刮去即可。此时不妨选用一些具有软化角质层功效的中药，搭配在一起用于泡脚，待皮肤泡软即可。这里就给大家介绍一个名为木贼汤的足浴方。

木贼30克，王不留行20克，红花、地骨皮、乌梅各15克。

本方中的所有药材虽然性味归经各异，但都具有软化皮肤角质层的作用，所以用在此处再合适不过了。

具体做法：将上述药材一起放入锅中，加入适量清水，大火煎煮20分钟即可，去渣取汁，待温度适宜再行足浴。

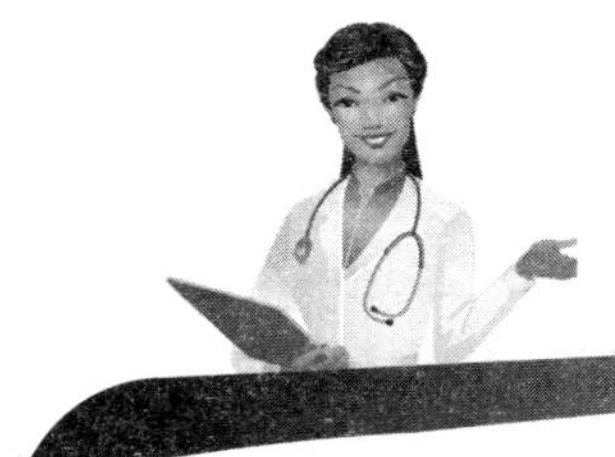

健康足浴专家谈

除了上述足浴方，还可以使用以下这个足浴方来去除足茧。取金毛狗脊、陈皮各20克，细辛、香附各10克，没药、乳香各5克。将上述药物加水一起煎煮30分钟，去渣取汁，待温度适宜即可泡足、去足茧。

第八章

特殊人群的专属足浴方

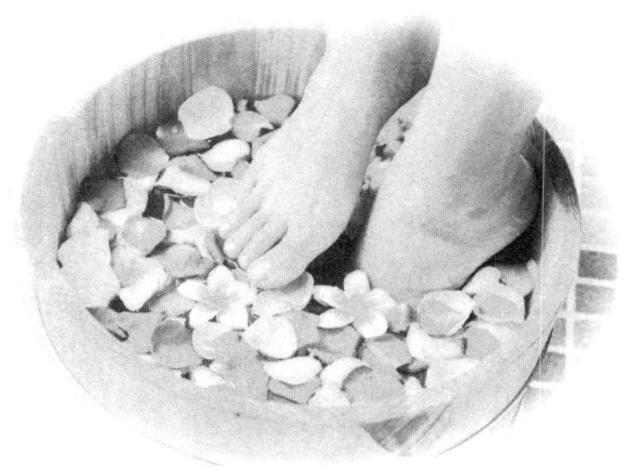

中医讲究辨证施治，科学、合理的诊治是病情好转或痊愈的基础。如果想在家里自己动手做点保健，不妨抽点时间，烧壶热水，加些对症的中草药，舒舒服服地泡个脚，引药入经络，既舒适又解乏，而且可以避免大量或长时间吃药而过度刺激肠胃，更能在一定程度上缓解病情。一举多得，何乐而不为！

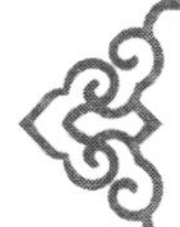

老人常足浴，甩掉药罐子

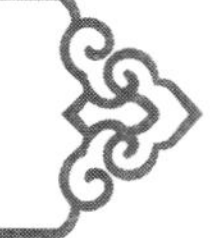

补养精气，耳目一新

Q：秦主任，我妈妈今年60有余，盼星星盼月亮，去年终于抱上了期盼已久的大胖孙子，乐得合不拢嘴，照顾起孙子来更是乐此不疲。可是，一年下来，我发现妈妈有点力不从心，别人问话总是慢半拍才能反应。有一次，我跟妈妈一起去买菜，邻居李阿姨在背后喊她，但她却跟没听见一样继续往前走，我见有些尴尬拉住妈妈对她说："李阿姨在喊您，这么近距离您都没听见吗？"妈妈这才反应过来，跟李阿姨寒暄了几句。类似的情况经常发生，她的这种情况是过度劳累导致的？还是年纪大了，听力功能下降了？还能恢复吗？

人进入老年后，衰老是无法逃避的事实。一般情况下，衰老首先殃及的就是肝与肾，尤其对疲劳过度而失于调养的老年人来说，肝肾功能下降会逐渐显现出来，表现为视力与听力的下降。这种现象在现实生活中并不少见，但却总是被人们忽视。事实上，耳不聪、眼不明的症状只要早发现、早治疗，还是可以治愈的。

首先，中医认为："眼乃五脏六腑之精华，上注于目而为明。"也就是说，眼睛与五脏六腑有着紧密的联系。然而，《素问·金匮真言论》中有言："东方青色，入通于肝，开窍于目，藏精于肝。"可想而知，肝脏通于体外的窍道非双目莫属，也就是说肝脏对视力的影响最大。肝所藏的精微物质向上输于目，双眼得以儒养，视觉功能方能维持。若肝脏发生病理改变，双眼就会受到影响，视觉功能自然会受到影响。

其次，肾主耳，肾脏通于体外的窍道是双耳。中医认为，肾藏精。肾精充沛的情况下，肾的精气向上通于耳，耳朵得以濡养，听力自然聪敏，耳朵的平衡功能才能正常。上述的老人年老体衰，肾精亏虚是必然的，耳窍不能得到濡养，故耳聋、耳鸣等症状的出现也绝非偶然。

老年人视物不清、听力下降确实是衰老的表现，而且与肝肾功能的下降有着根本性的联系。所以在治疗方法上应以补肾养肝为主，配以具有升清开窍作用的中草药。针对以上病例的情况，我为有相同问题的朋友们提供一种居家自我调理法，即中药泡脚——磁石汤，具体配方如下：

磁石、益智仁、远志、覆盆子、菊花、石菖蒲、五味子、青葙子各10克。

从配方的各种中药材可知其明双目、聪双耳的作用。其中，磁石入肝、肾经，善补肝益肾，达聪耳明目之功；益智仁味辛性温，入肾经，可温肾补阳；远志味苦、辛，性温，可通利肾气；青葙子味苦性寒，可清泻肝火，达明目之效；覆盆子味酸、甘，性微温，入肝、肾经，专补肝肾之亏虚，起聪目明目之功；菊花味辛、苦，性微寒，善于清热泻火，可散热祛风、清热明目；石菖蒲味辛、苦，性温，有通耳窍之功；五味子味酸性温，入肾经，具有固肾涩精之功。

具体做法：将上述药材一起放入锅中，加入2000毫升的水，大火煎煮半小时左右即可。待汤药晾至温热再足浴，每日1次，每次20分钟左右，每日换1剂药，连续足浴10日为1个疗程。

用这个磁石汤足浴，不仅可以帮助老年人耳聪明目，坚持长期使用还可延缓衰老。

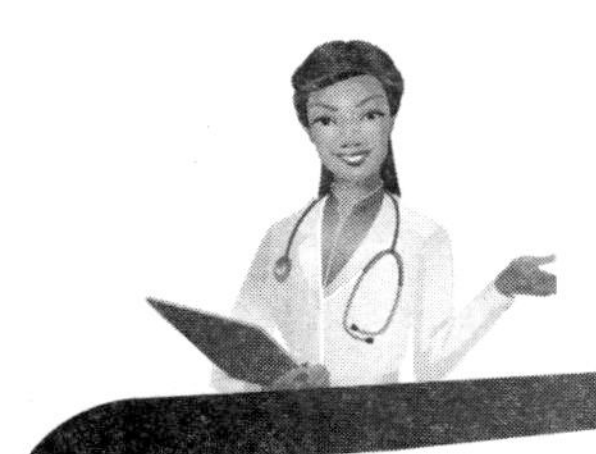

健康足浴专家谈

随着社会老龄化的趋势，因视物模糊、耳聋耳鸣而求诊的人越来越多，视力、听力的减退也成了老年人的一大烦恼，不仅给他们的生活带来诸多不便，连基本的人际交往也成了问题。为了帮助老年人解决视物模糊、耳聋耳鸣的难题，现专门为大家介绍几个对症足浴方。

1. 芦笋决明子绿茶足浴方：新鲜芦笋200克，决明子30克，绿茶10克。将芦笋洗净后切碎，与决明子、绿茶一起放入清水中浸泡半小时，然后放入砂锅中，加入2000毫升的水，大火煎煮，大约20分钟后去渣取汁，倒入足浴盆，待晾至温热时足浴。每日足浴2次，每次半小时左右，每日换药1剂，10日为1个疗程。此方可清热泻火以明目，适用于老年人眼睛疲劳疼痛、刺痒干涩、视物不清等症状。

2. 枸杞菊花足浴方：枸杞叶60克，荠菜50克，白菊花30克。将所有材料择洗干净，再入清水中浸泡半小时左右，入锅，加入2000毫升的水，大火煎煮半小时左右，去渣取汁，待药汤温热时足浴。此方可清肝泻火以明目，适用于老年人视力下降、双目痛痒等不适。

3. 龙胆草清肝足浴方：龙胆草20克，柴胡、车前子、瓜蒌仁、杏仁、枳实各10克。将所有药材一起放入锅中，加入1500毫升水，大火煎煮半小时后去渣取汁，待药汤稍凉后足浴。每日足浴1次，每次半小时左右，每日换药1剂，15日为1个疗程。此方可顺肝气、清肝火，从而散热化痰，并改善肝火郁结上扰所致的耳聋耳鸣之症。

4. 行气通窍足浴方：桃仁、红花、赤芍、川芎、香附各10克。将所有药材择洗干净，再入清水中浸泡半小时左右，入锅，加入1000毫升的水大火煎煮半小时左右，去渣取汁，待药汤凉至温热时足浴。每日足浴1次，每次半小时左右，每日换药1剂，10日为1个疗程。此方均用活血、化瘀、行气药，气血舒畅了，耳窍自然开，气滞血瘀所致的耳聋耳鸣症状可自然消除。

5. 桑叶川芎足浴方：桑叶100克，川芎20克，制首乌50克。将所有药材与2000毫升的水以大火煎煮30分钟，去渣取汁，待药汤晾至温热时足浴。每日足浴1次，每次半小时左右，每日换药1剂，20日为1个疗程。此方肝肾同补，适用于老年人视力减退、耳聋耳鸣等不适。

6. 首乌车前草足浴方：制首乌60克，谷精草40克，车前草20克。将所有药材与2000毫升的水以大火煎煮30分钟，去渣取汁，待药汤晾至温热时足浴。每日足浴1次，每次半小时左右，每日换药1剂，10日为1个疗程。此方擅长于清肝泻火，从而达到养肝明目之效，尤其对眼睛疲劳、视物不清、双目刺痛等症状有改善作用。

7. 滋肾明目足浴汤：桑葚、何首乌、赤芍、决明子、枸杞、五味子、密蒙花各10克。将这些药材放入瓦罐内，倒入2000毫升清水，先浸泡20分钟，然后用大火煮沸，再改用小火煎煮半小时左右，待汤汁晾至温热时即可足浴。每日足浴1次，每次半小时左右，每日换药1剂，15日为1个疗程。此方善于补养肾精，从而起到明目的功效，尤其对老年人视物模糊有一定的改善作用。

我请【按足】来帮忙

对于老年人的视物模糊、耳聋耳鸣等症状，首先要针对两大重点反射区来按摩，再找相关反射区或穴位来辅助治疗。

1. 单手压刮耳反射区：一手握足，另一手以食指指关节用力压刮眼反射区，由外向内压刮，反复操作5次。此法有利于提升听力、缓解耳鸣。

2. 单手压刮眼反射区：单手食指指关节弯曲，用力压刮耳反射区，由外向内压刮，反复操作5次。此法有利于缓解眼疲劳。

3. 单手压刮肝脏反射区：单手食指指关节弯曲，用力压刮肝脏反射区，由外向内上方压刮，反复操作5次。此法有利于清肝泻火，发挥明目之效。

4. 按揉太冲穴：一手食指指腹按揉太冲穴，用力适中，至穴位处感觉酸胀为宜。太冲穴是主治眼疾的重要穴位，尤其对提升视力有益。

5. 按压太溪穴：拇指指端重力按压太溪穴，至局部感觉酸胀为宜。太溪穴有利于改善听力，善治耳聋耳鸣。

6. 双拇指指关节压刮腹腔神经丛反射区：以双手拇指指关节重力压刮腹腔神经丛反射区，反复操作10次即可。此法有利于改善耳聋耳鸣。

7. 指关节压刮甲状腺反射区：以拇指指关节在甲状腺反射区重力压刮，至局部感觉温热为宜，反复操作6次即可。此法有利于保护双眼。

我的健康，生活做主

◎老年人日常生活中要注意保护眼睛与耳朵。切不可用眼过度，看电视或做家务时间久了，应站起身活动活动，并让双眼眺望远处的绿色植物，以便让眼睛得到充分的休息。另外，平时少去噪声污染严重的地方，自己也要控制看电视、听音乐等的音量。

◎为了保护眼睛与耳朵，日常饮食也要多留心。少吃辛辣、易上火之物，多吃芦笋、芹菜、白菜、萝卜、菠菜、豆制品等，以免肝阳上亢而引起视物不清、耳鸣等；若是肝血不足的老年人平日应多吃红枣、桂圆、山药等。另外，大多数老年人会伴有肾虚不足，平日里不妨多吃些枸杞、核桃、板栗等以便于补肾聪耳。

血压升高别心急，中药足浴辅助治

Q：秦主任，我爸爸是北方人，今年51岁，血压偏高，而且还是个急性子。我们总是劝他说年纪大了，不要总是斗气，可是他性子急，也管不住自己的脾气，一急血压就上升到160/90毫米贡柱，立马头痛、头晕，脸都涨红了。请问秦主任，我爸这种高血压应该如何控制呢？

高血压有原发性和继发性两种，继发性高血压是由其他疾病引起的，我们一般所说的高血压病是指原发性高血压。中医认为，高血压病多因肝肾阴虚、肝阳上亢等原因引起。具体来说包括以下几种类型：

◎肝阳上亢型。有头晕脑胀、急躁易怒、舌红苔黄、脉弦数有力等症状，劳累或者情绪激动时症状更加明显。

◎肝肾阴虚型。有耳鸣目眩、头痛头晕、失眠多梦、腰膝酸软、舌红少苔、脉弦细数等症状。

◎阴阳两虚型。有耳鸣耳聋、心慌气短、下肢水肿、夜尿频多等症状。

◎痰浊阻滞型。有胸闷心悸、食欲不振、呕恶痰涎、舌苔白腻、脉弦滑等症状。

◎冲任不调型。主要出现在女性高血压患者月经来潮时或更年期前后，伴随着潮热出汗、血压波动等症状。

高血压一旦确诊就必须马上治疗，如任其发展下去，可能引起动脉硬化或者中风等病变。

上文提问的那位朋友的父亲属于典型的肝阳上亢型。《黄帝内经》认为："怒伤肝"、"喜伤心"、"思伤脾"、"忧伤肺"、"恐伤肾"。情志刺激对脏腑功能影响很大，肝火郁结，则急躁易怒，风阳升动，上扰清空，则头晕目眩。因此治疗应以平肝潜阳为主。除服用降压药外，配合足浴会起到很好的疗效，可以选择下面的夏枯草枸杞叶方：

夏枯草100，枸杞叶150克。

本方虽然构成简单，但有平肝潜阳、清肝泻火之功效，对肝阳上亢型高血压患者的血压升高、头晕目眩症状有较好效果。具体做法为：将以上2味药下锅，加水适量，煎煮30分钟后去渣取汁，与热水同放入浴足器中，先熏蒸，待温度适宜后浴足，并配合足底按摩，每日1次，每次

30~40 分钟。20 天为 1 个疗程。

尽管高血压是现代人的常见病，但是只要患者保持良好的生活习惯，充足的睡眠，适当的运动，注意劳逸结合，遵医嘱进行积极的治疗，高血压病是完全可控的。

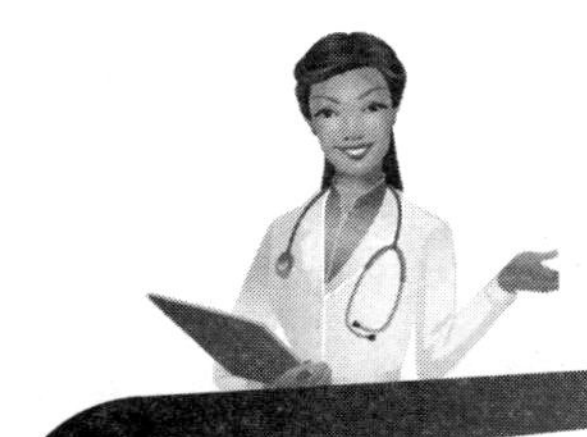

健康足浴专家谈

高血压病给患者的生活带来诸多不便，不仅需要忌口，还需要注意生活作息，更得保持心情舒畅。同时，足浴也可在很大程度上帮助控制血压。在此，我为大家多推荐几个足浴方，大家可以根据自身情况合理地选择。

1. 钩藤降压足浴方：钩藤、牛膝各 30 克。将以上 2 味药加清水适量，浸泡 1 小时左右，然后煎煮 30 分钟，去渣留汁，与热水一同倒入足浴器中，先熏蒸，待温度适宜后浴足，并配合足底按摩，可添加热水延长浸泡时间，以症状减轻或消失为 1 疗程。此方可平肝清热、补肾填精、熄风定惊、引热下行，适用于肝阳上亢型高血压。

2. 槐米苦丁茶足浴方：槐米 100 克，野菊花 80 克，苦丁茶 20 克。将以上 3 味药放入锅中，加水适量，煎煮 30 分钟，去渣留汁，与热水一同倒入浴足器中，先熏蒸，待温度适宜后浴足，并配合足底按摩，每日 1 次，每次 30~40 分钟，20 天为 1 个疗程。此方能滋肝补肾、清热降压。

我请【按足】来帮忙

对于控制或降低血压，除了足浴，足部按摩也是不错的方式。

◎食指扣拳依次顶压肾、肝、肾上腺、输尿管、膀胱反射区各 50 次，以局部有酸胀感为宜。

◎食指扣拳顶压大脑、垂体、颈项、腹腔神经丛、心脏反射区各 50 次。长期坚持按摩，可清热利湿，息风降压。

生津止渴方，足浴辅助降血糖

Q：秦主任，你好！我今年47岁，比较胖，体重80千克，最近单位安排综合体检中被查出糖尿病，平时总感觉口干舌燥，浑身无力，眼睛看不清东西，总是耳鸣，有时候还自感头晕。请问糖尿病除了用药之外，中医有没有更好的养生办法？

中医认为糖尿病属于“消渴”范畴，而“消渴”的病因病机多为先天禀赋不足、脏腑柔弱或后天失养、情志失调、饮食不节、劳逸失衡、气滞血瘀等导致的阴津亏损、燥热偏胜，并将糖尿病辨证分为阴虚热盛型、气阴两虚型、阴阳两虚型等。具体介绍如下。

◎阴虚热盛型：一般表现为尿频量多、大便干燥、舌红苔黄、烦渴多饮、脉滑数。

◎气阴两虚型：一般表现为咽干舌燥、神疲乏力、腰膝酸软、心悸自汗、耳鸣眩晕、视物模糊、苔白、脉沉细。

◎气阴两虚兼瘀型：糖尿病典型的三多症状不明显，主要表现为眩晕耳鸣、胸闷胸痛、视物模糊，兼下肢水肿、舌质紫暗有瘀斑，脉沉细，病程长，多见糖尿病的中后期，

◎阴阳两虚型：主要表现为腰膝酸软、气短乏力、食欲不振、大便溏泄或泄泻便秘交替出现、面色晦暗、阳痿、舌苔白而干，脉沉细无力。

上文提问的那位患者是典型的气阴两虚型糖尿病，阴虚为本，燥热为标，进而伤气损阳，在治疗上应根据脏腑辨证论治，以调理阴阳气血，疏通经络。糖尿病患者应积极就医，用药治疗，以免贻误病情。在此基础上，可用足浴的办法进行辅助治疗，用以缓解症状。我推荐党参黄芪水足浴方：

黄芪45克，党参、苍术、玄参、麦冬、五味子、生地、熟地、牡蛎各15克。

本方适用于气阴两虚型糖尿病的多饮、多尿、乏力、消瘦、抵抗力弱、易患外感病、舌质暗淡、脉细弱等症状。具体方法是：将以上药材加清水2000毫升，煎至水剩1500毫升时，去渣留汁，倒入足浴器中，先熏蒸，待温度适宜时泡洗双脚。每晚临睡前泡洗1次，每次40分钟左右，

20 天为 1 个疗程。

在这里我有必要提醒使用足浴方法辅助治疗糖尿病的患者注意，糖尿病患者足部有可能出现神经病变，末梢神经不能正常感知外界温度，因此更容易被烫伤。所以在采取足浴方法辅助治疗时，一定要注意水温不可过烫。

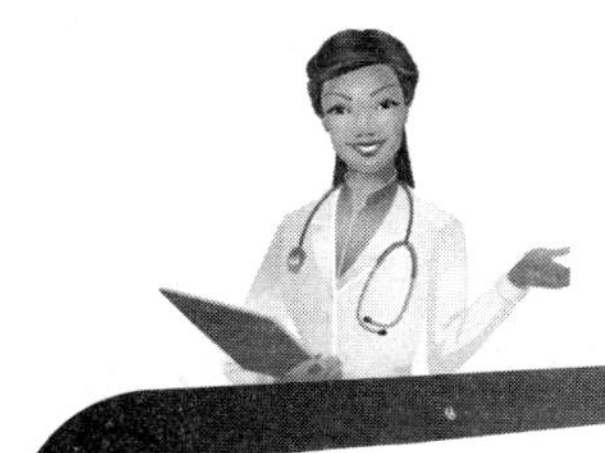

健康足浴专家谈

中药浴足可以帮助糖尿病患者疏通阻塞的血管，缓解糖尿病的症状。下面我们再为大家介绍几个对于糖尿病有帮助的浴足方：

1. 桂枝丹参水：桂枝、制附片、丹参、忍冬藤各 50 克，生黄芪 60 克，乳香、没药各 20 克。将上述药材加适量清水，煎煮 30 分钟，去渣留汁，与 2000 毫升开水一起倒入盆中，先熏蒸，待温度适宜后足浴。每日 1 次，每次 40 分钟，30 天为 1 个疗程。此方可温阳通络、活血化瘀、发表散寒、止痛生肌，适用于糖尿病出现足部症状者。

2. 柿树红花水：柿树叶 1 大把，红花 1 小把。将二者加清水适量，煎煮 30 分钟后去渣留汁，待温度适宜后浴足，每次 20 分钟。此方对糖尿病伴有肢体末端麻木及疼痛等症状有改善。

3. 天花粉山药方：天花粉 10 克，生山药 30 克。将二药洗净，用清水浸泡 20 分钟，加水 2000 毫升煎汤，煮沸 20 分钟后去渣取汁，待温后足浴。每天早、晚各 1 次，每次 30 分钟，30 天为 1 个疗程。此方适用于糖尿病口干症者。

我请【按足】来帮忙

通过按摩，哪怕只是足部按摩，在一定程度上可以促进胰岛素分泌，促使血糖降低。

肾上腺反射区位于足底中央部“人”字形交叉点凹陷处。用大拇指交替按压该区域 10~15 次，双脚交替按摩。

失眠多梦最伤神，益气养心来安神

Q：秦主任，10年前我老伴因病去世，现在孩子又在国外留学，家里只剩我一个人。每到夜深人静的时候我总是睡不着，即便睡着也总是惊醒，第二天我总是感觉非常困乏，精神特别差。最近，在迫不得已的情况下，只好服用安眠药，气色还是很差。请问有没有办法可以改善我的失眠症状？

中医认为，失眠主要与心有关，并涉及肝、脾、胃、肾各脏腑。中医治疗失眠主张“调其所缺，除其所害”，这句话的意思是要了解失眠的原因，如果失眠是由于气血不足，就要补气养血；如果是脏腑功能紊乱，就要调理脏腑功能等，这样睡眠才能趋于安稳。

根据失眠证型，可分为以下几种：

◎以睡眠不安，似睡非睡，常做噩梦，无法进入深睡状态，精神不济，注意力不集中，体虚胆怯，心慌乏力为主要症状的气血不足型。

◎以辗转难眠，胸肋胀痛，脘闷腹胀为主要症状的肝郁气滞、气火上逆型。

◎表现为睡眠不安，口腻口淡，不思饮食，胃脘不适，大便不成形或有欲解不尽感为主要症状的脾胃失调型。

◎以夜间卧床入睡多梦，间断多醒，心烦气躁，大便干结，小便红赤、颈椎不适为主要症状的心肝火旺型。

◎以睡眠少，醒得早，醒后再难入睡，常伴有头昏脑涨、耳鸣健忘，白天昏昏欲睡为主要症状的瘀阻脑络型。

人在进入老年后，身体各组织器官功能都会下降，出现失眠症状比较多见，上述患者便属于这一类型。由于失眠是发生在夜间，中药泡脚在此时就会起到非常好的疗效。针对患者已失眠多年，并且长期服用安眠药的情况，我给她开了个补心安神的足浴方子。

丹参、香附、酸枣仁各40克，益母草、川芎各30克，桂枝、桑枝、丝瓜络各20克。

本方能疏通经络、调和阴阳、调节脏腑功能，达到镇静安神的效果。具体做法：将上述8味药加适量水煎煮30分钟，去渣取汁自然冷却，在足浴器中加2500毫升温水，加入药液，进行足浴。水温保持40~50℃为宜，可随时添加热水保温，至下肢及背部均出微汗。足浴完毕后及时擦干双脚，注意足部保暖。每次30分钟，每日早、晚各1次。

每天睡前好好泡个脚，能促使血管扩张，引导气血下行，使精神自然放松。另外，睡前还应忌食辛辣食物，不要吃得过饱，临睡前喝一杯牛奶或者蜂蜜水，均有助于改善睡眠。当然，平时也得加强锻炼，经常看看令人开心逗乐的文娱节目，学会给自己找乐子，少些思虑，自然也能睡个好觉。

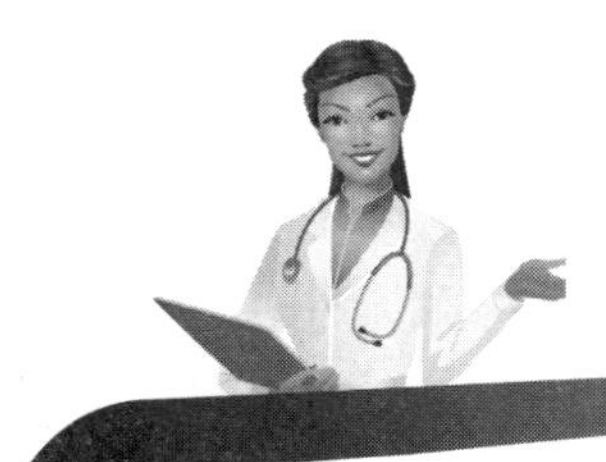

健康足浴专家谈

治疗失眠多梦的方法很多，中药足浴疗法相对简单便捷，对于促进睡眠、提高睡眠质量有着得天独厚的优势。下面我再为大家介绍2个治疗失眠多梦的足浴方。

1. 二仁磁石汤：适用于失眠多梦易惊醒者。取酸枣仁、柏子仁、磁石各30克，当归、知母各20克，朱砂10克。将上述各药加清水浸泡5~10分钟后煎煮40分钟，取汁倒入盆中，水温降至适宜时进行足浴。每晚1次，每次不超过半小时，1剂药可用2天，浴后即睡，连续5天。

2. 二花荷叶汤：适用于失眠多梦，心悸不宁者。取红花、花椒、荷叶各3~5克。将各药放入装有温热水的盆中，浸泡15分钟后，续热水至适宜温度进行足浴。每晚1次，每次15分钟，每次1剂，连续7天。

3. 合欢皮香附方：此方可理气解郁、安神助眠。取合欢皮60克，香附30克，陈皮、陈醋各20克。将3味药加水煎煮30分钟，去渣留汁，与热水、陈醋一同放入足浴器中，先熏蒸，待温度适宜后浴足。每晚临睡前1次。

我请【按足】来帮忙

◎肾上腺反射区：位于双脚足底第2跖骨上端稍外侧，可用大拇指按压肾上腺反射区50~100次。

◎心脏反射区：位于左足底第4跖骨和第5跖骨中间，可垂直定点按揉100次。

经常在家做足浴，减轻中风后遗症

Q：秦主任，中风给我的家人都带来了极大的痛苦。20多年前家里发生变故，我外婆突发中风去世，今年我爷爷也患了中风，尽管医疗已经有所发展，但是老人家仍然陷入疾病的痛苦中。不知道中风究竟是怎么回事？日常生活中可否能通过一些中医养生办法来改善或缓解呢？

中风发病突然，是以猝然昏仆、半身不遂、偏身麻木、口眼歪斜以及语言不利为主症的病症，多起于急症，好发于40岁以上人群。症状轻者可没有昏仆，仅见口眼歪斜及半身不遂等症状。

中医对中风的记载比较多，在病名方面，昏迷又称为仆击、大厥、薄厥；半身不遂又称为偏枯、偏风等；在病因方面，凡是感受外邪、烦恼劳累、情绪激动等均有可能诱发本病。经过长期的的医疗实践的积累，中医将中风病因分为内因、外因两种，内因主要是内伤积损、劳欲过度、情志所伤；外因则属于外感风邪。

简单地说，中风病位在心、脑，基本病机为阴阳失调，气血逆乱，上犯于脑，络损血溢，瘀阻脑络而致发病，而患者常常有眩晕、头痛、心悸等病史，治疗起来一般分几个阶段，根据病情发展，需要辨证诊疗。中风后，患者一定要尽早进行康复，急性期一过，大约是3周至3个月后即可进行康复训练，除了康复训练之外，还可以使用中药泡脚来加以改善。

上文那位朋友的爷爷，中风刚过急性期，但是中风已经造成了半身不遂、肢体疼痛，可以辅以泡脚方进行康复训练，我给他开了个熄风止痉的足浴方试一试，应该会起到不错的辅助效果。

路路通、牛膝、木瓜各20克。

将这三味药材煎煮30分钟，去渣取汁与2000毫升开水倒入洗脚盆中，先蒸熏双脚，待水温适宜时泡脚，每次40分钟，每晚睡前1次。此泡脚方具有活血通络的作用，对中风后遗症的下肢偏瘫有很好的辅助治疗效果。

中风应以预防为上，生活习惯、饮食习惯都要多加注意，应忌食肥甘厚味、辛辣等刺激食物，禁烟酒，宜食清淡易消化的食物，同时要保持心情舒畅，做到起居有常，避免疲劳。对于已经发生中风的患者来说，康复期如果能够多种方法配合，也会取得事半功倍的效果。

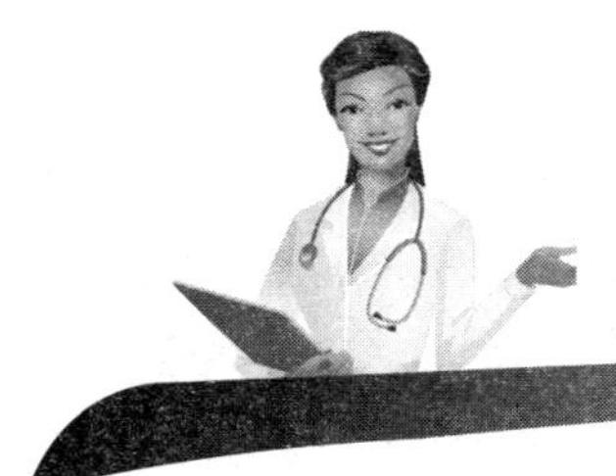

健康足浴专家谈

中风急性期过后的康复期是极为重要的，患者如果能和医生配合，积极进行康复训练，对改善生活质量的好处是不言而喻的。下面我再列举几个足浴方，中风患者不妨试一试！

1.鸡血藤红花水：鸡血藤、透骨草、红花各 20 克。以上药材加水煮沸 30 分钟，取药液浸足 30 分钟左右。如果患者出现半身不遂等症状，可先浸泡双手或者患手，再浸泡双足，泡的时候手指或者脚趾要在药汤中进行自主屈伸锻炼。此方能够补肝益肾、祛风除湿、活血舒筋，有助于改善肢体疼痛、手足麻木等中风症状。

2.透骨草桑枝水：透骨草和桑枝各 30 克。加水煎煮 30 分钟后取汁进行足浴。透骨草性温，可通达四肢阳气；桑枝可利四肢关节、祛风气、行经络。上述两药合用，对于中风引起的半身不遂、偏瘫等症状均有一定的改善效果。

3.黄芪川芎方：黄芪 30 克，川芎、归尾各 15 克，鸡血藤 50 克。将 4 味药加水 2000 毫升，煎煮 40 分钟左右，去渣留汁，待温度适宜后进行足浴。每天 1 次，每次 30 分钟，15 天为 1 个疗程。此方可补气养血、行瘀通络，对气血瘀滞型中风后遗症有不错的效果。

我请【按足】来帮忙

在进行中药足浴后搭配进行足底按摩，通过对肾、输尿管、膀胱、肺、肾上腺、大脑、垂体、脾、胃、颈部淋巴结等反射区的按摩，可进一步地加深中药足浴的疗效，对患者的康复能起到较好的辅助作用。具体方法如下：

◎食指扣拳法顶压肾、肾上腺、膀胱反射区各 50 次，按摩力度以局部感觉酸痛为宜。

◎拇指指腹推按输尿管反射区 50 次。

◎食指扣拳法顶压大脑、垂体、脾、胃、颈部淋巴结、胸部淋巴结、下身淋巴结反射区各 50 次。

心脉不畅憋得慌，足浴护心响当当

Q：秦主任，我今年已经74岁了，年轻的时候当过兵，身体倍儿棒！这老了老了，小毛病越来越多。前一阵子我总觉得气上不来，憋闷得慌，还以为是感冒，到医院一检查，大夫在病历诊断上写着："冠状动脉粥样硬化心脏病"。首先，这病的名字听起来怎么这么复杂？这究竟是个什么病？其次，这个病严重不严重？有没有简单有效的方法可以改善呢？

冠状动脉粥状硬化心脏病又称"冠心病"，主要症状就是胸闷、心悸等，中医称之为胸痹。汉代名医张仲景的《金匮要略》里提到："胸痹之病，喘息咳唾，胸背痛，短气，寸口脉沉而迟，关上小紧数。"这里描述的就是冠心病的症状，发作时气促、疼痛可从胸骨或者心前区放射到肩膀、背上等，严重者甚至可出现猝死。

中医认为心脉气机不畅，或痰瘀等有形之邪闭阻不通则心痛发作；而除了血管不通畅而造成的心绞痛之外，还有因邪气侵袭或者脏腑功能不调，经脉失于温养导致心痛。

现代人生活条件获得极大的改善，顿顿吃肉也不算什么大事，有的人甚至无肉不欢。然而肉吃多了，脾胃就会不堪重负，脾胃吸收不了的多余油脂会蓄积在体内。例如，有些冠心病患者的甘油三酯升高，抽出来的血液静置一会儿，就会发现血液很快凝固，这就说明血脂高了，阻碍了血液流动，影响了心脏供血，心脏供血不足，自然就气促憋闷。

因此中医治疗冠心病，一定要注重益气、活血、化痰，改善心肌缺血，降低血液黏稠度，抗血栓，阻止粥样硬化的形成，这样才能从根本上避免冠心病恶性症状的发生。

冠心病的原因归根结底还是本虚标实，即气血较弱时，寒气在血脉中凝滞。因此我建议使用足浴方法进行辅助治疗，足浴的热量可起到疏通血脉的作用。

红花、当归、丹参、赤芍各30克，白酒适量。

本方活血化瘀的作用较强。具体做法：将上述4味药加适量白酒煎煮30分钟，取药汤泡脚。每日1次，每次30分钟，10天为1个疗程。

白酒辛散温通，有助于药物在血脉中运行，这一点和以前的泡脚方有一点区别，患者泡脚时注意水温不要过热，以免加重胸闷气短。

当然，除了泡脚，日常生活中，患者还得注意作息规律，饮食有节，并保持心情舒畅，避免剧烈运动，尽量静养，但简单的散步还是可行的，没事不妨散散步吧。

另外，还有一点非常重要，有冠心病患者的家里最好备有硝酸甘油片，一旦患者出现胸口憋闷、呼吸困难等不适时，及时含服一片。

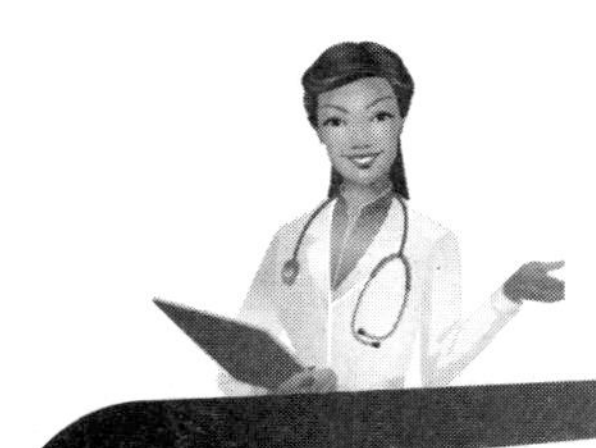

健康足浴专家谈

中医治疗冠心病常以活血化瘀、宣痹通阳、芳香温通、调整脾胃、益气养阴及补肾固本为基本原则。通过中药足浴的方法对冠心病进行预防和治疗，具有非常好的辅助效果。下面我再为大家提供几个防治与改善冠心病的足浴方。

1. 丹参半夏香辛汤：薤白、瓜蒌、半夏、丹参各 30 克，白胡椒、细辛、乳香、没药、冰片各 10 克。将 9 味药加清水 1500 毫升煎沸 20 分钟左右，去渣取汁后倒入足浴器内，待温度适宜后浸泡双脚 20 分钟左右。每日 2 次，每次 15~20 分钟，10 天为 1 个疗程。

2. 参龙竹橘汤：党参 20 克，五爪龙 50 克，半夏、竹茹各 10 克，橘红、枳实、甘草各 5 克，白术、茯苓、山楂各 15 克。将 10 味药材水煎后取汁，倒入足浴器中，加入适量开水，待温度降至适宜时进行足浴。每日 1 次，每次 30 分钟，10 天为 1 个疗程。

3. 南北沙参通心汤：南沙参、北沙参、麦冬各 20 克，五味子、桂枝各 10 克，生地 30 克，丹参 25 克，川芎、益母草各 15 克。将 9 味药水剪后取汁，倒入足浴器中，加入适量开水，待温度适宜时再进行足浴。每日 2 次，每次 30 分钟，15 天为 1 个疗程。

4. 茯苓麦参足浴汤：茯苓、小麦、丹参、菖蒲、远志、桂枝、佛手各 10 克，炙甘草 5 克，大枣 5 枚，龙骨、珍珠母各 15 克。将 11 味药加水 2000 毫升，将水煎至一半，取汁倒入盆中，待温度降至适宜时行足浴。每日 2 次，每次 15 分钟，7 天为 1 个疗程。

没事多足浴，安度更年期

Q：我今年49岁，月经已经快四个月没来了，而且每天都失眠、心悸、口干舌燥，无缘无故出汗，腰膝酸软的，去医院看也检查不出来什么大问题。前几天，我遇到一个老姐妹，我俩岁数差不多，但是她精神状态明显比我好，面色红润，唱个《白毛女》那声音清亮得不输当年，人家还隔三差五去徒步，我们两个人的生活条件也不相上下，怎么岁数大了，状态会相差那么大呢？

中医讲，肾之阴阳为五脏阴阳之根本。明代名医张景岳曾说："五脏之阴非此不能滋，五脏之阳非此不能发。"更年期妇女肾之阴阳俱衰，则其他脏腑必受牵连，导致脏气偏盛偏衰，功能失调；或肾阴不足、肝失濡养，肝阳上亢；或肾阳不足，脾失温煦，气不化水，水湿停聚；或蕴湿化痰，痰浊上蒙清窍；或痰热互结，上扰头目；或脾虚肝郁，气滞瘀阻等产生虚实夹杂，寒热错综的病症，即更年期综合征。上文的这位朋友的症状便属于这个范畴。

中医经典《黄帝内经·素问·上古天真论》说："女子七岁肾气盛，齿更发长……七七任脉虚，太冲脉衰少，天癸竭，地道不通，故形坏而无子也。"当然也有"年四十而阴气自半"的说法。这说明中医很早就认识到人的衰老和肾气亏虚有关系。

妇女从40岁开始肾气损耗过半，逐渐进入天癸的衰竭期，此时若素体阴虚或失血过多，久病大病暗耗阴液，出现肾阴不足，阳失潜藏；或素体阳虚，过食寒凉，损伤阳气则肾阳虚衰，病久则肾阴阳俱虚，脏腑经络失去濡养，功能失调，阴阳失于平衡，一系列症状便会接连出现。

许多女性总是在年轻的时候透支自己的青春，实际上也是过早地消耗肾气，随着年龄的增长，"银行"开始追讨利息了，这才想起来保养身体。因此我建议采用中药进行调理，推荐下面这个足浴方，希望对大家有所帮助。

红花、鸡血藤、桑葚各30克。

本方有活血益肾的功效，具体做法：将3味药加清水煎煮20分钟，然后倒入黄酒，水温不再烫时，可以用毛巾浸入药汤，拧干放在腹部，然后泡脚。每晚临睡前1次，10天为1个疗程。

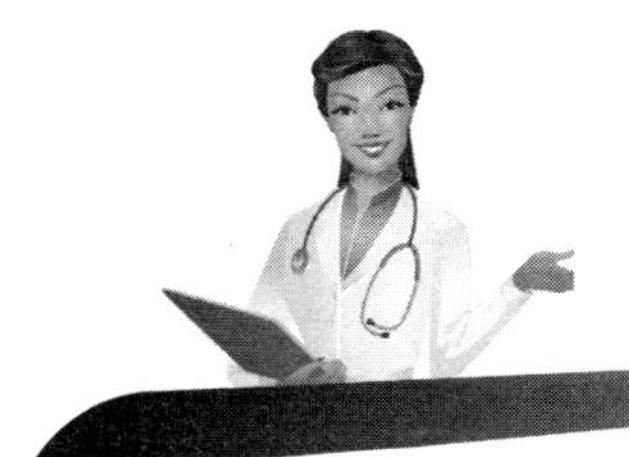

健康足浴专家谈

更年期症状不仅仅包括绝经，还包括潮热出汗、口干舌燥、腰膝酸软等症状，一般都是由于阴虚内热、虚阳上亢所致。我再提供几个足浴方，大家可以根据自身情况进行足浴调理。

1. 艾叶泡脚方：取艾叶 60 克加水煎汁，煎好后去渣留汁，倒入足浴器中，先熏蒸双足，待温度适宜后进行足浴。每日 1 次，30 天为 1 个疗程。可理气血、调经、祛湿寒。

2. 何首乌女贞子方：制何首乌 50 克，女贞子 60 克，苦丁茶 10 克。将 3 味药材加水煎汁，煎好后去渣留汁，倒入足浴器中，待温度适宜后进行足浴。每日 1 次，每次 30 分钟，10 天为 1 个疗程。可滋补肝肾、平肝降火。

3. 双草驻颜泡脚方：马鞭草、益母草、艾叶、川牛膝各 30 克，将 4 味药加水煎汁，煎好后去渣留汁倒入足浴器中，先熏蒸双足，待温度适宜后进行足浴。每日 1 次，每次 15~20 分钟，30 天为 1 个疗程。可活血化瘀、固肾气。

4. 枸杞叶菊花方：枸杞叶 40 克，菊花 20 克，穿心莲 15 克，苦丁茶 3 克。将 4 味药加水煎煮 30 分钟，去渣留汁，倒入足浴器中，待温度适宜后进行足浴。每晚 1 次，每次 30 分钟，10 天为 1 个疗程。此方对月经紊乱、头晕耳鸣、五心烦热、急躁口苦等症有调理作用。

我请【按足】来帮忙

◎食指扣拳依次顶压肾、肾上腺、膀胱反射区各 50 次，至局部微感胀痛为宜。

◎拇指指腹推按输尿管反射区、肺反射区各 50 次。

◎食指扣拳顶压大脑、垂体、甲状腺、甲状旁腺、生殖腺、子宫、腹腔神经丛反射区各 50 次。

◎食指扣拳顶压心、肝、脾、胃反射区各 50 次。

喉咙生梅核气，足浴助散结

Q：我闺女前一阵生孩子，我和老伴儿可高兴坏了！哪想到女儿没两天就因为乳腺炎住院，我忙前忙后好不容易伺候她出了月子，现在一家三口回自己家过日子去了，我不放心，又每天给他们做了吃喝送去。把她们照顾得倒是挺好，可前几天我一觉醒来，却开始感觉喉咙像堵了个东西似的，咳嗽咳不出来，吐痰吐不出来，平时说话吃饭感觉倒没什么，就是不能静下来，一静下来就觉得嗓子堵得不舒服，令人倍感烦躁。去医院做了一个喉镜，可什么也没有，这是怎么回事啊？

这位患者感觉喉咙里有异物感，但又检查不到异物，西医称这种症状为“喉部神经官能症”，中医称为“梅核气”。“梅核气”是一种形象的叫法，就是感觉喉咙里似乎有个像我们平时吃的话梅吐出来的梅核那样大小的东西堵着，咽不下去，又吐不出来。

梅核气虽说是病在咽喉，但是其病理形成却不在咽喉本身。中医认为，梅核气多由情志不畅，肝气郁结，循经上结于咽喉所致；或因肝郁脾滞，津液不得输布而成痰，痰气结于喉咙而引起。这位患者忙于照顾女儿和外孙，每天来回医院家里奔波，伺候着大大小小，虽然是人逢喜事精神爽，但也难免牵肠挂肚，奔波劳碌。本来是上了岁数的人，忙碌不堪加上天气炎热，就容易心火上炎，气血凝结于咽喉，因此导致咽喉充血、黏膜干燥而发病。大家想想啊，就好像刚烧好的开水灌进暖瓶里，上面再塞个瓶塞，有时候那股热气甚至能把瓶塞顶上来，梅核气就像这个现象，肝气得不到疏泄，全部堵塞在咽喉部，自然就会生病。

肝胆主疏泄，脾胃主运化，为气机升降枢纽。若肝气郁结，胆失疏泄，少阳经脉阻滞，气机不利，以咽喉一侧不适为主，或见胸闷不舒，心烦气躁。《金匮要略·妇人杂病脉证并治》指出：“妇人咽中如有炙脔，半夏厚朴汤主之。”这里的“炙脔”，就是指煮熟的肉，意思就是，妇人感觉咽喉里好像有一小块肉卡在那里似的，用半夏厚朴汤进行调理治疗。我把古方进行改良，变为一个辅助治疗的半夏厚朴祛核泡脚方。

半夏、厚朴、小柴胡、绿萼梅各 15 克。

本方用于七情郁结、痰涎凝聚之梅核气。具体做法：将 4 味药材加水煎煮 30 分钟，去渣留汁，放至温热后进行足浴，每日 1 次，每次 30 分钟。

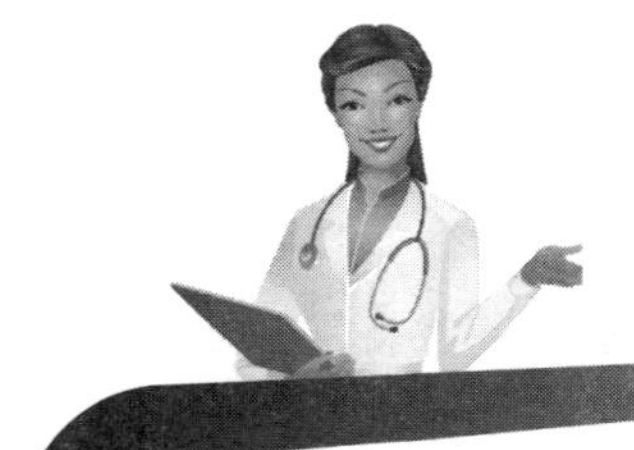

健康足浴专家谈

梅核气主要是由肝气郁结引起的，而脾胃失调同样会使痰浊内生。这类患者除了喉咙有明显的异物感，还有确实存在的难以咳出的痰，吞之不下，吐之不出，因此我再开几个泡脚方，几个药方可以轮换着来调理身体。

1. 逍遥祛核汤：柴胡、枳实、白芍药、炙甘草各 10 克。将 4 味药材加水上火煮沸，转小火煎 30 分钟左右，去渣留汁，倒入足浴器中，待温度适宜后进行足浴，每日 1 次。此方可升清降浊、调和肝脾，有助于顺畅气机。

2. 芳香祛核汤：川贝母、薄荷、射干各 10 克。将药材加水上火煮沸，转小火煎 30 分钟左右，去渣留汁，倒入足浴器中，待温度适宜后进行足浴。每日 1 次。按此方可化浊利湿、清咽化痰。

3. 9 味祛核水：生地黄、玄参、麦冬、香附、丹参、黄芪、川芎、桂枝各 30 克。将 9 味药材加清水浸泡 30 分钟，上火煮沸后转小火煎 30 分钟左右，去渣取汁，倒入足浴器中，先进行双足熏蒸，待温度适宜后进行足浴。每日 1 次，每次 30 分钟，10 天为 1 个疗程。此方对虚火上升导致的咽喉失养有帮助。

4. 陈皮半夏化痰水：取陈皮、半夏、神曲、砂仁、吴茱萸各 10 克。将上述药物加水煎煮，去渣取汁，待温度适宜后足浴。每日 1 次，每日 30 分钟，10 天为 1 个疗程。

我请【按足】来帮忙

足浴方法确实对辅助治疗梅核气有较好的疗效，搭配足底按摩，更可起到事半功倍的效果。

◎食指扣拳法顶压肾、肾上腺、垂体、膀胱反射区各 50 次，按摩力度以局部有胀痛感为宜。

◎由足趾向足跟方向用拇指指腹推按输尿管反射区 50 次。

老慢支喘得慌，化痰平喘最关键

Q：秦主任，我今年62岁，患了6年的老慢支。单位经常组织活动，有一回举办冬泳大赛，我是个冬泳爱好者，肯定是要参加的。当时我正感冒，顶着高烧去冬泳。结果可想而知，感冒加重了，转为气管炎，当时大夫让好好打针吃药，我也没在意。治病没有去根，转为了慢支，时好时犯，天气暖和还好，赶上天气寒冷，咳嗽几乎就是停不下来，有痰，也不难咳出来，就是痰白又稀薄。这可叫我如何是好？

慢支，是慢性支气管炎的简称，主要症状为反复发作的咳嗽、咳痰、胸闷气短或伴有喘息，发作时间长。我国秋冬季节常见病排行榜中，老年慢性支气管炎高居第二位，多发于中老年人以及北方寒冷地区，症状冬重夏轻，遇寒加重，遇暖缓解。慢性支气管炎拖得时间过长，很容易损伤肺泡细胞，导致肺气肿，严重者有可能因为呼吸衰竭而危及生命。

中医认为，老慢支发病原因多与年老体衰、肾气不足有关，一般分为热证型和寒证型。热证型患者经常有咳嗽咳痰、痰黄黏稠且难以咳出、舌红苔黄、脉弦细滑。寒证型患者经常是咳嗽咳痰、痰色白稀、肺部可听到干湿啰音、舌质淡、苔白脉弦紧。

老慢支治疗的时候需要辨证施治，例如，上文这位患者就是属于典型的寒证型。

由于治疗时没有遵医嘱根治，渐渐转变成为了老慢支。

治疗老慢支，化痰平喘是关键，气道不堵塞了，体内和体外的气流才会顺畅。这里，我推荐一个止咳定喘足浴方。

桂枝、生姜各30克，苏子、麻黄、细辛各15克。

本方能温肺散寒、止咳定喘。具体做法：将5味药加水煎煮20分钟，去渣取汁放至温热后泡脚。每日1次，每次30分钟左右，10天为1个疗程。

另外，春夏两季阳气较为充足，慢性支气管炎往往处于相对缓解不易发作的阶段，此时患者应多多保护自身的阳气，为身体打下坚实的基础，减少日后慢支的发作。冬季则是慢支的多发阶段，出门时最好带上口罩，避免直接呼吸到寒冷的空气，而且尽量远离吸烟人群，避免吸二手烟而对气管造成极大的伤害。

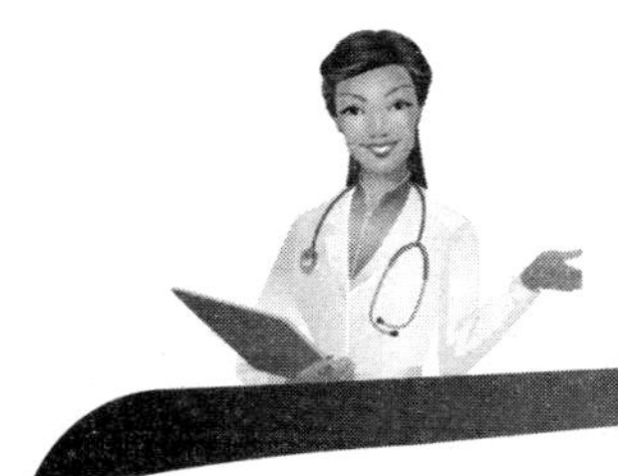

健康足浴专家谈

慢性支气管炎病程较长，长期服药易伤脾胃，足浴法能通过足部皮肤穴位吸收药物，改善内脏状态，调理肺功能，既可达到止咳化痰的功效，又能避免药物对脾胃造成伤害。下面我再给大家推荐几个平喘化痰的足浴方，希望能够帮到那些慢支患者。

1. 桑白银花麻黄汤：桑白皮和银花藤各 30 克，麻黄 10 克。将 3 味药材加水煎煮 20 分钟，煎好后去渣取汁，倒入足浴器中，先熏蒸双足，待温度适宜后再进行足浴。每天熏泡 1 次，药汁凉了可再加一些热水，多泡一会儿，10 天为 1 个疗程。可清热宣肺。

2. 半夏止咳方：姜半夏、麻黄、细辛各 20 克，冰片 2 克。将前 3 味药加水煎煮，煮沸后加入冰片，煎好后取药汤，倒入足浴器中，先熏蒸双足，待温度适宜后进行足浴。每天熏泡 1 次，10 天为 1 个疗程。可祛风散寒、宣肺止咳。

3. 枇杷叶祛痰方：枇杷叶 25 克，百部、黄芩、杏仁各 15 克，柴胡、白芥子、陈皮、前胡各 10 克。将 8 味药加水 2000 毫升水煎至 1000 毫升，取汁备用，将药渣再加水 2000 毫升，再煎至 1000 毫升，去药渣后将两次的药汁同时放进足浴器，待温度能耐受时进行足浴。若药液冷却可置火上适当加热后再继续使用，每日 2~3 次，每次 30 分钟，10 天为 1 个疗程。

我请【按足】来帮忙

医疗经验证明：中药足浴和足底按摩的方式协同进行，对于慢性支气管炎症状的改善有着非常好的疗效。

◎拇指按揉足部肺、支气管反射区 1~3 分钟，以感觉酸胀为宜。此法对因肺气虚、免疫力低下造成的慢性支气管炎有很好的疗效。

◎拇指推足部肾反射区 1~2 分钟，以感觉微热为宜。此法可有效缓解气喘、腰膝酸软等症状。

养脑足浴汤，老年痴呆早预防

Q：我母亲去年去世，对我父亲的打击很大，他开始变得很迟钝，总是丢三落四。有时候和他说话，他的反应总是慢半拍。最近一段时间，他的记忆力出了大问题，有时在小区门口遛个弯儿，就迷路了。有的时候，他坐在家里，连自己是谁，在哪里，都觉得恍惚。我们也带他去医院看了，医生诊断说我父亲这是老年性痴呆的症状。可是老年性痴呆症是一个世界性医疗难题，没有有效的药物能治疗，只能寄希望于提前预防。而我父亲现在已经患上了老年性痴呆症，这可怎么办？

中医将老年性痴呆症归入“呆病”“癫症”“善忘”等疾病范畴，认为老年性痴呆症是由于精气亏损、清窍失养或脏腑功能失调导致气血运行迟缓，使血脉瘀滞脑窍，造成脑部功能活动障碍。可见老年痴呆病在脑部，却不是因脑部而起，其根源在于各脏腑功能的失调。基本病机是髓减脑消，神机失用，脑髓空虚，气血不足致心神失养。

老年性痴呆症的起病往往比较缓慢或隐匿，少数病人会在遇到身体疾病、创伤或精神受到强烈刺激后明显发病。例如，这位提问者的父亲就是在受到妻子离世的打击之后出现明显症状的，根据他的描述判断，老人的病情应属于轻度痴呆，也就是早期老年性痴呆症。

通过多年的医学研究，人们发现中医对老年性痴呆症的治疗颇具效果，尤其是中药泡脚的方法，对于早期老年性痴呆症患者的症状能起到积极的改善作用。这是因为脚部的反射区多，在热水刺激下，具有活血通络、提神醒脑的中药材成分就会在一定程度上促进血液的循环，起到开窍醒脑的作用。早期症状相对较轻，调理起来会相对容易些。

我介绍一个足浴的方子，希望对预防和改善老年性痴呆症提供一些帮助。

丹参、山药各50克，远志、五味子各25克。

本方能活血通络、开窍醒脑。具体做法：将4味药加清水煎煮30分，取汁倒入足浴器中，加2000毫升左右的开水，可趁水温较高时先熏蒸，待温度适宜时再泡洗双脚。每天早、晚各1次，每次40分钟，20天为1个疗程。

需要注意的是，老年性痴呆症患者的思维相对迟缓，因此家人对于水温的控制必须格外小心，以免发生烫伤。虽然现代医学至今没有治愈这种疾病的方法，但通过日常保健护理尽可能延缓病情的发展，尽量提高老年性痴呆症患者的生活质量。

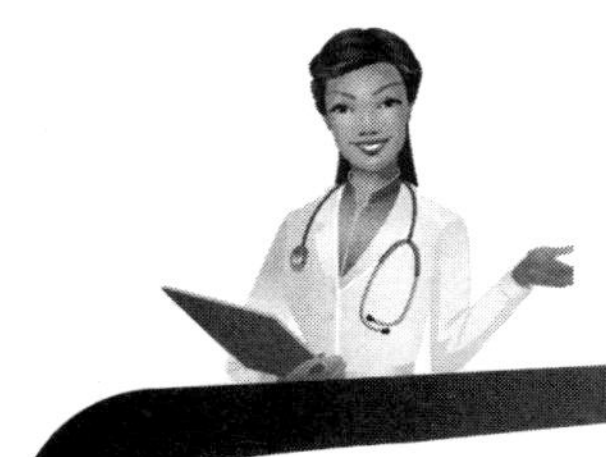

健康足浴专家谈

中药足浴对于老年性痴呆症的防治效果明显，这种办法不仅适用于老年性痴呆症患者，中年人由于预防老年痴呆症的目的也可以使用。这是因为对老年性痴呆症来说，预防的功效大于治疗，如果每个人都能在老年期到来之前养成良好的生活与饮食、保健习惯，完全可以避免与老年痴呆症的最终相遇。下面我再为大家提供 2 个可供预防和改善老年性痴呆症的足浴方。

1. 制首乌泡脚方：制首乌 35 克，夜交藤、熟地黄各 30 克，刺五加 25 克。将 4 味药材加水 2000 毫升，煎至 3/4 水量，取汁倒入盆中，可趁水温较高时先熏蒸双足，待温度适宜时再泡洗双脚。每晚泡洗 1 次，每次 40 分钟，20 天为 1 个疗程。

2. 黑豆枸杞红枣水：黑豆 100 克，枸杞子 20 克，远志 20 克。将 3 味药材加水煎煮 30 分钟，取汁倒入盆中，加 2000 毫升开水，可趁水温较高时先熏蒸，待温度适宜时再泡洗双脚。每天 1 次，每次 40 分钟，10 天为 1 个疗程。

我请【按足】来帮忙

下面为大家介绍可用来搭配足浴缓解老年性痴呆症的足底按摩方法：

◎足底部反射区：头部（大脑）、脑垂体、小脑及脑干、腹腔神经丛、肾上腺、肾。可用拇指指端点法、食指指间关节点法、拇指关节刮法、食指关节刮法、拇指推法、擦法、拳面叩击法等。

◎足外侧反射区：生殖腺。可用食指外侧缘刮法、拇指推法等。

弯腰驼背虽无害，骨质疏松还得防

许多人都觉得腰酸背痛、驼背等是人体老化现象，觉得上了岁数，出现这些症状是自然现象，但是从医学角度来看，这很有可能是骨质疏松症。

《灵枢·经脉》中提到："人始生，先成精，精生而脑髓生，骨为干，脉为营，筋力刚，肉为墙，皮肤坚而毛发长"，人在出生前后的骨骼生长，依赖于肾精。如果先天禀赋不足，后天又调养失当，步入中年后，尽管常常说"正当壮年"，但是实际情况却是骨的强度在不断减弱，钙离子在逐渐流失，且此时又不注重饮食调养，继而损伤脾胃。中医常说，脾为后天之本、气血生化之源，脾胃受损，四肢百骸失于滋养，自然容易出现骨质疏松症。

骨质疏松症表现为：腰膝酸软、周身骨痛、筋脉拘急等，中老年人多出现早衰、牙齿松动、脱发、健忘等症状。前面这位患者的症状就是肾精不足而导致的骨骼变形，又因脾胃失调导致易腹泻，脉迟细无力说明气虚。在中医上讲，肾脾气虚的症状就需要以补脾益肾、强壮肾气、补肾生精、温养脾胃的药物来调理。

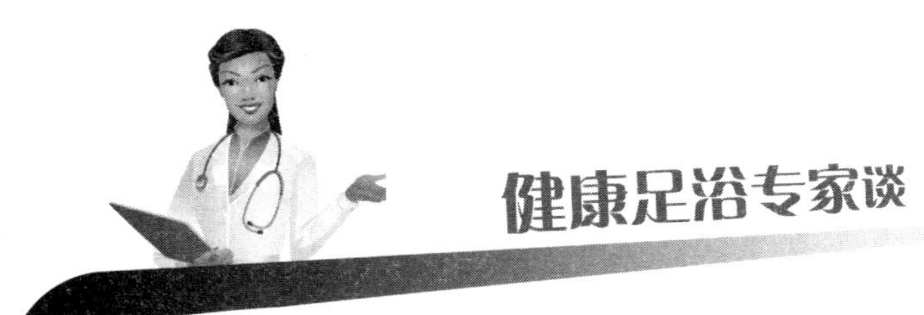

足浴对症用药，以温养脾胃，强壮肾气，对于防治骨质疏松可以起到很好的辅助作用。如果能及早进行足浴预防或者在骨质疏松症发生之初就进行足浴，效果会非常明显。

1. 筋骨活络方：艾叶、宣木瓜、伸筋草、红花各 20 克，将 4 味药加水煮沸 30 分钟，然后取汁泡脚。每日 1 次，10 天为 1 个疗程，可以改善腰膝酸软等症状。

2. 通络补阳方：党参、熟地、杜仲、续断、狗脊各 15 克、黄芪、牛膝各 10 克、丹参 30 克，将 8 味药加水煮沸 40 分钟，取汁泡脚。每日 1 次，10 天为 1 个疗程，可以调理肾脏，活络筋骨，改善气虚等症状。

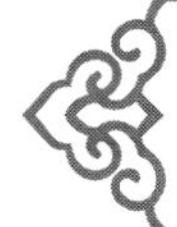
男人有苦衷，足浴帮您解忧愁
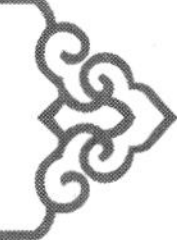

吸烟有害健康，常行足浴解烟毒

古书中对于烟草烟雾的作用早有研究，例如有说：“烟气从管中入喉，能令人醉，亦辟瘴气，捣汁可毒头虱。”这说明烟草在中国古代主要作用就是辟瘴气、杀头虱，烟草有毒是毋庸置疑的。《庄子•刻意》中说：“吹呴呼吸，吐故纳新，熊经鸟申，为寿而已矣。”这说明呼吸对我们的健康很重要，而呼吸主要功能器官就是肺。那么，烟草和肺部有什么关系呢？

注意观察身边的那些“老烟枪”，我们就会发现，他们大多都有老慢支或者慢性咽炎，多痰、咳嗽，易口渴，口干，舌苔浊黄，厚腻，这都是长期吸烟引起的肺部损伤。人在吸烟的过程中，把烟雾中的毒素吸入肺部，形成黏性物质，长期累积在肺里，堵塞肺里的气流进出，就形成了痰，痰的生成聚集，就会导致肺部的“清洁排毒”功能受损，无法将体内的浊气排出。另外，香烟燃烧后释放出的一氧化碳能降低红细胞将氧输送到全身的能力，造成血液供氧不足。因此，吸烟对于全身影响是极大的。

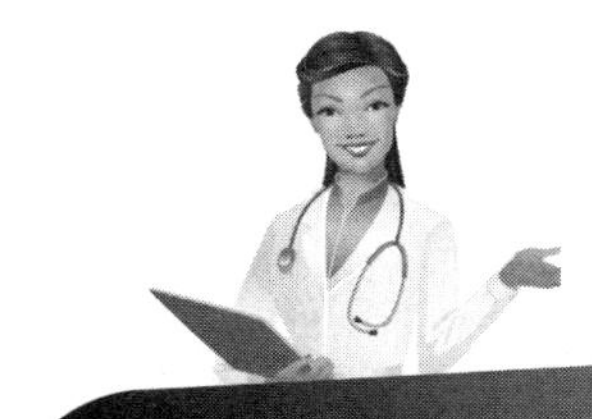

健康足浴专家谈

为了自己和家人的健康，吸烟者最好能够果断戒烟。但如果一时难以成功，可以采取中药浴足的方法清宣肺气、暂解烟毒。

1. 鱼腥草半夏解毒方：取鱼腥草、半夏、桔梗、薄荷、化橘红各 10 克，将 5 味药物加水煎煮 30 分钟，去渣取药汤泡脚。每日 1 次，每次 30 分钟。

2. 薄荷白前猫爪汤：取薄荷、白前、猫爪草各 10 克，加水煎煮 30 分钟，去渣留汁，温度适宜后泡脚。每日 1 次，每次 30 分钟。

通闭导淋汤，前列腺不再增生

Q：秦主任，我父亲80多岁了，最近因为前列腺增生做了手术。我今年60岁，也有了前列腺增生症，不仅排尿困难，尿道有烧灼感，偶尔还有血尿，次数也增多，有时候甚至出现了尿失禁，便秘。去医院检查，残尿在80ML以上。医生劝我住院手术，我一听要做手术，就觉得有些害怕，请问有没有什么好的办法可以避免手术？

前列腺增生导致的小便排便困难、闭塞不通在中医称为癃闭。癃就是小便不畅、滴滴答答，病势比较缓；闭是指小便点滴而短少，病势较急。中医学对前列腺增生的认识较早，认为该症是男子进入“七八”之年，肾气虚衰，肾之阴阳不足所致，不能化气行水，膀胱气化无力，而见排尿困难，甚则尿闭。但是由于体质不同，故临床辨证需根据体质及病理变化之不同，明辨寒热虚实。

◎湿热蕴结证：夜尿不安，小便频而黄赤，尿急尿痛，低热，便秘，小腹胀满等，舌苔黄腻，脉弦数或滑数。

◎脾肾气虚证：尿频，余沥不尽，面色萎黄，全身倦怠，动则气短，舌苔薄白，脉弦细。

◎气滞血瘀证：尿如细线有分叉，尿需分段排出，自感尿液无法排尽，舌质暗或有瘀斑，脉弦涩。

◎气阴两虚证：尿线细缓无力，余沥不畅，时欲小便而量不多，时发时止，遇劳即发，腰膝酸软，口干咽燥，潮热盗汗，头昏耳鸣，舌质淡，苔薄白或薄黄，脉细稍数。

◎肾阳不足证：小便排出无力，尿线细，射程短，甚至滴沥不爽，严重者尿闭不通。伴面色㿠白，畏寒肢冷，神疲乏力，腰膝酸软，小腹发凉。舌淡体胖，苔白，脉沉细弱。

上面那位提问的患者朋友就属于湿热蕴结症引起的前列腺增生。前列腺增生会造成尿道阻力增加，残尿量增多，膀胱有效容量减少，尿频逐渐加重。患者若是湿热蕴结，则容易发生前列腺充血水肿，继而发生癃闭之苦。对于上问所说那位患者的情况，我推荐导淋汤方辅助调理，看看能不能解决问题。

栀子、瞿麦、车前草各15克。

本方有通闭导淋之功效。

具体做法：将 3 味药加清水煎煮 30 分钟，煎好后去渣留汁，待温度适宜后泡脚。每日 1 次，每次 30 分钟，10 天为 1 个疗程。

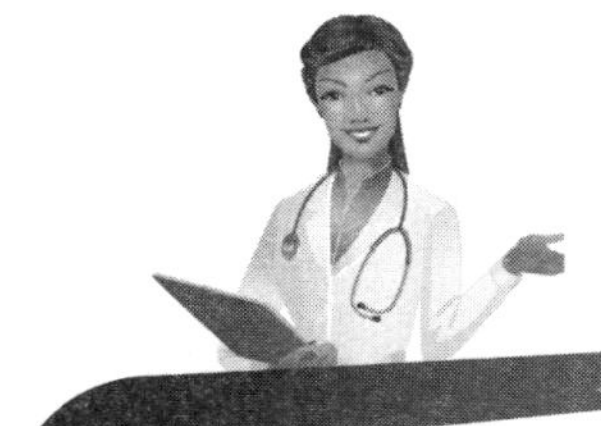

健康足浴专家谈

每晚临睡前进行中药足浴，能使双足温热，穴位经气通畅。中药的有效成分透皮进入体内，随经络运行至病患处，能调节膀胱与前列腺功能，减少尿频、夜尿增多、尿后余沥、尿意不畅等现象；还可活血化瘀，驱邪散寒。但需要提醒患者的是，过敏体质者要谨慎使用。

1. 前列腺增生伴大便干燥、小便不畅症状。取大黄、芒硝、泽兰、艾叶、益母草、天花粉、车前草各 15 克，白芷、桂枝各 10 克，生葱 30 克。将 10 味药材加水，大火煮沸，转小火继续煎煮 20 分钟，去渣取汁，倒入足浴器中，加入适量热水，待温度适宜时进行足浴，水温稍降时可续加开水。

2. 前列腺增生伴有尿意，却难以排出症状。取艾叶、赤芍、泽兰、蒲公英各 20 克，桂枝、红花各 10 克。将 6 味药材加水，大火煮沸，转小火继续煎煮 20 分钟，去渣取汁，倒入足浴器中，加入适量热水，待温度适宜时进行足浴，水温稍降时可续加开水。

我请【按足】来帮忙

泡脚加足底按摩的方法辅助治疗前列腺增生效果好，具体按摩手法如下：

◎食指扣拳顶压前列腺反射区 100 次，顶压肾、膀胱、肾上腺、尿道、生殖腺反射区各 50 次，以局部有胀痛感为宜。

◎拇指指腹推按输尿管反射区、肺反射区各 50 次。

◎食指扣拳顶压垂体、下身淋巴结反射区各 50 次。

脾胃动力汤，甩掉将军肚

Q：秦医生，我今年32岁，身高175厘米，在一家企业担任销售经理，平时应酬比较多，上下班出门办事跑业务基本都开车，现在体重已经200斤了，走两步路都喘得不行，尤其这肚子，大得厉害，人也懒得动弹，高血压、高血糖、高血脂“三高”一个都没落下。我也知道这样胖下去对身体健康不利，最近打算向领导申请转到别的部门去，可这身体应该怎样调理呢？

这位患者朋友能够意识到肥胖对身体的影响，还是可喜可贺的。许多女孩子瘦得像风一吹就倒，还每天嚷嚷减肥，这样对健康不利，但是如果一个人的腹部过多堆积脂肪，就很有必要减肥了，因为会使得多余的脂肪进入血液循环，使血液里的油脂增多，黏附在血管壁上，很容易造成血管堵塞，是心脑血管疾病发生的主要原因。

另外，体重过高又会加重心脏负担，想想看，一个拳头大的心脏却要为100千克体重的人供血，也是不堪重负、疲劳不已的。好在这位患者朋友已经下定决心要改变自己的生活状态了，那么又该如何调理呢？

我们知道，足太阴脾经和足阳明胃经都循环过腹部，和足部相联系，在治疗上，必须通过提高脾经和胃经功能，促进新陈代谢，以减少腹部脂肪。另外，我们还需要注意一点是，肥胖的人看似胃口很好，消化功能不一定好，人的肠胃能力也有限，不是什么都能快速消化，肉类食品吃得过多，也是给肠胃增加负担。因此调理起来，除了养成良好的生活和饮食习惯之外，还可以通过足浴方法健脾消食，行气导滞。

山楂、商陆、白扁豆各10克。

山楂和白扁豆都是百姓家里寻常见的，平日里用山楂泡水也对消除腹部脂肪极有好处。作为泡脚方而言，山楂归脾、胃经，又善于消化油腻积食，可以排油减脂；白扁豆除了能够健脾化湿之外，还能利尿消肿，商陆则能排湿利水。具体做法：将3味药材加水煎煮30分钟，去渣留汁，待温度适宜后浴足。每日1次，每次30分钟，10天为1个疗程。

除了泡脚之外，我还建议在生活、饮食等方面加以重视。要养成规律的作息时间和进餐时间，每餐不可过饱，饮食尽量清淡，限制烟酒，同时要加强锻炼身体，能走路的时候就不要坐车。

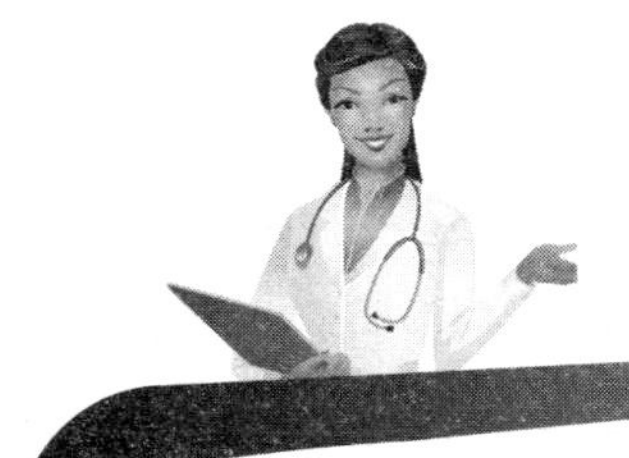

健康足浴专家谈

导致肥胖的因素有很多，减掉“将军肚”也要对症下药。下面再为大家提供几个减腰腹的足浴方。

1.消化型肥胖。这类肥胖的诱因是脾胃功能不佳导致消化不良，以至于体内无法吸收营养，毒素也无法顺利排出。这类人群腰腹部肥胖特别明显，通常都有消化不良，胃部发胀的毛病。

⊙山楂酸枣仁汤：取山楂、酸枣仁各15克，干姜、桑枝各5克，将4味药放在1000毫升凉水中浸泡15分钟，用纱布包裹一层后再加入1000毫升水加热煮沸，改小火继续煎煮半小时，取汁足浴。注意足浴时水面要超过脚踝，水温在40℃左右，泡浴时间为40分钟，可每天1次，时间可自行安排，但千万不要选择饭后1小时内，避免出现肠胃供血不足。

2.脂肪型肥胖。这类肥胖的诱因，就是因为摄入热量过多导致了脂肪的堆积，这类人全身肥胖，尤其是腰腹部。

⊙冬瓜皮茯苓泡脚方：取冬瓜皮(鲜)200克，茯苓100克，将2味药用纱布包裹起来放入2000毫升水加热煮沸，改小火煎煮30分钟，取汁足浴，可加热水。注意水温不高于40℃，水要没过脚踝，每次20分钟左右，最好在睡前进行。

⊙荷叶汤：取鲜荷叶300克，将荷叶择净捣碎，加水2000毫升煎煮，煮沸15分钟后去渣取汁，放至温热后足浴。每日睡前1次，每日1剂，每次30分钟，10日为1个疗程，可清热利湿、降脂、瘦腰腹。

我请【按足】来帮忙

足浴之后，再进行适当的足部按摩，可加强脾胃动力，久而久之便能减掉“将军肚”。

◎食指扣拳顶压垂体、生殖腺、十二指肠、肾上腺反射区各50次。

◎拇指指腹推按甲状腺反射区50次。

◎食指扣拳顶压胃、小肠反射区各50次。

益精扶阳汤，重振男人的“雄风”

Q：秦大夫，我有一个不好意思的事情想要咨询你。我今年40岁，结婚十年了，夫妻感情一直不错。但今年以来，单位又是评职称，又是晋升，还要报科研课题，弄得我每天都精神疲惫的，回到家只想躺床上睡觉。偶尔老婆有想法，我也有心无力，总是三下两下完事了。那天老婆不知道从哪给我弄来壮阳药……哎，你说我这才40岁就得靠壮阳药，这以后可怎么办啊？

人到中年，精力跟不上是很正常的事情，生病还是应该积极求医，而不是藏着掖着。古人通常都把性生活称为房事，提出“房事有节”的说法，意思就是性生活应当有规律，有节制，否则就会对身体造成损害。

在古代中医看来，男子精液和女子阴精都是维持生命活动的重要物质，《灵枢•邪气脏腑病形》称阳痿为“阴痿”，《灵枢•经筋》称为“阴器不用”，在《素问•痿论》中又称为“宗筋驰纵”和“筋痿”。《太平惠民和剂局方》称为“阳事不举”。《景岳全书•阳痿》说“阴痿者，阳不举也”，指出阴痿即是阳痿。

现代中医总结历代经验认为，阳痿就是指青壮年男子，由于虚损、惊恐或湿热等原因，致使宗筋驰纵，引起阴茎萎软不举，或临房举而不坚的病证，常与遗精、早泄同时并见。阳痿若以命门火衰为因者，多见年轻时房事不加节制所致，常见头晕耳鸣、腰膝酸软、畏寒肢冷、精薄清冷、脉弦沉细；如果是情绪抑郁而导致房事不举，多表现为烦躁易怒、胸肋胀闷、苔薄脉弦等；如果是湿热下注证型，则常见阴囊潮湿、浑身乏力、小便黄赤、舌苔黄腻、脉濡数等，治疗的时候，要分清楚证型。另外，有时候受过外伤，导致淤血阻滞，阴部宗筋失养，也会造成阳痿。

提问的这位朋友也不要有心理负担，其实这完全是可以理解的。他主要是由于过度劳累、精神压力大，从而阻遏阳道，使得阴茎不能正常勃起。在中医方面，完全可以通过足浴来进行日常保健，我推荐一个益精扶阳的方子。

补骨脂、阳起石、巴戟天、花椒、芡实各15克。

本方能够补肾阳、强阳起萎、固精止遗。具体做法：将5味药材在清水中浸泡2小时，而后上火煎煮40分钟，去渣留汁，待温度适宜后浴足。每日1次，每次30分钟，10天为1个疗程。

阳痿多为积累成疾，切不可以错治错，急于求成，图一时之快而滥用激素类药或者大补壮阳之药，一来价格昂贵，二来药物成分中有可能含有激素，对身体并没有好处。不要因为难为情而不敢去求医，在医生面前，病患都是平等的。

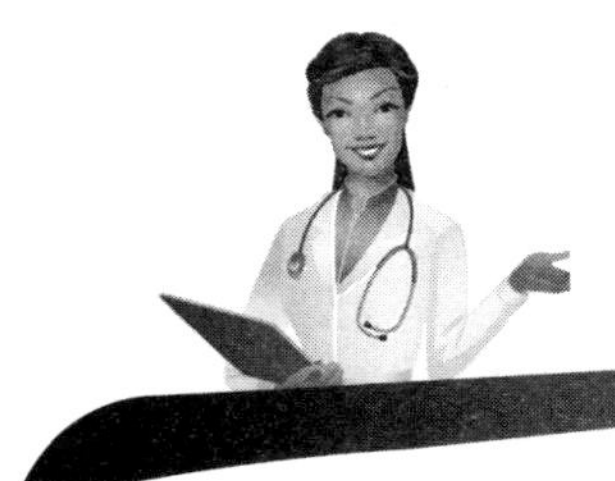

健康足浴专家谈

阳痿的治疗当以健脾益肾、宁心安神为主，内治外治均可，尤其外治法效果更佳，下面为大家介绍几个对症的足浴方：

1. 韭菜子刀豆补阳泡脚方：取韭菜子、生姜各30克，刀豆100克，将3味药材加水煎煮40分钟，煎好后去渣取汁，倒入足浴器中，待温度降至适宜后泡脚。每日1次，每次20分钟，15天为1个疗程。此方有温补肾阳的功效。

2. 覆盆子壮阳泡脚方：取覆盆子、枸杞、菟丝子各25克，杜仲、巴戟天、肉苁蓉各20克，路路通15克。将7味药材加清水适量浸泡20分钟，放入砂锅中煎煮40分钟，煎好后去渣取汁，加1500毫升开水放入足浴器中，先熏蒸阴部，温度适宜时泡脚。每天2次，每次40分钟，15天为1个疗程。可活血通络，补肾壮阳。

3. 苦参蛇床子泡脚方：取苦参、蛇床子、夜交藤各30克，将3味药材加水煎煮30分钟，煎好后去渣留汁，待温度降至适宜后泡脚。每日1次，每次20分钟，15天为1个疗程。可清热利湿，可改善阴茎萎软、阴囊潮湿等症状。

4. 锁阳补骨脂泡脚方：取锁阳、胡椒各20克，补骨脂30克，将3味药加水煎煮30分钟后去渣留汁，待温度降至适宜后进行足浴。每日1次，每次20分钟，15天为1个疗程。可温补肾阳。

5. 金樱子固精起萎泡脚方：取金樱子、巴戟天、淫羊藿各30克，阳起石25克，柴胡15克，将5味药材加水煎煮30分钟后取汁，加1500毫升开水，先熏蒸阴部，待温度适宜时泡脚。每天早晚各1次，每次30分钟，10天为1个疗程。可疏理脾气，升举阳气。

拒绝早泄，滋阴补肾固精关

Q：秦主任，我今年26岁，偶尔有手淫自慰习惯，今年年初结了婚。但是不知道是我经验不够还是我真的早泄，本来“性”致勃勃，可总是还没沾着媳妇的边儿就射精了。媳妇总是安慰我说不要紧，但是我毕竟是个男人，思想负担很重。最让我害怕的是，我现在觉得在这方面兴趣不像开始时那么大了，身体也虚弱了很多。有什么好办法可以解决我的难言之隐吗？

早泄是指在性交前即排精或泄精的病症。多因房事过劳、频繁手淫或禀赋素亏、精关不固，以致肾精亏耗、肾阴不足，相火偏亢，或体虚羸弱、肾阴阳两虚。此外，过度兴奋或紧张冲动也是引起早泄的原因之一。中医认为早泄病证主要分为以下几类：

◎心脾两虚型。有心慌、心跳、心悸、神疲、记忆力减退、失眠、多梦、多汗、食欲不振、大便溏薄或便血等症状。

◎肝胆湿热型。性欲亢进，有烦躁、易怒、厌食、皮肤发黄、恶心呕吐、口苦、梦遗、阴囊潮湿、小便短赤、尿后余涩、腹胀腹痛等症。

◎阴虚火旺型。性欲亢进，有梦遗、心烦、易怒、口干、咽痛、口渴、喜冷饮、五心烦热、失眠、多梦、腰膝酸软、形体消瘦、尿短赤、大便干结等症。此外，本证型可能午后或夜间有低热，次日清晨自退，入睡后有盗汗，睡醒如常。

◎肾气不足型。有性欲减退、滑精、耳鸣、腰膝酸软、面色苍白、夜尿频多、小便清长、尿后余涩不尽等症。

早泄治疗应以滋阴补肾益精为主，火旺者兼降火，阳虚者兼温肾阳。这位患者是新婚发生早泄，多因精神过度紧张或过度兴奋引起，原本不必过于在意。但这个年轻人思想负担过重，急于证明自己，又屡次失败，身体消耗已经很大。这时有必要进行一段时间的休息和调整，暂停性生活，并及早就医，可这位年轻人依然抱着沉重的思想包袱继续挥霍精力，这就导致了因肾气不足引起的早泄。如果想在家自我调养，我建议不妨试一试中药足浴的方法。

蛇床子、地骨皮、石榴皮各10克。

本方能滋阴补肾，温阳止泄。具体做法：将3味药材加清水浸泡10

分钟后加水煎煮30分钟，倒入专用盆中，先熏洗龟头，待温度适宜后浸泡龟头10分钟左右。然后将药汁倒入足浴器中，加开水适量进行足浴，每晚1次，每次30分钟，15天为1个疗程。

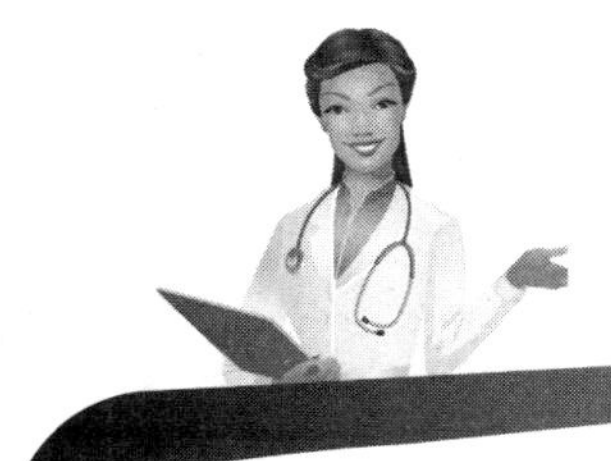

健康足浴专家谈

很多病都是思想因素促成的。治疗早泄，首先要放下思想包袱。对于早泄现象，中医采用足浴的方法对症调理，临床效果非常好。下面再为大家介绍几个有助于治疗早泄的足浴方。

1. 龙胆草黄芩方：取龙胆草5克，黄芩20克，鲜马齿苋100克或干品200克。将3味药加水煎煮30分钟后去渣取汁，倒入专用的盆中，待温度稍降后先清洗阴茎，然后再将药汁倒入足浴器中进行足浴，水温下降可加开水。每日1次，每次30分钟，15天为1个疗程。对早泄伴口苦、咽干、心烦、尿黄症状有改善作用。

2. 菟丝子莲须方：取菟丝子、莲须各30克，远志20克，盐2克。将3味中药加水煎煮30分钟，煎好后去渣取汁，倒入专用盆中，加入2克盐，待温度稍降后先清洗阴茎，然后再将药汁倒入足浴器中进行足浴，水温下降可加开水。每日1次，每次30分钟，15天为1个疗程。可补肾收敛、宁心安神。

3. 二子芡实水：取金樱子10克，五倍子、芡实各20克，生壮蛎、生龙骨各30克，加水浸泡10分钟，再煎煮30分钟，煎好后去渣留汁，倒入专用盆中，先进行龟头清洗，温度适宜后浸泡龟头5分钟；然后将药液倒入足浴器中进行足浴，药凉可加开水。每晚1次，每次20分钟，15天为1个疗程。有助于固肾精、止早泄。

4. 细辛丁香泡脚方：取细辛、丁香各20克，75%酒精100毫升。将细辛和丁香放入100毫升酒精中浸泡一周，每日烧开水一壶，倒入足浴器中，待温度降至适宜后，加药酒20毫升进行足浴。每日1次，每次30分钟，10天为1个疗程。

辨证足浴调心肾，有梦无梦精不遗

Q：秦主任，您好！我今年28岁，最近总做性梦，然后早晨醒来的时候会发现遗精。一次两次还好，总是这样就不正常了，我也不可能总琢磨这方面的事啊！这让我很紧张，整个人都没有精神，全身乏力，心情很是烦躁，觉也睡不好，甚至不敢睡觉了，慢慢又出现了失眠。我该怎么办？

遗精一证，在《金匮要略·血痹虚劳病脉证并治》中称为“失精”和“梦失精”。有性梦而遗精，称为梦遗；无梦而遗精，甚至是清醒时精液自动流出，称为滑精。二者并称为遗精。

《诸病源候论·虚劳病诸候》指出本病的病机有肾气虚弱和见闻感触等：“肾气虚弱，故精溢也。见闻感触，则动肾气，肾藏精，今虚弱不能制于精，故因见闻而精溢出也。”遗精的主要病位在肾和心，并与脾、肝密切相关。多因脾肾亏虚、精关不固，或火旺湿热、扰动精室导致。多由于房事不节、先天不足、思欲不遂、湿热侵袭、疲劳过度、用心过度、恣情纵欲等因素诱发。中医将遗精分为以下三种类型：

◎阴虚火旺型。有性梦而遗精，阴茎易举、精液易泄。伴有双颊潮红、心烦、心慌、头昏、失眠、神倦、乏力等症，舌质偏红，苔少、脉细。治疗时应以滋阴降火为主。

◎肾精不固型。无梦而遗精，滑精不禁、精液清冷。伴有精神萎靡、腰腿酸冷，头晕、耳鸣、面白、囊缩湿冷等症。舌淡，苔白滑，脉沉无力。治疗时应以温肾固涩为主。

◎湿热下注型。遗精频繁。有口苦或渴，阴茎中涩痛、小便热赤等症。舌苔黄腻，脉滑数。治疗时应以清热利湿为主。

成年男子，遗精次数达到每周2次以上，且有头昏眼花、耳鸣、失眠健忘、神倦乏力、腰膝酸软等症，属遗精范畴，应及时就诊。这位患者经常因性梦而遗精，同时伴有神倦、乏力、烦躁、失眠等症状，这是因思虑不遂或用心过度所致，其病在心，可以判断为阴虚火旺型的遗精。我建议采用中药足浴的方法达到滋阴降火的效果，下面推荐一个足浴方。

取当归、白芍、川芎、生地、麦冬、知母、黄柏、黄连各20克。

本方可清热养阴止遗，对阴虚火旺型遗精有效。具体做法：将8味药加水煎煮40分钟，煎好后去渣取汁，倒入专用盆中，先趁热熏洗阴部，待温度适宜后进行足浴。每晚1个次，每次20~30分钟，10天为1个疗程。

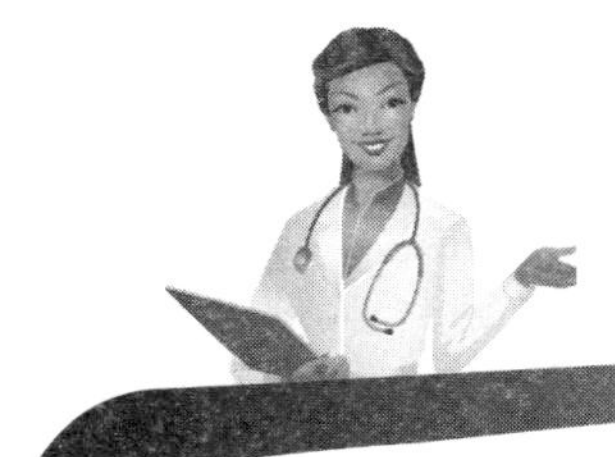

健康足浴专家谈

治疗遗精，重在调理心、肺、肝、脾各脏腑。中药足浴的方法可使药物透皮吸收，减少胃肠刺激，尽早发挥效用，对治疗遗精大有益处。下面我再为大家提供几个对症治疗遗精的足浴方。

1. 玄参五倍子水：取玄参30克，五倍子15克，将2味药加清水浸泡10分钟后煎煮30分钟，煎好后去渣留汁，倒入专用盆中，趁热熏洗阴部及阴茎、阴囊，待温度适宜后进行足浴。每晚1次，10天为1个疗程。适用于阴虚火旺型遗精。

2. 仙鹤草黄芩水：取仙鹤草20克，黄芩、丹皮各9克，将3味药加清水浸泡10分钟后煎煮30分钟，煎好后去渣留汁，倒入足浴器中，待温度适宜后足浴。每晚1次，每次20分钟，10天为1个疗程。可滋阴降火止遗，对阴虚火旺型遗精有改善。

3. 艾叶雄黄泡脚方：取艾叶30克，雄黄6克，防风60克，花椒6克，将4味药加水浸泡10分钟后煮沸，转小火煎煮20分钟，去渣取汁，倒入足浴器中，放至温度适宜后泡脚。每晚1次，每次20分钟，15天为1个疗程。可温阳补肾，对肾精不固型遗精有一定疗效。

4. 苦参黄柏汤：取苦参、黄柏各15克，将2味药加清水浸泡10分钟后煎煮30分钟，煎好后去渣留汁，倒入足浴器中，待温度适宜后进行足浴。每晚1次，每次20分钟，20天为1个疗程。可清热利湿，适用于湿热下注型遗精。

5. 知母泽泻汤：取知母、黄柏、泽泻各15克，将3味药加清水浸泡10分钟后煎煮30分钟，煎好后去渣留汁，倒入足浴器中，待温度适宜后进行足浴，每晚1次，每次20分钟，20天为1个疗程。可清热利湿，对阴虚兼湿热型遗精有帮助。

男性不育，可从足浴中找妙方

男性不育是困扰夫妻之间和谐生活的一个重要障碍。生儿育女是人类传统的愿望，一般正常的育龄夫妻在12个月以上没有采取任何避孕措施并有规律的性生活，女性在检查后发现并无不孕能力的，则能确定男性患有不育症。

中医古籍《石室秘录》曾记载："男子不能生子有六病。"分别是一精寒，二气衰，三痰多，四相火盛，五精少，六气郁。这六种证候其实就是说明男性不育的六种原因。

◎精寒。命门火衰证，精液温度低，下焦虚寒，难以使女性达到受孕效果。

◎气衰。一般泛指脏腑功能虚弱，或者肾气不足，男性肾气不足则肾精产生的内在动力不足，难以受孕。

◎痰多。痰湿内盛证。说明脾脏功能虚弱，脾脏为"气血生化之源"，痰湿蕴积脾胃，导致气血精津化生不足，难以受孕。

◎相火盛。相火是中医特有的概念，有温养脏腑、主生殖的功能。但如果相火亢盛，则易出现遗精、早泄症状，导致不育。

◎精稀少。肾阴亏虚证，也就是说男女性生活中，男性射精量偏少不足以受孕，有时则是因为房事不节制，劳心过度，耗损精气所致。

◎气郁。一般是肝气郁结证，宗筋失养，导致阳痿等症状。

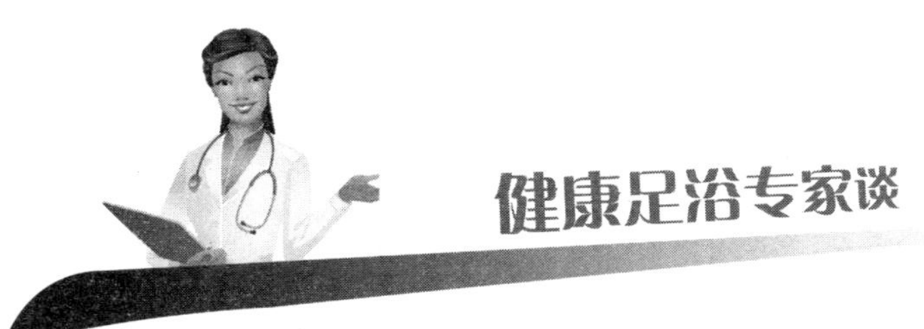

足浴在调理男子不育症方面有着较好的辅助作用。

1.蛇床子枸杞泡脚方：取蛇床子、枸杞、女贞子、黄柏各10克。将4味药材加水煎煮30分钟，去渣留汁，待温度适宜进行足浴。本方可补肾、清热、除湿。

2.淫羊藿补肾方：取淫羊藿、仙茅、韭菜子各10克，巴戟天8克。将上述药物加水煎煮30分钟，去渣取汁，待温度适宜后足浴。本方善补肾阳亏虚。

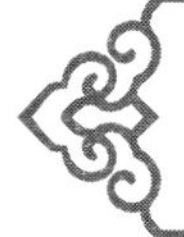

难言妇科病，足浴对症治

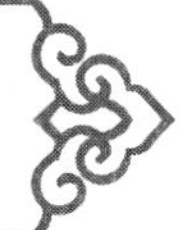

经前期多不适，养肝补肾是王道

中医调经重在调肝，补肾次之，经前以理气为主，经期以活血为主，经后以养血柔肝为主。女性的经前期由于激素水平自然改变，很容易出现一些生理不适，经期结束后就消失了。因此经期前的症状多与激素水平自然改变有关，症状轻微则无妨，但是如果症状严重，影响到生活起居，就很有必要看医生了。

中医说“怒伤肝”，没学过中医的人对这几个字不好理解。但在日常生活中，我们说某人容易发怒，往往说他肝火旺，这样一讲就很容易明白了。生活中不如意的事情很多，而女性由于性别角色、性格等原因，即使感到愤怒、不高兴，往往也不会发作，只是心中暗暗生气，这在中医学称为肝郁。肝郁会引起肝的疏泄功能异常，如果疏泄不及则容易导致气滞，继而出现情志抑郁，胸胁或小腹胀满窜痛，女性可见乳房胀痛，月经不调，痛经，舌苔薄白，脉弦的症状。

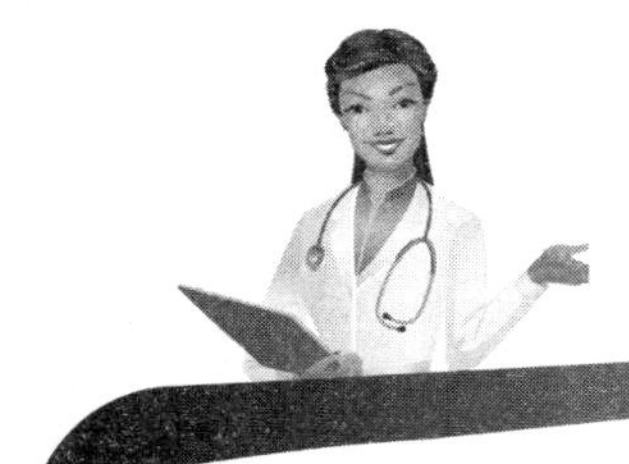

健康足浴专家谈

治疗经前期不适症状，中药调理至少要坚持 2 个月以上。同时通过足浴的方式辅助治疗，效果更佳。

1. 当归柴胡白芍汤：取当归、柴胡、白芍、益母草、赤芍各 10 克。将 5 味药材加水煎煮 30 分钟，去渣留汁，待温度适宜后进行足浴。

2. 金橘莱菔调经汤：取金橘 60 克，香附 20 克，莱菔子 50 克，将 3 味药材加水煎煮 30 分钟，煎好后去渣留汁，待温度适宜后进行足浴。

月经不调最常见，足浴可调气血、平阴阳

Q：秦大夫，我今年还不到40岁，但是看上去很憔悴，没少买各种高级化妆品，可没什么用处，如果不化妆，我简直没法见人。我常年失眠、睡不好觉，每天晚上躺在床上辗转难眠的，弄得爱人也跟着睡不好，两个人经常为一些琐琐碎碎的事情吵架。我的月经常常一两个月也不见来，经血量比较少，颜色甚至有些莫名其妙的粉红色，还伴随着小腹胀痛，腰膝酸软。这可怎么办呢？

从某种意义上说，月经反映着女人的健康。那些看起来气色很差的女性，细细追究起来都有某种程度的月经问题。所以关注月经要趁早，提问的这位患者朋友如果能早早地注意到这个问题，就不会像今天这样痛苦了。

有许多女性朋友很反感来月经，觉得非常麻烦，不能沾凉水、不能吃辛辣食物，来多了、来少了都是烦心的事情，有的女性朋友甚至会出现痛经。但是，从医学角度来说，月经是子宫内膜有周期地脱落形成的，它也是女性身体新陈代谢的一种方式，可以激发造血机制，排出废血，这对女性健康来说是很有意义的。

随着社会发展，越来越多的女性变得独立自主，甚至因此衍生出一个新的词语——“女汉子”，这说明男女的地位正逐渐平等。但与此同时，女性的生活压力、情绪压力也越来越大，平常许多搬运重物、沾凉水的活动也得干，时间长了，不少女性就开始出现月经不调的问题。

提问的这位女患者，是因血虚导致了月经不调。根据她的情况，我建议她用中药、食疗和足疗，多管齐下进行调理。她现在还年轻，治疗好了，还有美好的青春可以去享受，不然年纪轻轻的，就病恹恹的，气色不好，那是多少化妆品都掩盖不住的。所以我给她推荐了一个有利于养肝补肾调经的足浴方。

当归、柴胡、白芍、益母草、赤芍各10克。

本方既能益精养血，还能生血调经，但是治疗周期略长，只要坚持就会见到效果。具体做法：将5味药材加水煎煮30分钟，煎好后去渣留汁，放至温度适宜后进行足浴。每日1次，每次30分钟左右，30天为1个疗程。

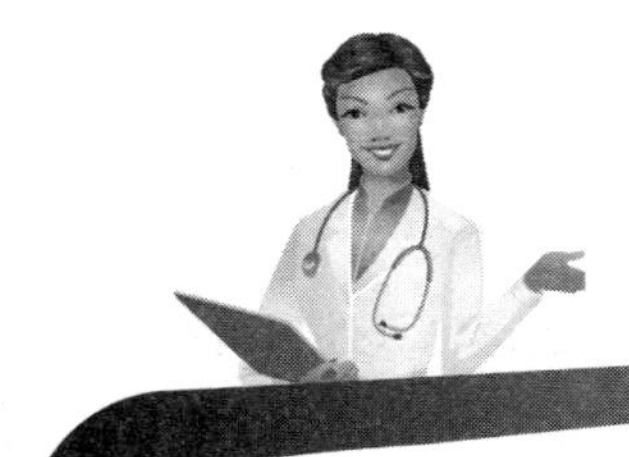

健康足浴专家谈

中医足浴疗法有内病外治的功效，对月经不调患者疗效尤为明显。月经不调患者可以根据不同的症状选择合适的中药进行足浴，来调理自己的月经。下面我再为大家提供几个治疗月经不调的足浴方。

1. 芹菜藕节方：取鲜芹菜、鲜荠菜各250克，藕节150克，将3种食物加水煎煮30分钟，去渣取汁，倒入足浴器中，待温度适宜后泡脚。每次30分钟，每晚1次，10天为1个疗程。可清热凉血，对月经超前、量多有效。

2. 金橘叶莱菔水：取金橘叶60克，香附20克，莱菔子50克，将3味药加水煎煮30分钟，煎好后去渣取汁，倒入足浴器中，待温度适宜后泡脚。每次30分钟，每晚1次，10天为1个疗程。可疏肝理气、解郁调经，对月经不定期、月经量或多或少有效。

3. 二草地丁方：取益母草、夏枯草、紫花地丁各30克，将3味药加水2000毫升煎煮30分钟，煎好后去渣取汁，倒入足浴器中，待温度适宜后泡脚。每次30分钟，每晚1次，10天为1个疗程。可清热活血、疏肝调经，对月经期间腹痛或有血块者有效。

4. 益母草红花方：取益母草60克，青皮20克，红花、郁金各15克。将4味药加水煮沸，转小火煎煮30分钟，去渣取汁，倒入足浴器中，待温度适宜后进行足浴。每次30分钟，每晚1次，10天为1个疗程。可行气活血、化瘀调经，对月经延后、量少有效。

5. 艾叶干姜方：取艾叶50克，干姜40克，桂枝、生姜各30克，细辛10克。将5味药加水煎煮30分钟，煎好后去渣取汁，倒入足浴器中，待温度适宜后泡脚。每次30分钟，每晚1次，10天为1个疗程。可温经散寒止痛，对月经延后、量少、闭经有效。不过，我再次提醒读者朋友们，无论选择哪种足浴方，都应坚持进行，这样才能见到效果，我不提倡三天打渔两天晒网的泡脚方式。

月经伴腹痛，急需养气血

Q：秦主任，我今年25岁，每次“大姨妈驾到”，身体都很不舒服，最可恶的是肚子疼得直冒冷汗，恨不得满地打滚，腰也疼腿也软，趴在床上，除了喝热水，就是抱着个暖水袋缩在被子里趴着，就这样，还得肚子下垫个枕头，才感觉好些，整个人被折磨得好像大病一场。有什么办法能让我摆脱这可恶的痛经吗？

痛经是女性多发病，以未婚女青年与月经初潮的少女最为普遍。具体症状是经期或行经前后，周期性发生下腹部胀痛、冷痛、灼痛或刺痛。中医分析其发病原因，主要有以下几种：

◎气滞血瘀。每次经期前1~2天即出现小腹胀痛、拒按，此时经血量较少，有暗紫色血块，血块排出时痛感减弱，经后痛感自消，如果未将诱因排除，下次经期仍会重蹈覆辙。

◎阳虚内寒。经期或经后小腹冷痛、喜按，得热痛减，经量少，色暗淡，腰腿酸软。

◎寒凝湿滞。经前或经期小腹冷痛，得热痛减，按之痛甚，经量少，色暗黑有血块，恶心呕吐，畏寒，便稀。

◎湿热下注。经前或经期少腹胀痛，经量多，色红，质稠或有块，平日带下色黄或有秽臭。

◎气血虚弱。经期或经净后，小腹隐痛、喜揉按，月经色淡量少，质稀，伴神疲乏力，面色苍白。

◎肝肾亏虚。经净后小腹隐痛、腰酸，经血量少而质薄，经色暗淡，或有头晕耳鸣，小腹空坠。

经过诊断，提问的这位姑娘是属于阳虚内寒导致的痛经，治疗时需要根据温经散寒的原理用药。中药泡脚对于治疗痛经起效快，作用明显，中医说“肾主一身阳”，所以我在为这位姑娘开足浴药方时，选用了入足少阴肾经的药物，并加入适量的引经药。药方如下：

肉桂、丁香、乌药、当归、川芎各15克，干姜、小茴香、吴茱萸各6克，盐适量。

本方有温经散寒之功效，对下腹冷痛、热敷减痛、手脚发冷等症有改善作用。具体做法：将上述9味药加水煎煮30分钟，去渣留汁，待温度适宜后进行足浴，还可以用手揉搓脚趾，效果更佳。每次 30 分钟，1 个月为 1 个疗程。

女性在经期到来之前一定不要吃凉的东西，也不要淋雨，不要过于劳累，注意保暖，肉类也要少吃，多吃些素食。平时要注意个人私处卫生，不让细菌有可乘之机。

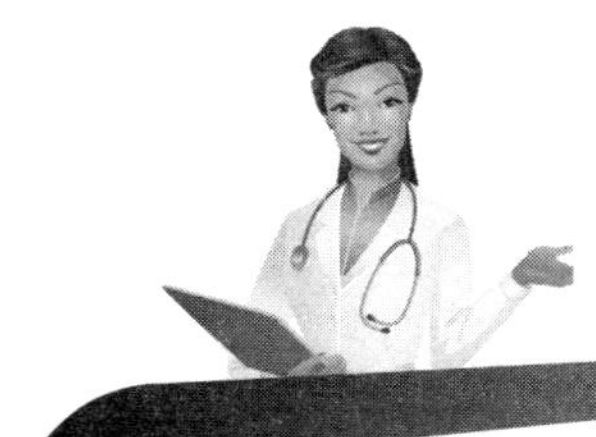

健康足浴专家谈

足浴法辨证调节痛经，效果明显。下面我为大家再介绍几个治疗痛经的足浴方。

1. 联合止痛方：取艾叶、肉桂、吴茱萸、香附、乌药、川椒、五灵脂、蒲黄、益母草各 90 克，当归、羌活、独活各 60 克。将 12 味药粉碎后过 40 目筛，混合均匀，每 40 克 1 袋分装，每次取药 2~3 袋，加水煎煮 30 分钟，取汁放入足浴器中，待温度适宜后进行足浴，向上洗至膝关节，每次 30 分钟，每日 1 次。可散寒祛湿、行气活血、通络止痛。

2. 七味止痛方：取当归、川芎、熟地黄、白术、杜仲、黄芪、白芍各 15 克，将 7 味药加水 2000 毫升煎煮 40 分钟，煎好后去渣取汁，倒入足浴器中，待温度适宜时泡脚，药液应浸没脚踝，如药液不足可加热水。对气血亏虚型痛经有效。

3. 荔枝核香附水：取荔枝核、香附各 30 克，黄酒 50 毫升。将荔枝核、香附加水煎煮 30 分钟，煎好后去渣留汁，倒入足浴器中，加 2000 毫升开水，调入黄酒，先进行双足熏蒸，温度适宜时泡脚。每日 1 次，每次 40 分钟，于经前 10 日开始至月经来潮即止。可行气通经，对气滞血瘀型痛经有效。

4. 肉桂延胡水：取肉桂 3 克，三棱、莪术、红花、当归、丹参、五灵脂、延胡索各 10 克，木香 6 克。将 9 味药加水煎煮 30 分钟，煎好后去渣取汁，倒入足浴器中，加 2000 毫升开水，先进行双足熏蒸，待温度适宜后足浴。每天早晚各 1 次，每次 40 分钟，月经前 1 周开始，10 天为 1 个疗程。可温经化瘀、理气止痛。

不孕莫伤悲，足浴来加油

Q：秦大夫，我和我爱人结婚2年多了，没有做过任何避孕措施，一直没有怀上孩子。我们去医院检查，双方身体状况均显示正常，只是我的爱人有点阴道炎。阴道炎对怀孕也许存在一定影响，但并非主要因素。这一结果令我们心急如焚，这不等于白看了吗？如果这样，那我们怎样才能有自己的宝贝呢？

许多小夫妻去看中医，都焦急地问大夫，为什么我们身体健康却怀不了孕？经过诊断后，大夫往往会说是宫寒导致不孕。什么叫宫寒？其实“宫寒”并不是指某一个症状，而是中医学的一个概念，简单地说就是“子宫寒冷”。但是，中医所说的“子宫”与西医所指的子宫不同，它的范围要更大些，包括子宫、卵巢等多种器官，这些器官受了寒，妇科病就来了。

中医学认为宫寒与肾虚、脾气虚、血虚、肝郁、痰湿、湿热、血瘀等原因有关，一般表现为下腹坠胀、疼痛、得热则缓和、白带多、痛经、月经失调、脉沉紧、舌苔薄白多津。有宫寒的女性往往会出现月经周期延长、量少色黑、有血块，严重者年纪轻轻就闭经、不孕，甚至妊娠后胎儿发育迟缓。

中医认为，肾脏处于下焦，肾的阳气不足，使得肾脏阴寒偏盛，子宫得不到肾阳的温养，阴冷的子宫难以生发孕育之气，这就有可能出现不孕。治疗上主要是温肾暖宫。

我给这对夫妻进行了检查，发现问题还在于妻子。妻子肾阳不足，20岁出头，月经量非常少，伴有血块，月经开始2~3天，痛经严重，腰膝酸软，面色晦暗，脉弦沉。我给他们开了几副药，并教她用足浴改善一下宫寒的状态。

巴戟天、菟丝子、肉桂、芡实各10克。

本方能温肾暖阳，调补冲任，对妇女胞宫寒冷不孕有效。具体做法：将4味药材加水煎煮40分钟，去渣留汁，待温度适宜后浴足。每日1次，每次30分钟，10天为1个疗程。

另外，我还交代那位妻子，平时可以用热水袋或者艾条，灸炙小腹，暖暖子宫，坚持一段时间，改善一下手脚冰冷的状态。子宫暖了四肢也就暖了，温暖的身体总会令人倍感舒适的，平时不要吃生冷的食物，哪怕夏天再热也不要吃。

需要提醒大家注意的是，中药足浴并不包治百病，对于输卵管或输精管阻塞、生殖器先天畸形等器质性疾病引起的不孕症，中药足浴无法达到期望值。因此使用中药足浴方法调理不育症之前，最好去医院排除器质方面的疾病。

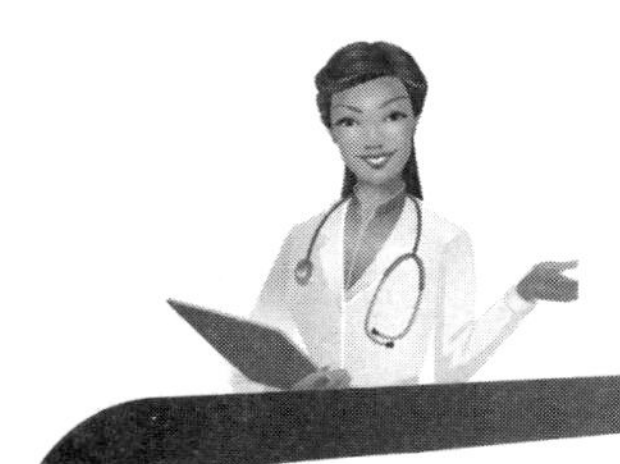

健康足浴专家谈

不孕症的主要病因在于肾虚、肝郁、痰湿导致冲任气血失调，难以受孕。下面再介绍几个有助调经促孕的足浴方，希望对大家有所帮助，大家也要坚持使用。

1. 女贞旱莲桑葚汤：取女贞子 60 克，旱莲草 50 克，桑葚 40 克，将 3 味药加水煮沸，转小火煎煮 30 分钟，煎好后去渣取汁，倒入足浴器中，先进行双足熏蒸，待温度适宜后足浴。每晚 1 次，每次 30 分钟，30 天为 1 个疗程。可滋补肝肾。

2. 海藻半夏泡脚方：取海藻 60 克，橘皮、昆布各 50 克，杏仁、半夏各 20 克，将 5 味药加水煮沸，转小火煎煮 30 分钟，煎好后去渣取汁，倒入足浴器中，先进行双足熏蒸，待温度适宜后足浴。每晚 1 次，每次 30 分钟，30 天为 1 个疗程。可燥湿化痰、调经促孕。

3. 苡仁苍术水：取薏苡仁 50 克，苍术、石菖蒲各 30 克，白术 20 克，川芎 15 克，将 5 味药加水煮沸，转小火煎煮 30 分钟，煎好后去渣取汁，倒入足浴器中，先进行双足熏蒸，待温度适宜后足浴。每晚 1 次，每次 30 分钟，30 天为 1 个疗程。可燥湿、行气、调经。

4. 山楂桃仁水：取桃仁 40 克，三棱 30 克，莪术 20 克，生山楂、白酒各 5 克。将桃仁、三棱、莪术、山楂加水煮沸，转小火煎煮 30 分钟，煎好后去渣取汁，倒入足浴器中，加 3000 毫升开水，调入 5 克白酒，先进行双足熏蒸，待温度适宜后足浴。每晚 1 次，每次 30 分钟，30 天为 1 个疗程。可活血化瘀、软坚散结、调经助孕。

子宫脱垂不易察觉，常做足浴防下垂

Q：秦主任，我生完孩子之后，由于老公在外地执行任务，双方老人身体不好，我没有出月子，就开始自己照顾孩子，可是没多久我就发现自己经常腰酸背痛，排便不通畅，打个喷嚏和咳嗽都可能出现尿失禁，这个病让我苦不堪言，就是平时慢慢走路骨盆腔都有压力感，小腹自感下垂，去医院检查，大夫说是轻度的子宫脱垂，让我用子宫托疗法治疗。我想请教一下，足浴能否治疗子宫脱垂？

子宫脱垂是常见的妇科病，又称为子宫脱出，中医称之为“阴脱”“阴茄”“阴菌”“阴挺”等。表现为子宫向下移位甚至完全脱出阴道口。常发于劳动妇女，多见产后损伤。

本病的主要病机是冲任不固、提摄无力。常见气虚、肾虚两种类型。中医认为是由气虚下陷和肾虚不固导致胞络损伤，不能提摄子宫所致。

◎气虚下陷。脾司中气，主四肢，脾虚则中气不足，气虚下陷，冲任不固，无力系胞。常见子宫下移，小腹下坠，四肢无力，精神疲倦，面色不华、小便频数、带下量多、色白质稀，舌淡苔薄，脉缓弱。

◎肾虚不固。肾虚带脉失约，不能系胞，又致下焦不固、精血不足、腰及髓海失养。常见子宫下脱，腰酸腿软，头晕耳鸣，小便频数，舌淡苔薄，脉沉细。

中医认为，治疗子宫脱垂应本着《黄帝内经》“虚者补之，陷者举之”的原则，以益气升提、补肾固脱为主。这位提问的朋友属于因气虚下陷导致的子宫下移。气虚型子宫脱垂由于子宫未脱出体外，因此不易察觉，但不能忽视。好在目前情况不算严重，除了配合医生进行正常治疗外，还可采用中药足浴的方法进行辅助治疗。例如，下面的丹参双子泡脚方。

丹参 15 克，五倍子、诃子各 9 克。

有收敛、固涩、活血之功效。具体做法：将 3 味药加水煎煮 30 分钟，煎好后去渣取汁，倒入盆中，趁热足浴，也可同时进行阴部坐浴。

我建议这位患者专门在家休息半个月来调养身体，除遵医嘱积极治疗，并用此方坚持足浴外，严格适量运动，但减少跑动，不让身体过劳，尽量能站不走、能坐不站、能躺不坐，以便尽快恢复元气。此外，在饮食方面也要拒绝辛辣、寒凉的食物。

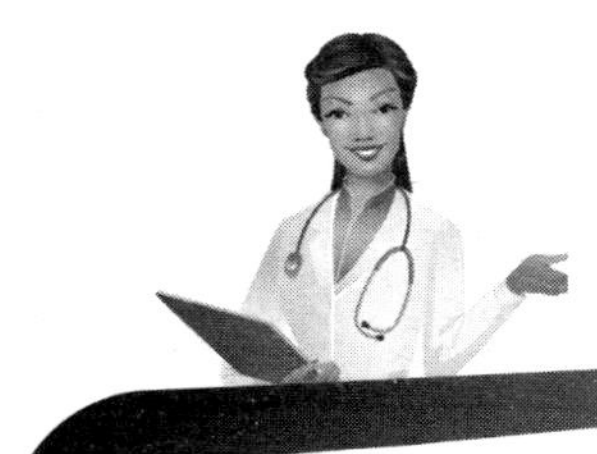

健康足浴专家谈

中药足浴治疗子宫脱垂可补气益肾、固摄升提，是较为理想的辅助治疗方法。

1. 蛇床子乌梅汤：取蛇床子 25 克，乌梅 9 枚。将 2 味药加水煮沸，转小火煎煮 30 分钟，煎好后去渣取汁，倒入足浴器中，趁热足浴，也可同时进行阴部坐浴。可温阳燥湿、收敛固涩。

2. 双子托宫方：取五倍子、诃子各 9 克。将 2 味药加水煮沸，转小火煎煮 30 分钟，煎好后去渣取汁，倒入足浴器中，趁热足浴，也可同时进行阴部坐浴。对于子宫下移或脱出、小便频数有改善作用。

3. 枳壳水泡脚方：取枳壳适量加水煮沸，转小火煎煮 30 分钟，煎好后去渣取汁，倒入足浴器中，趁热足浴，也可同时进行阴部坐浴。适用于子宫下移或脱出阴道口外、小腹下坠、小便频数。

4. 乌梅五倍石榴汤：取乌梅肉、五倍子、石榴皮各 10 克，将 3 味药加水煮沸，转小火煎煮 30 分钟，煎好后去渣取汁，趁热熏洗外阴，然后将药汁倒入足浴器中，可加开水，调整至适宜温度后足浴。每日 2 次，有收敛固涩的功效。

我请【按足】来帮忙

足部按摩有益气升提、补肾固脱的作用，能有效增强子宫韧带的弹性，对子宫脱垂有较好疗效。按摩时宜选择肾、肾上腺、输尿管、膀胱、肺、子宫、阴道、下腹部、腰椎、骶椎、胸椎等反射区。具体手法为：

◎食指扣拳顶压肾、肾上腺、膀胱反射区各 50 次，局部胀痛为宜。

◎拇指指腹推按输尿管、肺、子宫、阴道、下腹部反射区各 50 次。

◎用拇指指腹由脚趾向足跟方向推按胸椎、腰椎、骶椎反射区各 50 次。

盆腔炎急来缓去，足浴法去邪除湿

Q：秦大夫，我上个月发现内裤出现血样的白带，身体开始微微发热。去医院检查，大夫诊断为盆腔炎，开了输液和口服药，可是一直没见好。白带非常多，月经紊乱，经血量又多，而且肚子还疼，腰骶部酸痛，尿频。我和爱人本来还计划今年要孩子呢，现在惹出这么大个麻烦，每次房事之后都感觉疼痛不已。这可怎么办呢？

盆腔炎有急性与慢性之分，急性盆腔炎的主要表现为发热、下腹部痛、带下量多、月经失调等。重症可见寒战、高热、头痛、尿黄短少、下腹胀痛、拒按、舌红、舌苔干黄、脉数等，属热毒炽盛所致。慢性盆腔炎主要表现为低热、下腹胀痛、带下量多、月经失调及不孕，常见分型有湿热壅阻型、气滞血瘀型、寒湿凝滞型和肝肾不足型。

中医认为，盆腔炎的病机为经期或产后调摄失当，湿毒及湿热秽浊之邪趁血室正开、胞宫空虚之时内侵。拖延时间久了，会导致肝肾亏虚。若治疗不彻底，可反复发作。

值得注意的是，房事不洁是导致盆腔炎的重要原因之一。有些夫妻房事之前忽略了个人卫生的处理，房事之后也没有及时排尿和清洗，这不仅容易导致盆腔炎，还容易导致诸如龟头炎、前列腺炎、性病等许多疾病。

提问的这位女士属于经期调摄失当引起的盆腔炎症，在食用发物后急性病发，由于治疗不彻底，拖延时间过久，发展为慢性盆腔炎，反复发作，严重影响了日常生活和身体健康。如果任由其继续拖延下去，极易导致症状加剧，甚至出现不孕症状。

治疗盆腔炎，需要根据医嘱严格用药，不能私自停用，也不能用用停停，应与医生随时沟通至痊愈为止。此外，采用中药足浴的方式，可起到辅助调理的作用。可以试试下面这个黄连黄柏足浴方。

黄连、黄柏各30克，白花蛇舌草50克，红藤、败酱草各30克，赤芍、川断各20克。

本方可清热解毒、化瘀利湿、疏肝理气。具体做法：将7味药材加清水2000毫升煎至1500毫升，去渣取汁倒入洗脚盆中，先进行双足熏蒸，待温度适宜后泡脚。每晚临睡前进行1次足浴，每次30~40分钟，20天为1个疗程。

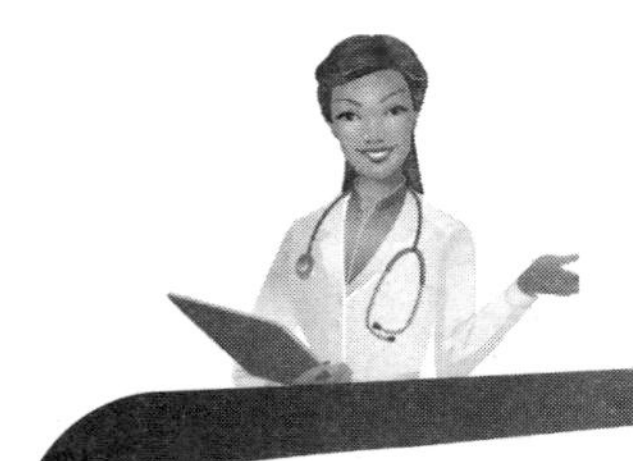

健康足浴专家谈

热水泡脚可起到增强血脉运行、调理脏腑、疏通经络、壮腰强筋、增强新陈代谢的作用。对于盆腔炎的患者来说，足浴法能将天然中药成分通过水煮溶解，再通过透皮吸收的方式，由经络将药力送达内脏，起到治疗作用。下面我再为大家提供几个有助于盆腔炎恢复的足浴方。

1. 银花连翘水：取金银花、连翘各50克，丹皮、蒲公英、土茯苓、车前草各20克，将6味药材加水煎煮30分钟，煎好后去渣取汁，与2000毫升开水一起倒入足浴器中，先进行双足熏蒸，待温度降至适宜后足浴。每日1次，每次40分钟，10天为1个疗程。此方能清热解毒、化瘀利湿，对急性盆腔炎有一定改善作用。

2. 杏仁半夏水：取杏仁、半夏、生薏苡仁、陈皮各30克，淡竹叶、川朴、车前子、泽泻各20克，将8味药材加清水煎煮30分钟，煎好后去渣取汁，倒入足浴器中，待温度适宜后泡脚。每日2次，每次30分钟，10天为1个疗程。此方可清热解毒、宣畅三焦，有助于缓解急性盆腔炎。

3. 忍冬藤水：取忍冬藤、红藤各30克，大黄、大青叶、牡丹皮各20克。将5味药材加水浸泡20分钟后煎煮30分钟，煎好后去渣取汁倒入足浴器内，加入1500毫升开水，趁热熏蒸双足，待温度适宜后泡脚。每日2次，每次40分钟，15天为1个疗程。本方可清热解毒、利湿化瘀、活血凉血。

我请【按足】来帮忙

除了上述足浴方，每日足浴之后再进行简单的足底反射区按摩，可有助缓解盆腔炎症状。

◎食指扣拳顶压肾、肾上腺、膀胱反射区各50次，局部胀痛为宜。

◎拇指指腹推按输尿管、肺反射区各50次。

◎顶压头颈淋巴结、胸部淋巴结、下身淋巴结、甲状旁腺、子宫、腹腔神经丛、下腹部、生殖腺反射区各50次。

足浴让孩子茁壮成长

睡觉“画地图”，足浴来“把尿”

Q：秦大夫，我儿子已经3岁了，还是经常尿床。由于家里老人不在身边，我生下儿子后就自己带，可是又要上班又要带孩子，精力跟不上，就给孩子用尿不湿。现在要上幼儿园了，幼儿园老师第一天就跟家长强调教育孩子控制大小便，但是不管我们怎么教孩子都很容易尿湿裤子，这真是令我们烦恼。

现在用尿布的少了，大多数孩子普遍习惯于用尿不湿。但尿布能够被中国的妈妈们使用几千年，是有其道理的。当孩子排尿排便之后，尿布会让他们感到非常不舒服，这就提醒家长尽快更换，孩子感受到干爽舒适就会越来越不喜欢弄湿尿布的感觉了，这就逐渐建立起排泄反射。而尿不湿是舶来品，无论国产还是进口，都是越做越透气，越做越漂亮，还很方便，用完即扔，孩子排泄完没有不适感或者不适感很少，自然就不会产生想要控制排尿的意识了。

中医提及病态的小儿遗尿时讲，尿床属“遗溺”证的范畴，在《黄帝内经》中已有论述。如《灵枢·本输》篇曰：“三焦者……入络膀胱，约下焦，实则闭癃，虚则遗溺。”不但提出了遗溺（尿）的病名，而且阐发了其发病机理。尿液生成与排泄，与气化、水道和膀胱有关，遗尿的病机根本在于肺、脾、肾三脏气虚。三脏之气的盛衰与否，直接影响尿液排泄是否正常，三脏气虚的结果是膀胱虚冷。故肺、脾、肾三脏气虚是“本”，膀胱不约是“标”。治疗宜补益肺脾肾、固涩塞源，双管齐下。遗尿的病因根本在于虚，故补虚为第一要务。

3岁以上的孩子多半能够控制小便，偶尔尿床有可能是白天太兴奋或者受了惊吓，大脑神经活动不稳定、皮质下中枢神经兴奋性较高，加之神经纤维髓鞘形成不全所致，通常不算什么大问题。但如果长期如此，就不正常了。家长可以在给孩子服药的同时，每天给孩子泡泡脚，进行辅助治疗。

桑螵蛸 2 个，山茱萸 5 克。

桑螵蛸甘、咸、平，能固精缩尿、补肾助阳；山茱萸性微温，可以滋补肝肾、收敛固涩，2 味药合用可以滋阴补肾、缩小便。具体做法：将 2 味药材加水煮沸 30 分钟后取药汁，放至温热，每天睡前给孩子泡脚。

在给小朋友泡脚的同时应该为他按摩脚心和脚掌，特别是脚心的涌泉穴，多按按有好处，注意力度不要太大。晚餐不要吃得过饱，睡觉前不要让孩子喝水或过于兴奋，夜间及时催醒排尿。

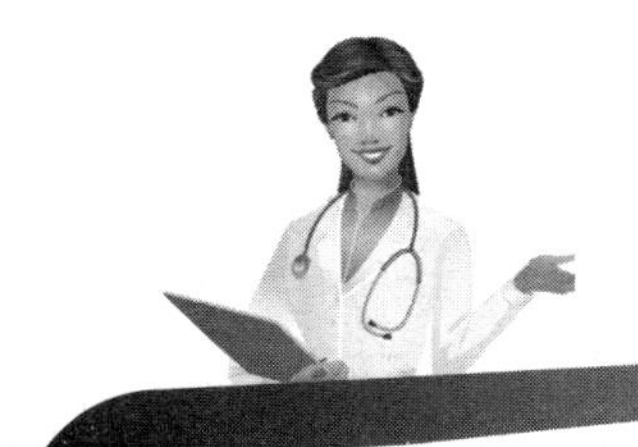

健康足浴专家谈

小儿遗尿症的治疗应以健脾益气、温肾固摄为主，中药足浴法治小儿遗尿起效快，效果好。下面为大家再介绍几个补肾止遗的足浴方。

1. 小儿固尿补肾泡脚方：取川续断、金毛狗脊、女贞子各 30 克，党参、茯苓各 20 克，甘草 6 克。将 6 味药加水煎煮 40 分钟，煎好后去渣取汁，倒入足浴器中，待温度适宜后为患儿泡脚。每晚 1 次，每次 20 分钟，1 周为 1 个疗程，可温肾阳、健脾、固涩小便。

2. 金樱子生牡蛎汤：取金樱子、生牡蛎、鹿角霜各 15 克，核桃仁 5 枚，当归 20 克。将 5 味药加水煎煮 30 分钟，煎好后取汁备用；将药渣再加水煎煮，煎好后去渣取汁，与第 1 次药汁混合，倒入足浴器中，加热水适量，待温度适宜后给患儿泡洗双足。每天 2 次，每次 30 分钟，可补肾止遗。

3. 双叶止遗泡脚方：取淡竹叶、车前草叶各 20 克，将 2 味药加水煎煮 30 分钟，煎好后去渣取汁，倒入足浴器中，待温度适宜后为患儿泡脚。每晚 1 次，每次 20 分钟，1 周为 1 个疗程，可清热止遗。

4. 乌梅解忧止遗泡脚方：取乌梅 100 克，将乌梅加水煎煮 30 分钟，煎好后去渣取汁，倒入足浴器中，待温度适宜后为患儿泡脚。每晚 1 次，每次 20 分钟，1 周为 1 个疗程，可补肾止遗。

脾虚不足爱拉肚，健脾利湿止腹泻

Q：秦主任，我的孩子2岁，最近一段时间孩子总拉肚子，大便很稀，颜色淡，也没有臭味儿，随时吃随时拉，我以为是吃什么吃坏了，就给他吃了些消炎药，可不见好转。现在孩子拉得没精神儿，小脸毫无生气，可真让人心疼。这可怎么办呀？

小儿腹泻以大便次数增多、粪质稀薄或如水样为主要特征，2岁以下小儿多见，夏秋季节发病率最高，秋冬季节发生的腹泻最易流行。

关于小儿腹泻的病机，可以由于外感邪气，亦可以由于饮食内伤，但基本上认为脾胃虚弱是根本原因。

因湿热所致的腹泻多有水样或蛋花汤样便，色黄褐、气秽臭，可见少许黏液，腹痛时作。因风寒所致的腹泻表现为大便清稀、多泡沫、色淡黄，臭味不大。饮食不当导致的腹泻可见大便稀溏，有乳块或食物残渣，气味酸臭。因脾虚所致的腹泻可见大便稀薄或烂糊，色淡、不臭。

明代名医李梴在《医学入门》中说："凡泻皆兼湿，初宜分理中焦，渗利下焦，久则升提，必滑脱不禁，然后用药涩之。"腹泻用药原则应以利湿、清热、去积、补脾、温肾、固涩为主，根据小儿腹腹泻的不同病机及症状辨证用药，不可生搬硬套。

上面说的这个孩子属于典型的脾胃虚弱导致的腹泻，需要调理脾胃。中药疗法安全有效，比较适合小宝宝，建议这位母亲试试。同时，可以用一用鬼针草止泻足浴方。

鬼针草30克。

本方适用于各种小儿腹泻。搭配使用脐贴法对小儿风寒腹泻、脾虚腹泻均有较好的效果。

具体做法：将鬼针草加适量水，上火煎煮30分钟，煎好后去渣取汁，倒入足浴器中，先熏蒸双足，待温度适宜后足浴。每日3~5次，连用3~5日。

【脐剂配方】丁香2克，吴茱萸30克，胡椒30粒，将3味药研成细末，每次取1~3克，用醋调成糊状，敷贴脐部，每日1贴。

由于足浴法是要烧热水为孩子泡脚，所以我在这里特别提醒各位家长，烧水的时候一定要把孩子保护好，不要让他靠近水壶、水盆。为孩子熏蒸双脚时，必须注意保护好孩子的双脚，不要让他乱动碰水，以免发生烫伤。另外还需要注意一点：足浴时要注意室内保温，足浴后及时为孩子擦干双脚，避免着凉。

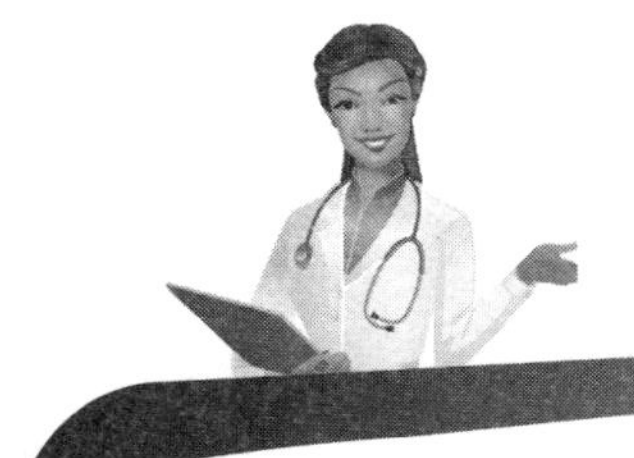

健康足浴专家谈

中药足浴通过药液的温热作用，刺激足部穴位，增强脾胃肾等脏腑功能，通过药物吸收，发挥药效，可起到良好的止泻效果。下面再为大家介绍几个足浴调理小儿腹泻的方子。

1. 艾草胡椒水：取鲜艾叶 50 克，白胡椒、透骨草各 25 克。将 3 味药加水 1000 毫升煎煮 30 分钟，煎好后去渣留汁，待温度适宜后为患儿泡脚，每次 10 分钟，每天 3 次，3 天为 1 个疗程。可温脾健中，改善饮食不当导致的腹泻。

2. 白果树叶水：取白果树叶适量，加水煎汁，煎好后去渣取汁倒入足浴器中，待温度适宜后为患儿浴足，每日 1 次，每次 30 分钟。可治疗、预防腹泻。

3. 茜草路路通水：茜草 100 克，路路通 30 克。将 2 味药加足量开水泡 2 小时，而后将水温加至适宜，为宝宝进行足浴，水面以浸没脚踝为宜，每日 1 剂，每日 3 次，每次 15 分钟。若 1 剂效果不明显，第 2 日再用 1 剂，加大水量，使液面可达患儿双膝下。

我请【按足】来帮忙

◎依次点按腹腔神经丛、甲状腺、胃、脾、小肠、十二指肠等反射区，每区点按 2 分钟，每分钟 30~50 次。

◎用拇指自肾反射区斜按至输尿管、膀胱反射区，每次推按 15 分钟。

◎用拇指、食指、中指从两侧掐按腹部淋巴结与盆腔淋巴结反射区 2 分钟，每分钟 30~50 次。

小小年纪视力差，足浴能养肝护眼

近视简单地说，可以分为先天性禀赋不足和后天气血失养两种原因。先天禀赋不足则肝肾亏损，肝血肾精不能荣养眼睛，导致近视。

而现在许多孩子由于饮食不节，脾胃失调导致气血生化不足，则眼睛得不到血的滋养，视力就变弱。另外，各种电子玩具充斥市场，为了吸引孩子的眼球，制作各种绚丽的色彩和图案，不知不觉中对孩子的视力造成极大的伤害。

12 岁以前是儿童眼球发育的关键时期，如果能够及时调理脏腑功能，平衡脑神经、视神经，使人体处于正常免疫状态，孩子的眼睛就能获得更好发育。许多低龄幼儿的视力变差，往往是由于一段时间的视力疲劳导致肝血损耗。从中医角度可采用平肝理气、开窍明目法治疗近视，同时辅以足浴法配合调理。

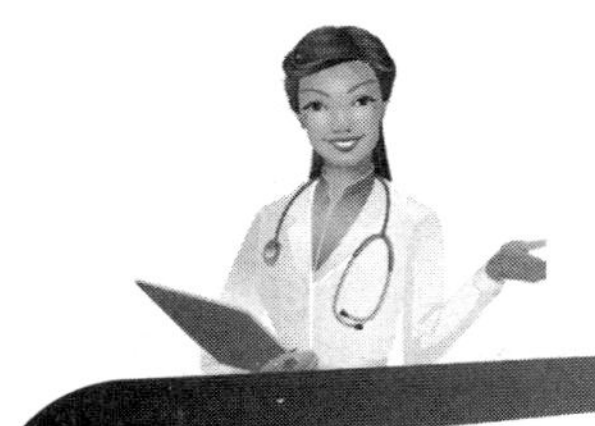

健康足浴专家谈

眼睛位于身体的最上部，脚位于身体的最下部，这两个部位是人体气血上引下行的两个关键所在。使用上病下治的足浴法调解人体气血的升降循环，使得上下气血沟通，可防治多种疾病。在家中采用足浴法辅助治疗近视眼，方法简易，使用安全。下面我们为大家提供两个治疗小儿近视的足浴方。

1.平肝明目足浴方：取菊花、青葙子、决明子、女贞子各 15 克。将 4 味药材加水，上火煎煮 30 分钟，煎好后去渣留汁倒入足浴器中，待温度适宜后给孩子泡脚。每日 1 次，晚上睡前进行，每次 15 分钟，10 天为 1 个疗程。

2.决明子夏枯草方：取决明子、夏枯草各 20 克，千里光 10 克，将 3 味药加水，上火煎煮 30 分钟，煎好后去渣留汁，待温度适宜后为孩子泡脚，水温控制在 35~38℃。每日 1 次，睡前进行，长期坚持。

口舌生疮麻烦多，双足泡汤口舌爽

口腔溃疡在中医学又叫口舌生疮，是局部皮肤溃烂、疼痛的口腔疾病，可多发在口腔黏膜的任何部分，有剧烈的自发痛，遇冷、热、酸、咸等刺激都会使疼痛加重，语言、饮食均感困难，一般5~10天左右可自愈，但是无论大人小孩，均容易反复发作。

就小孩子而言，《圣济总录》说："小儿口疮者，由血气盛实，心脾蕴热，熏发上焦，故口生疮。盖小儿纯阳，易生热疾，或衣服过浓，饮食多热。血脉壅盛，皆致此疾。"就是说，小儿生口疮，多是因为心和脾胃蕴热，上行至上焦，如火炙烤皮肤，最终形成口疮。

对治上火的方法就是降火。有的家长一见孩子生口疮时食不下咽，担心导致营养不良，因此症状稍有缓解，就大鱼大肉赶紧补上，这样下去只能让孩子的火越补越大，口疮也越来越重。

中医认为调理胃火应当遵循清热、消积、导滞的原则，不要给孩子吃太多油腻的食物，养成吃蔬菜水果的好习惯，回家之后可以用淡盐水漱口，包括牙膏上也要蘸一点点盐，帮助口腔创面愈合。

另外，降火不仅仅要在口舌生疮发作期，还要在缓解期继续降火，巩固疗效，彻底降了心和脾胃的火才好。

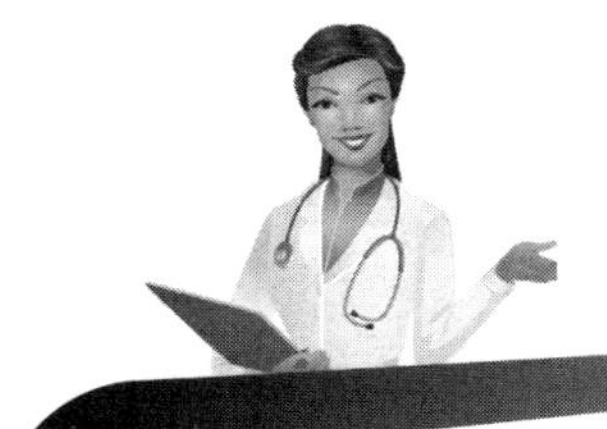

健康足浴专家谈

家长除了遵医嘱给孩子按时服药治疗外，还要培养孩子良好的饮食及生活习惯，并且可以通过足浴的方法辅助治疗。下面我为大家提供几个调理小儿口腔溃疡的足浴方。

1.决明子菊花泡脚方：取决明子、菊花、黄芩、通草各10克。将4味药材加水，上火煎煮30分钟，煎好后去渣留汁，待温度适宜后进行足浴。每日1次，每次10分钟，5天为1个疗程。此方能解毒清火。

2.艾叶连翘泡脚方：取艾叶、连翘各10克。将药材加水煎煮30分钟，煎好后去渣留汁，待水温降至温热后足浴。此方可清热去火。

小儿感冒症状多，依据病症科学治

感冒或者流行性感冒在中医学来看，都属于“外感”范畴，顾名思义，就是说外来的因素，不管是风、寒、暑、湿、燥、火或瘟疫造成人体生病的，都称“外感”，都可以用中药来治疗。

既然是辨证治疗，小小的感冒当然也需要对症用药，不能说患了风寒感冒，一味给孩子吃板蓝根；患了风热感冒，却给孩子用温热药。常见的感冒或者流行性感冒，可分为风寒、风热、暑邪种。

◎风寒感冒。多由外感风寒之邪引起，表现为畏寒发热、流清鼻涕、痰清稀、肢体酸痛、舌苔薄白，或有食欲减退，但大小便正常。治疗时宜选用一些有辛温解表、发散风寒作用的药物。

◎风热感冒。一般表现为鼻涕黄浊、咳嗽痰黄、咽喉肿痛、头痛发热等症状。治疗时宜选用一些具有辛凉解表、清热解毒作用的中药。

◎暑邪感冒。有明显的季节性，发于夏季。表现为发热、头痛、身重困倦、食欲不振、舌红苔黄腻。治疗时宜选用有清暑解表作用的中药。

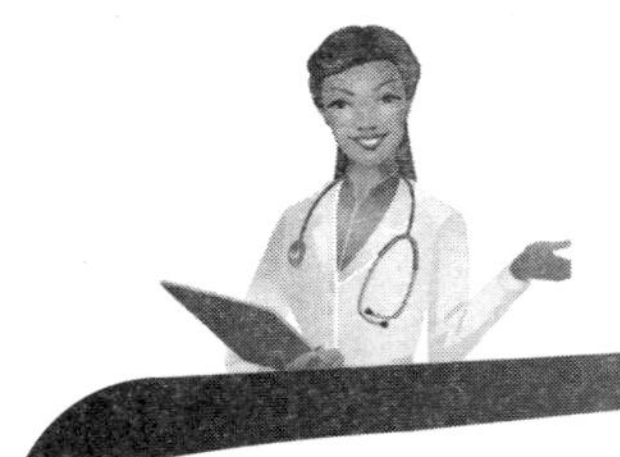

健康足浴专家谈

治疗小儿感冒，在遵医嘱服药的基础上，搭配使用中药足浴法进行辅助治疗，疗效更佳。下面我们为大家介绍几个针对不同症状小儿感冒的中药泡脚方。

1. 青葱生姜米醋方：取青葱1把，生姜5片，米醋适量。将青葱洗净捣碎，与生姜加热水1500毫升，煎煮5分钟，取汁，加米醋，待温度适宜后，将患儿双脚浸入药水中，直至出微汗，对风寒感冒有效。

2. 双花连翘泡脚方：取金银花、连翘、板蓝根各30克，淡竹叶15克。将4味药加水2000毫升煎煮20分钟，煎好后去渣留汁，待温度适宜后足浴。每日1次，每次20分钟，3天为1个疗程，对风热感冒有效。

初发麻疹别心焦，多做足浴好透邪

中医称麻疹为“痧子”“疹子”等，因其疹点如麻粒大，故称麻疹。麻疹病毒由口鼻传入，侵犯肺脾两经。肺主皮毛，脾主肌肉和四肢。故出现发热、咳嗽、流涕、喷嚏等类似感冒症状，疹点隐于皮肤之下，患儿出现神倦纳呆、大便稀薄。若疹点由内达外、由里达表、疹出全身及四肢，即为顺证。反之则为逆症，多因热毒亢盛，正气不能托邪外泄，或邪盛化火而内陷所致。

本病一年四季都可发生，但冬、春两季高发，因传染性强，易流行。发病者以 0.5~5 岁小儿居多，若初期护理调适得当，出疹顺利，则预后良好。如果护理调适不当，导致正不胜邪，容易出现逆证，可能危及生命。

麻疹初发时，病毒首先侵犯肺经，致肺失清宣，可见发热、恶寒、鼻塞、流涕、喷嚏、咳嗽、眼睑红赤、眼中含泪、神倦、嗜睡、小便短黄、大便稀溏，舌苔薄白或微黄、脉浮数。从发热至疹点出现需 3 天时间。此时的治疗应以清宣肺气、解表透疹为主，只有肺气宣畅，麻疹邪毒才能顺利清透，孩子才能安然度过整个麻疹期。

若此时出现逆证，则可见疹出不透，或疹点早回，或疹点密集色紫、高热不退、咳嗽气促、鼻翼扇动，口渴烦燥，舌质红而干、苔黄等症状。应及时发现及时治疗，以免延误病情。

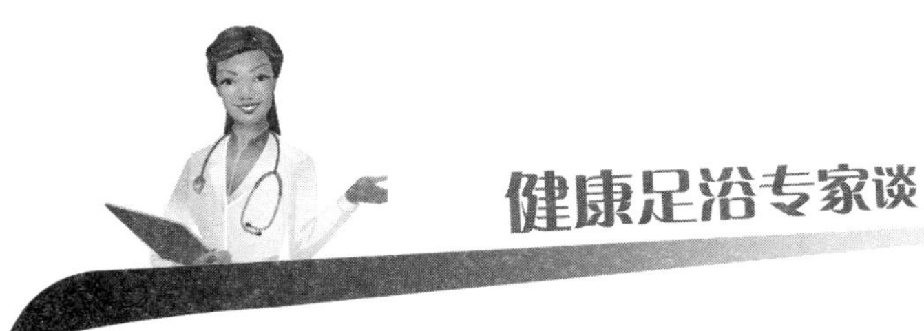

初发麻疹时，家长不要惊慌，及时带孩子就医。中医会为孩子开出清热解毒、辛散发表的药方。搭配使用有同样作用的中药足浴方法，可起到事半功倍的效果。下面我为大家提供几个有助于发表透邪的足浴方。

1. 清肺透疹泡脚方：取黄芪、野菊花、蝉蜕、薄荷、葛根各 10 克。将 5 味药材加水，上火煎煮 25 分钟，去渣留汁，待温度适宜后为孩子泡脚。

2. 芫荽子泡脚方：芫荽子、鲜葱、米酒各适量。将 3 味药加水煎煮 20 分钟，煎好后去渣取汁，待温度降至适宜，用以足浴，对麻疹透发不畅有效。

出了水痘需小心，足浴可助清痘毒

水痘是由于感染了水痘—带状疱疹病毒所引起的一种疾病，具有较强的传染性，好发于春秋季，儿童患者占 90% 以上。由于现代医学对病毒性疾病没有什么特效药，因此患儿出现水痘，治疗方式主要是预防继发感染。不过值得庆幸的是，如果已经出过水痘，则终身免疫，很少有再次发病的患者。

清代的《医宗金鉴·痘疹心法要诀》中记载："水痘皆因湿热成，外证多与大痘同，形圆顶尖含清水，易胀易靥不脓浆。"意思就是患者肌表不固，外邪入侵之后，时行邪毒郁于脾肺，又和体内的湿毒相搏，外发在肌表上形成水痘。

由于现在医学和卫生水平发展，小孩患水痘的程度也没有过去那么严重，表现为发热程度较轻，水痘会一边发一边逐渐脱落，但是如果水痘病毒比较多，毒素经过血液循环进入全身，就会引起严重反应，例如，高热不退、气喘，甚至出现脑膜炎并发症。因此必须及时就诊。

需要提醒广大家长注意的是，孩子生病要辨证治疗，不要看着药物说明书，自己当医生给孩子随意吃药，避免发生意外。尤其注意不能擅自给孩子服用阿司匹林和扑热息痛药物，以免发生瑞氏综合征。

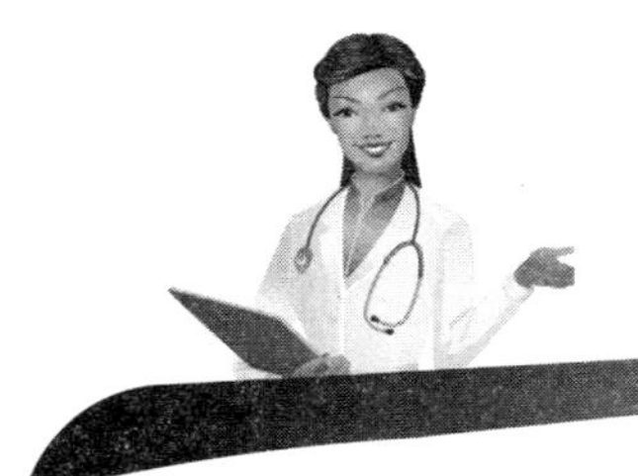

健康足浴专家谈

若水痘并没有出现大面积蔓延，或虽全身各处都有但数量不多，所出的水痘颜色清亮，这说明病毒还尚在肌表，在用药治疗的同时可辅助使用清热解毒的足浴方，防止邪毒入侵血液。

1. 清热解毒足浴方：野菊花、金银花、芦根、滑石、车前子各 10 克。将 5 味药材加水煎煮 20 分钟，去渣留汁，放至温热给孩子泡脚，每次 15~30 分钟，每日 1 次，7 天为 1 个疗程。本方可清热透散、利水排湿。

2. 黄柏双花足浴方：取黄柏、萆薢各 10 克，金银花、板蓝根各 12 克，将上述各药加水煎煮 30 分钟，煎好后去渣留汁，待温度适宜时为孩子泡脚。

小儿疳积缺营养，消积化滞强免疫

疳证是由饮食不当引起脾胃受损所致。由于脾胃受损、气阴耗伤，脾胃的运化功能失常，食物的营养无法转化为气血，导致患儿出现形体消瘦、面色枯黄、精神萎靡、烦燥、大便不调、饮食异常等营养不良症状。

疳证病程一般较长，初起时病情尚轻，进一步发展则脾失健运、积滞内停、壅滞气机，转为疳积，再拖延下去会因脾胃虚损，津液耗竭，气血俱衰，导致干疳。治疗起来越来越麻烦。疳证病程较长，因此必须长期坚持治疗，逐步改善体质，增强免疫力，恢复健康。

疳证为脾胃系统疾病，但病久会致气血虚衰，诸脏失养，累及其他脏腑，从而出现各种兼症。因此辨证治疳应首要辨明虚实。初期大多偏实，病情不算太重，仅见面色黄、身体瘦、食欲差、精神差、大便稀溏或便秘；发展至疳积证期，病情虚实互见，除脾胃虚弱之外，还有饮食的积滞或肠道寄生虫，可见全身瘦、肚腹大、腹部青筋暴露、性格烦躁、好吃异物等症状；干疳证期，病情以虚为主，气血亏虚，病情最重，病程最长，可见皮包骨、精神萎靡、头发枯黄、进食极少、易发口疮、泄泻、水肿等症，情况严重者应立刻就医。总的治疗原则应以养护脾胃为主，初期应重点调和脾胃，消积理脾；疳积证期治疗应以消积除疳为主，可攻补兼施，积食者消积，有虫者驱虫；干疳证期应以补气养血为主，着重补脾益气。

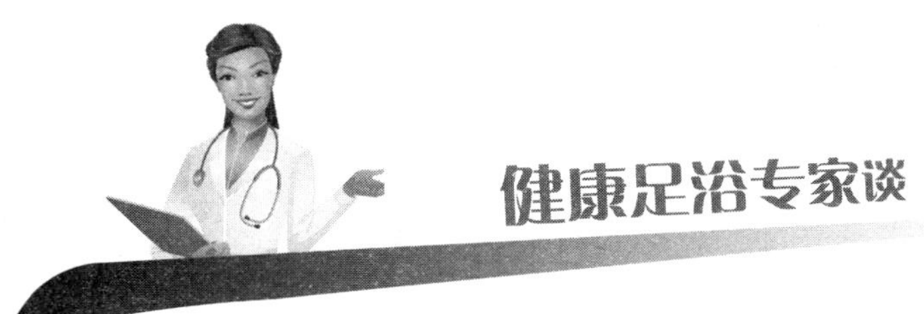

疳证患儿营养缺乏，却不能过于滋补，因为他们的脾胃功能太差，滋补营养有可能壅阻脾胃气机，加重病情。在遵医嘱进行治疗的同时，我建议家长为孩子做些中药足浴的辅助治疗。

1. 山楂双仁水：取桃仁、杏仁、生山楂各20克。将3味药加水，上火煮沸，转小火煎煮30分钟，去渣取汁，倒入足浴器中，待温度适宜后为患儿浴足。

2. 白矾陈醋水：取白矾、陈醋各20克，加水适量，上火煎煮30分钟，煎好后倒入足浴器中，待温度适宜后为患儿浴足，对虚寒疳积有效。

多动症宝宝，足浴静下来

对于多动症是否真的存在，目前仍无定论。但可以肯定的是，每一个被判断为或者被怀疑为多动症的孩子背后，都有要求严格或者期望值过高的父母。

大人将过高的期望压到孩子身上，孩子会因感受到巨大压力而恐惧，以致食不知味，夜不能寐。他的心、脾、肾长期在精神压力刺激下，无法得到良好的发育。心是主管神智的，孩子非常害怕父母，就损伤了心的功能，心气不足，则心神失守，造成孩子情绪多变；而脑又叫髓海，髓海主要靠肾精滋养，肾属水，肾阴不足，则肝阳上亢，孩子自控能力差，就会暴躁不安。

以多动症之名给孩子吃的那些药物，有多少效果有待商榷，但是父母望子成龙的心愿压在孩子稚嫩的心灵上，孩子无法承受，身体状态及精神状态就会变差。这些孩子的家长在怀疑自己的孩子患有多动症之前，不妨先试着改变自己的心态，学会和孩子对话、沟通。然后对于孩子错误的、不礼貌的行为应当坚决制止，不要动辄地给孩子冠以多动症之名。

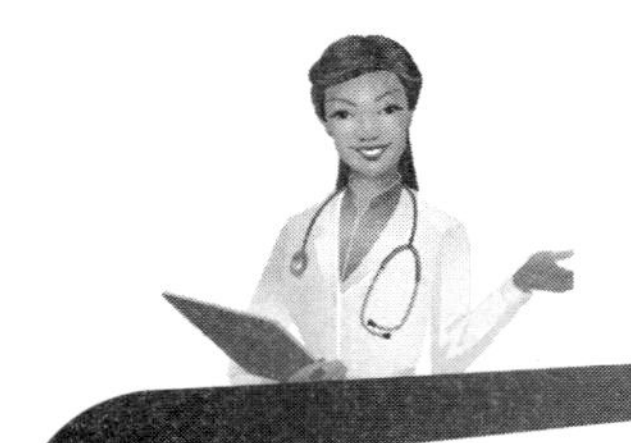

健康足浴专家谈

无论是对于有多动症状的孩子来说，还是对于有过高期望值的家长来说，足浴的方法都能镇静安神，建议孩子和家长都要试一试。下面我为大家提供几个安神的足浴方。

1. 远志益智仁汤：取远志、益智仁、龙骨各 10 克。将 3 味药加水煎煮 40 分钟，煎好后去渣留汁，待温度适宜后进行足浴。每晚睡前 1 次，每次 15 分钟，10 天为 1 个疗程。此方对思维涣散、注意力不集中有改善。

2. 远志龙胆草汤：取远志、钩藤、龙胆草各 10 克，将 3 味药加水煎煮 30 分钟，煎好后去渣留汁，待温度适宜后进行足浴。每晚睡前 1 次，每次 15 分钟，10 天为 1 个疗程。此方可镇静安神、平泻肝火，对易烦燥、易发怒、易焦虑有效。

宝宝不吃饭，妈妈别犯愁

小儿厌食以脾胃不和为主，清·董西园《医级》认为，小儿厌食“致病之由，缘父母娇养太过，纵恣成性”，可见多为饮食不节、父母喂养不当所致。

现代家庭独生子女多，家长对其百般娇惯，孩子想吃什么就买什么，想什么时候吃就什么时候吃，但这样下去势必造成偏食、挑食等不良现象，导致营养不均衡的后果。长此以往，孩子脾胃受损，厌食症便产生。中医治疗小儿厌食症须根据其病因病机的不同而辨证治疗。

◎脾胃不和型。有明显食欲减退症状，进食则出现嗳气、恶心、呕吐症状，脘腹胀满，大便干燥。治疗时应以健脾和胃为主。

◎脾胃虚弱型。可见厌食日渐严重，不思饮食，甚至拒食，恶心呕吐、形体消瘦、面色枯黄、神倦乏力、气短懒言、多汗、四肢不温、大便秘结。治疗时应以健脾益气和胃为主。

◎胃阴亏损型。可见不饥不食、食不知味、厌食呕吐、口干咽燥，毛发枯黄易落、面色枯萎、手足心热、心烦少寐、大便干结、小便赤黄。治疗时应以养胃增液、酸甘化阴为主。

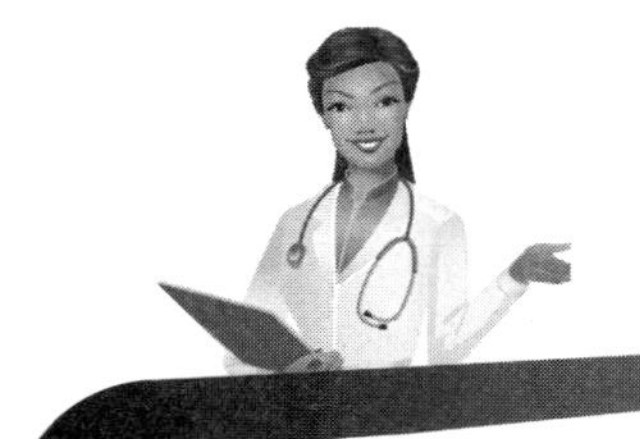

健康足浴专家谈

对治小儿厌食，调理脾胃是关键。中药足浴法药力透皮吸收，效果明显。在这里我为大家介绍几个改善小儿厌食症状的足浴方。

1. 莱菔子槟榔水：莱菔子、槟榔各25克，高良姜20克，将3味药加清水1500毫升煎汁，煎至1000毫升时，倒入足浴桶中，待温度适宜后泡洗双脚，并洗小腿。每晚睡前1次，每次20分钟，7天为1个疗程，可消食导滞，适用于小儿厌食症。

2. 藿香半夏水：藿香、半夏、厚朴、山楂、鸡内金、砂仁各6克，茯苓10克，甘草3克。将8味药加清水煎煮30分钟，煎好后去渣取汁，加入1000毫升开水，待温度适宜时为患儿浴足。每日1次，每次20分钟。

小儿生病症状多，提升免疫力最关键

中医认为孩子是秉受父母精血，形成自己的精气神。如果父母身体健康，肾精充足，才能具有生育能力，形成正常的胚胎。而母亲十月怀胎，胎儿又在子宫里吸纳母体供血，如果母体供血不足、身体虚弱，则孩子出生后也会表现出身体虚弱，形成中医所说的先天不足体质，非常容易生病，不管是变天还是偶尔吹个风，都很容易引起疾病。

孩子都是“稚阴稚阳”体质，各方面的发育尚未完全，容易被外邪所伤，寒热虚实转化较成人快。而先天免疫力较差的孩子，原本就易引发感冒、支气管炎等疾病。再加现代家庭模式改变，许多家庭往往六个“卫星”围绕一个心肝宝贝，常常有求必应，而孩子喜欢吃冰饮、辛辣、烤炸的食物，更使肠胃系统受损，让体质更为恶化。食欲不振的结果甚至会导致小朋友无法吸收正餐中的营养物质，导致发育不良。这也是我们常常看见一些孩子看似肥胖，却营养不良，还有一些孩子瘦小得像豆芽菜一样。

中医称：“邪之所凑，其气必虚”，“正气存内，邪不可干”正说明了正气虚弱，免疫力差容易造成外邪的入侵，即病原体的感染，导致各种疾病；若自身的免疫力调节得当，则外邪不易入侵。因此，要让小朋友百病不侵，降低生病可能性，首要就是提升自体免疫力。这是一个良性的循环，免疫力提升，生病的机会自然减少，疾病少了，身体自然强壮。

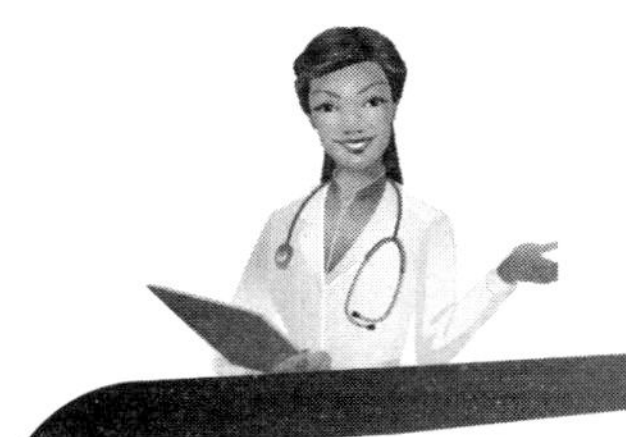

健康足浴专家谈

足浴法是通过水的热效应，促进身体血液循环，提高新陈代谢，从而增强孩子的免疫力。下面我为大家介绍两个足浴方。

1. 肉苁蓉五味汤：取肉苁蓉、杜仲、枸杞子、五味子、莲子各 10 克。将 5 味药加水煎煮 30 分钟，煮好后去渣取汁，待温度适宜后给孩子泡脚，每次 15~20 分钟，5 天为 1 个疗程。

2. 沉香保健汤：取茯神、远志、淡竹叶、生地黄各 10 克，沉香 3 克。将上述药物加水煎煮 30 分钟，去渣取汁，待温度适宜后给孩子泡脚。

第九章

坚持泡脚浴足，养生亦非难事

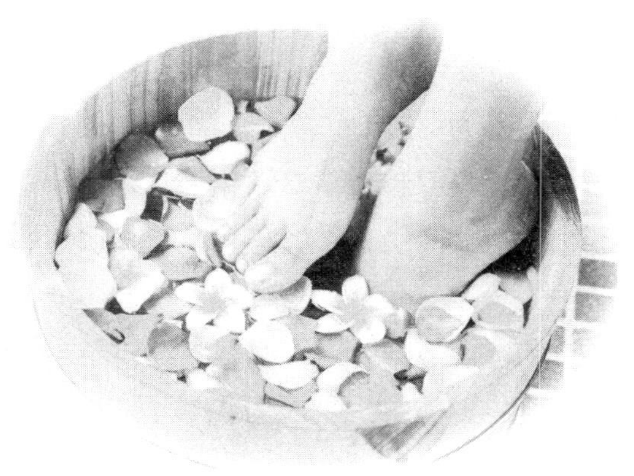

中医学包含了许多朴素的治病原理，这对我们来说是宝贵的财富。我们不能等到身体健康被破坏之后才想到治病，如果能事先预防，不是更好吗？中医就提出了“上医治未病”一说。其实，“治未病”的主要思想是未病先防和既病防变。这就要求人们不但要治病，而且要防病，不但要防病，而且要注意阻挡病变发生的趋势，并在病变未产生之前就采用对治的方法，这样才能掌握健康的主动权。现代人非常注重养生，无论是按摩、拔罐，还是食疗、足浴，都是着眼于未病先防。

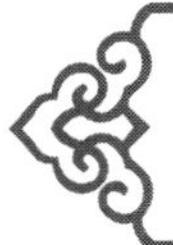

浴足补虚损，补气还养血

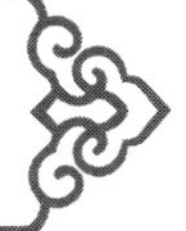

Q：秦主任，我今年顺产了一个4千克重的宝宝，但是产后状态特别不好，常常头晕目眩、浑身无力，还有莫名其妙全身冒汗，稍微有点风吹立刻就感冒，感冒了也不敢吃药，因为还在哺乳期。夜里睡不着觉，最难受的是乳汁不通，明明乳房胀痛，奶水就是出不来，宝宝饿得哇哇大哭，我却乳房胀痛得想哭。这样带孩子实在是太累了，看着孩子一天天消瘦下来，我真是心急如焚，有没有好办法可以帮帮我和孩子的呢？

中医所说的虚损是指为疲劳、饮食、酒色、七情所伤，或者病后调摄不当，以致阴阳、气血、脏腑虚亏。其中阴阳、气血虚损均与脏腑虚损相关。具体来讲，虚损分为气虚、血虚、阴虚、阳虚四类，常常两种或两种以上并存。

气虚以肺脾虚损为主，有四肢无力、气短懒言、心烦自汗等症状，治疗以补中益气为主；血虚以心肝虚损为主，有吐血便血、妇女崩漏、头晕眼花等症状，治疗以补血活血为主；阳虚以脾肾虚损为主，有饮食蛾少、大便溏薄、完谷不化、腰膝酸软、神疲乏力、畏寒肢冷、阳痿滑精、小便清长、面色苍白等症状，治疗以温阳理中为主；阴虚以肺肾虚损为主，有干咳、咯血、口干咽燥、潮热盗汗、两颧潮红等症状，治疗以滋阴潜阳为主。

提问的这位新妈妈属于产后调摄不当导致气血虚损，治疗时应各脏腑兼顾。人体上最重要的三条阴经都汇集于脚，它们分别是足少阴肾经、足太阴脾经以及足厥阴肝经。肾经、肝经和脾经共同之处是：肾生血藏精，精能化血；肝藏血、调节血量；脾统血，血有所归。因此，晚上阳气收敛，阴气升长的时候，用热水泡脚，对调养气血是极有好处的。

党参、当归、白术、通草各10克。

本方补中、益气、益肺、健脾胃、补血、祛湿。具体做法：将4味药材加水煎煮30分钟，煎好后去渣取汁，待温度适宜后泡脚，每日1次，每次30分钟，10天为1个疗程。

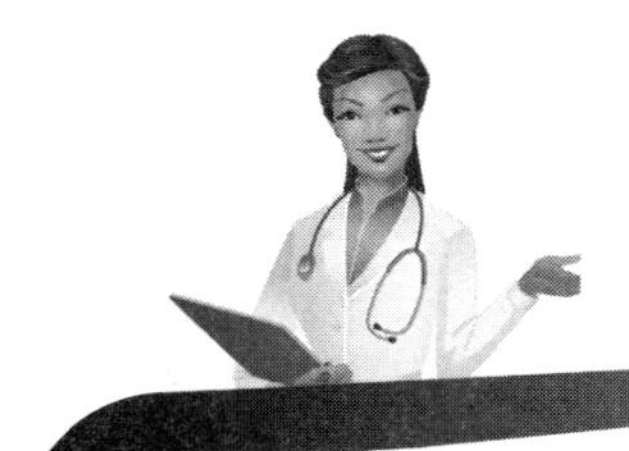

健康足浴专家谈

很多原因都可能引起身体虚损，并非仅出现在妇女产后。下面我再为大家提供几个有补虚作用的足浴方，以便大家辨证选择。

1. 参术夏杏汤：党参、白术、法半夏、杏仁各10克。将4味药加水浸泡10分钟后煎煮40分钟，煎好后去渣留汁，待温度适宜后足浴。每次30分钟，每日2次，5天为1个疗程。能益气健脾、止咳平喘。

2. 防芪百部汤：取防风、黄芪、百部各20克。将3味药加水浸泡10分钟后煎煮40分钟，煎好后去渣留汁，待温度适宜后足浴。每次30分钟，每天2次，5天为1个疗程。可养肺益气。

3. 艾附白术汤：取艾叶、生附子、白术各20克，枳壳10克，升麻5克。将5味药加水浸泡10分钟后煎煮40分钟，煎好后去渣留汁，待温度适宜后足浴。每次30分钟，每天1次，15天为1个疗程。能补肾益气。

4. 黄芪益气汤：取黄芪15克，加清水浸泡15分钟后煎煮40分钟，煎好后去渣留汁，待温度适宜后足浴。每次30分钟，每天1次，15天为1个疗程。可补气强身。

5. 二皮白芍汤：取青皮、陈皮、白芍各30克，将3味药加清水浸泡10分钟后煎煮30分钟，煎好后去渣留汁，待温度适宜后足浴。每次30分钟，每日2次，10天为1个疗程。可疏肝解郁、健脾养血。

6. 当归桂圆汤：当归20克，桂圆10克。将以上药材加入清水适量，煮沸后取药汤，先熏蒸双脚，温度适宜后泡洗双脚。每日1次，每次15分钟。坚持使用可以养血补气。

7. 大枣茯神汤：取大枣、茯神各30克，将2味药加清水浸泡10分钟后煎煮30分钟，煎好后去渣留汁，待温度适宜后足浴。每次30分钟，每晚睡前1次。

浴足养先天，养肝更补肾

Q：秦主任，我今年38岁，也算是事业有成了吧，房子、车子、票子一应俱全，妻子贤淑，孩子念书用功，本来应该是人生得意马蹄欢的时刻。但是说来难堪，我还不到40岁，就已经出现白头发，脱发严重，平时动不动腰膝酸软，五心烦热。夫妻之间的事也总是提不起兴趣，老婆没少埋怨，可是就是没精神。这可怎么办呢？

中医认为，肝脏就是人体内负责调节气血、维持人体正常代谢的器官，肝气疏泄正常，气血就不会瘀滞；反之，如果肝血虚亏，人体所需养分得不到供应，各个脏器无法正常工作，就会表现为腰膝酸软、乏力、面色萎黄等症状。

肾为先天之本。在中医看来，一个人如果肾气旺盛，就会耳聪目明，精力充沛，“肾下开窍于二阴，上开窍于耳”。此外，肾主毛发，肾气足则头发浓密黑亮，肾气不足时则毛发干枯。

《医宗必读》说：“东方之木，无虚不可补，补肾即所以补肝；北方之水，无实不可泻，泻肝即所以泻肾。”所以中医有“肝肾同源”的说法。肝藏血，肾藏精，精血同生，故肝阴和肾阴相互滋养，肝和肾虚实密切相关，相互制约，治疗上多兼顾二脏。

养肝要辨清楚肝阳是否上亢，对症下药。补肾也要分清楚是肾阳虚还是肾阴虚，阳虚补阳气，阴虚就要滋阴，调反了适得其反，那么肾阳虚的特点是什么呢？就是怕冷、手或脚都暖不热；肾阴虚的特点是怕热，五心烦热，即手心、脚心及内心有燥热感。提问的那位朋友，就是典型的肾阴虚，我推荐一个补肝益肾泡脚方。

女贞子、何首乌、黄精各15克。

本方中女贞子有乌须明目、补益肝肾之功效；何首乌除乌发功能外，还能补益精血、强筋骨、补肝肾。黄精以姜形最佳，可以治疗须发早白、阳痿遗精、肾亏腰膝酸软等。二药合用可补肝益肾。具体做法：将3味药材加水煎汁，煎好后去渣留汁，倒入足浴器中，先熏蒸双脚，待温度适宜后泡脚。每次20分钟，每日1次，10天为1个疗程。

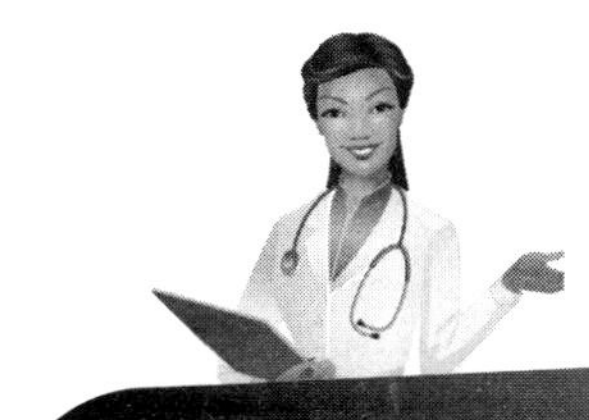

健康足浴专家谈

我国自古就有“女子以肝为先天，以血为本”的说法，根据中医“肝肾同源”的主张，养肝补肾不仅是男人的需求，也是女人的需要。下面我再给大家提供几个养肝又补肾的泡脚方。

1.黑豆枸杞汤：取黑豆、浮小麦各20克，枸杞子5克。将3味药材加水煎汁，煎好后去渣留汁倒入足浴器中，先熏蒸双足，待温度适宜后泡脚。每次20分钟，每日1次，10天为1个疗程。本方适合肝肾阴虚患者，其中的黑豆具有消肿下气、润肺燥热、补肾益阴、解毒的作用；浮小麦可“补心，止烦，除热，敛汗，利小便”，和黑豆搭配，能补肾滋阴，对阴虚盗汗疗效甚佳；枸杞能清热明目、养肝滋肾。

2.枸杞酸枣仁水：取枸杞子、酸枣仁各50克。将2味药加2000毫升水煎汁，煎至1500毫升，去渣留汁倒入足浴器中，先趁热熏蒸双足，待温度适宜后足浴。每晚睡前1次，每次40分钟，20天为1个疗程。可健脑明目、补养肝肾。

我请【按足】来帮忙

足浴之后，首先重点按摩肝、肾反射区，再寻找相关反射区进行适当按摩。

◎食指扣拳顶压肾、肝、肾上腺、膀胱反射区各50次，以局部有肿胀感为宜。

◎拇指指腹推按输尿管、肺反射区各50次。

◎食指扣拳顶压腹腔神经丛、斜方肌反射区各20次。

◎拇指指腹推按腰椎、骶椎反射区各50次。

浴足安心神，疲劳易消除

Q：秦主任，您好！我是初三年级的班主任，孩子们面临着升学考试，我带的又是重点班，过大的压力让我感到心力交瘁。白天课堂上一站就是一天，其它科目老师上完课了可以休息，我要陪着每个孩子学习到最后，每天晚上回到家都觉得颈椎、肩周僵硬，难以伸展，小腿肚酸痛，夜里失眠，早晨起来精神不济，记忆力也变差了。听说中药泡脚能够解乏，是这样吗？

疲劳是某种持久或超负荷的压力，使人处于超限抑制状态下产生的不适之感且工作效率低下的一种现象。一般而言，这种疲劳状态属于一种病前状态。比如脑力劳动者呵欠频频，思维缓慢，反应迟钝，情绪低落等；体力劳动者肌肉疼痛，体力下降，烦躁焦虑不安等。如果疲劳状态持续 6 个月以上，且病史、体征以及各项实验室检查，均未发现器质性疾病，则能诊断为慢性疲劳综合征。

中医学并没有慢性疲劳综合征的病名，但是按照临床症状可归属“郁劳”与“虚劳”范畴，郁劳和虚劳含义比较广泛，清代《类证治裁•虚损篇》认为，虚劳有五：肺劳损气、脾劳损食、心劳损神、肝劳损血、肾劳损精。心劳损神就和现代人的慢性疲劳综合征非常相似。那么根据中医寒热虚实辨证来分析，慢性综合征常见的证型又可分为以胸肋作胀、透不过气、抑郁、月经不调为主要症状的肝郁气滞证；以失眠多梦、五心烦热、头痛虚汗、阳痿遗精、腰膝酸软等为主要症状的肝肾两虚证；以痰多心烦、胸闷易怒、失眠多梦等为主要症状的痰湿热盛证；以心悸易惊、胆怯不寐、心神不宁等为主要症状的心虚胆怯证。

可见慢性疲劳综合征病位在脾、肾、肝三脏，主要病机是脾虚、肾虚、肝实。那么在治疗上，可通过中药、食疗、按摩等方式改善人体疲劳，例如，疏通经络、调和阴阳、调理脏腑、调补气血等。这位教师朋友的疲劳症状及起因很有代表性，在这里我和大家分享一个补中益气泡脚方：

黄芪、茯神、陈皮各15克，升麻、柴胡各10克。

本方有补中益气、疏肝解郁之功效。具体做法：将5味药材加水煎煮30分钟，煎好后去渣留汁倒入足浴器中，先熏蒸双足，待温度适宜后泡脚，每次20分钟，每日1次，10天为1个疗程。

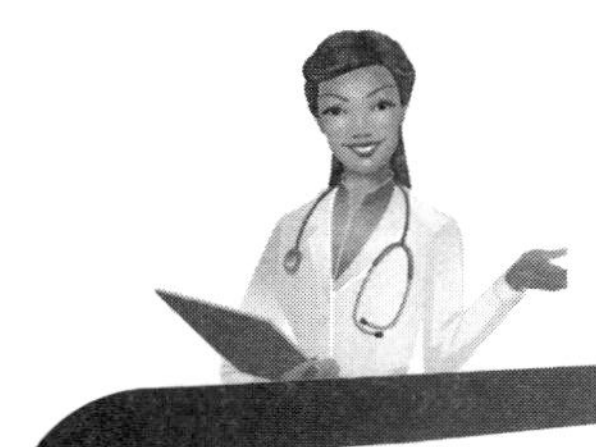

健康足浴专家谈

慢性疲劳综合征尽管不会危及生命，但是由于患者长期饱受心身折磨，导致免疫力降低、内分泌紊乱，自然也就影响生活质量，极易由此罹患其它疾病。采用中医辨证足浴对本症加以调理，会收到比较好的效果。

1. 柏子仁合欢汤：柏子仁、合欢皮各20克。将2味药材加水煎煮30分钟，煎好后去渣留汁，倒入足浴器中，先熏蒸双脚，待温度适宜后泡脚。每次20分钟，每日1次，10天为1个疗程。本方中柏子仁味甘而有油，入心、肝、脾经，是一味不错的养心安神良药，与合欢皮配伍可养心开郁、安神定志。

2. 酸枣仁茯参汤：茯神、人参各10克，酸枣仁50克。将3味药材加水煎煮40分钟，煎好后去渣留汁，倒入足浴器中，先熏蒸双脚，待温度适宜后泡脚。每次20分钟，每日1次，10天为1个疗程。历代中医在治疗神志疾病时基本都用到茯神，茯神可治疗恍惚不乐、心神不定；人参更是百药之王，补中益气有着不错的效果；酸枣仁归心经、脾经、肝经和胆经，能够宁心安神、养肝敛汗，治疗虚烦不眠。三者合用可补中益气、养肝安神。

我请【按足】来帮忙

◎食指扣拳顶压肾、输尿管、膀胱、垂体反射区各50次。

◎双指钳压三叉神经反射区50次。

◎食指扣拳顶压心、脾、肺反射区各50次。

◎拇指指腹按压甲状腺、甲状旁腺、颈项反射区各50次。

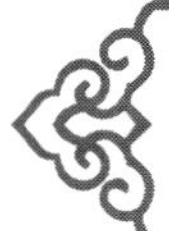

浴足养精神，补脑兼增智

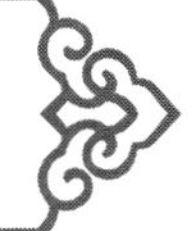

Q：秦主任，我儿子今年才17岁，正当高三准备参加高考，临近高考每天都要复习到很晚，但是不知道怎么回事，孩子的记忆力明显不如以前，我们还取笑他丢三落四的，总觉得孩子是压力太大、用脑过度。可是孩子每天休息之后，还是记忆力很差，而且失眠、烦躁，这下我们可着急了，但是带孩子去检查吧，也没查出什么毛病，又给孩子买了各种健脑胶囊、口服液，钱没少花，效果不明显。这可怎么办？

现今社会，家长们都抱着一种“不能让孩子输在起跑线上”的心理。经常有朋友问我“是不是要给孩子买保健品吃一吃？”或者说“某某保健品到底好不好？”……但做为一位医生，我是坚决反对小孩子吃保健品的。这些东西对身体没什么好处，不如科学用脑、合理休息、调节饮食营养结构。

中医讲，大脑是元神之府。人的大脑是精髓汇聚之处，无论是视觉、听觉、思维能力还是记忆力，都是脑的作用。而这位朋友所提及的孩子只是出现健忘症状罢了。

健忘是指记忆力变差、遇事易忘。多因心脾亏损、精气不足等所致，医学术语称为暂时性记忆障碍。简单讲，健忘症就是大脑的思考能力暂时出现了障碍，一般不严重者，随着时间推移，注重休息调养，症状会消失。

中医认为，心和脾都是主神智的，如果思虑过重、压力过大等，就会消耗自己的精气血，或者痰阻于窍，气不能到达脑部，导致脑部的血液量减少，以至于记忆力减退。另外，脑为髓之海、肾主骨生髓，肾虚则髓不实，就会出现失眠、记忆减退、耳聋耳鸣、神经衰弱等症状。根据这个孩子的症状，我推荐一个健脑足浴方。

丹参、远志各15克，五味子5克。

本方可养心益智，提高记忆力。

具体做法：将3味药加水煎煮30分钟，煎好后去渣留汁，倒入足浴器中，先熏蒸双足，待温度适宜后泡脚，每次20分钟，每日1次，10天为1个疗程。

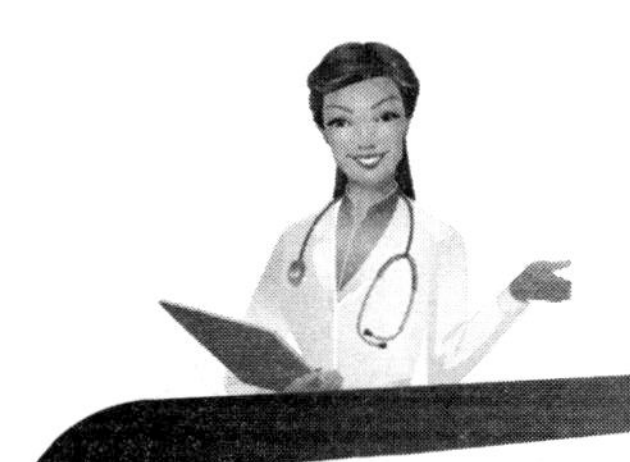

健康足浴专家谈

脑藏神，精神愉快则脑不伤，若思虑过重、斤斤计较，七情易动，则容易引起脏腑气血失调。明代著名医学家张景岳说："善养生者，必保其精。精盈则气盛，气盛则神全，神全则身健，身健则病少，神气坚强，老当益壮，皆本乎精也。"因此，健脑就必须充盈精气，不使精气流失。我再给大家提供几个健脑足浴方。

1. 四味首乌水：何首乌、夜交藤、熟地黄、刺五加各10克。将4味药材加水煎煮40分钟，煎好后去渣留汁，倒入足浴器中，先熏蒸双足，待温度适宜后泡脚。每次20分钟，每日1次，10天为1个疗程。

2. 丹参山药水：丹参、山药各50克，远志、五味子各25克。将4味药加水煎煮30分钟，煎好后去渣留汁，与2000毫升开水一同倒入足浴器中，先熏蒸双双足，待温度适宜后泡脚。每日早、晚各1次，每次40分钟，20天为一个疗程。可健脑益智，安神通窍。

3. 菖蒲地黄方：地黄、杜仲、山药各20克，天冬、麦冬、党参、防风、柏子仁、五味子各15克，石菖蒲、茯苓、丹参、远志各30克，桂枝10克。将14味药材加水煎煮30分钟，煎好后滤出药汁，再加水煎煮30分钟，将两次煎后的药汁合并，倒入足浴器中，待温度适宜后泡脚。每次30分钟，每晚1次，20天为1个疗程。可健脑益智，安神通窍。

我请【按足】来帮忙

使用足部按摩的方法配合足浴健脑益智，选择足底反射区为：颈项、甲状腺等。具体手法是：

◎拇指指腹按压颈项反射区50~100次。

◎拇指推压甲状腺反射区50~100次。

浴足助长寿，活到九十九

Q：秦主任，我今年快80岁了，身体是越来越不如从前了，不仅脊背有些佝偻，眼睛也花了。那天我两个小孙子来看我，我半天也想不起来孩子名字。孩子们走了之后，我一个人坐在床边流泪。两个小孙子都是我带大的，可是我竟然连自己宝贝孙子的名字都想不起来了。我是不是快不行了？

长寿医学在中医学又叫做“摄生”或者“养生”。随着人的年龄增长，肾气衰减，出现健忘、佝偻等难以避免，这是生命衰老的自然规律，但是我们可以通过滋养身体的方法，让自己老年生活尽可能健康。那么具体应该怎么做呢？

首先，《黄帝内经》中有“百病生于气也……怒伤肝、喜伤心、思伤脾、忧伤肺、恐伤肾”，“喜怒不节则伤脏，脏伤则病起”。现代科学也证明，过度情志均可能导致人体机能失调，内分泌紊乱，对健康有很大的影响，如果心胸开朗、度量宽宏，精气神都不失守，那么疾病也无处可来。

其次，《黄帝内经》记载：“谷肉果菜，食养尽之，勿使过之，使其正也”，“饮食自倍，肠胃乃伤”等，这就是告诫人们，饮食要丰富多样，不能偏食过量，不能过冷过热，少食膏粱厚味，养成一个良好的饮食习惯。

再次，古代医家都强调“察天时之寒暖以更换衣物”“冬不欲极温，夏不欲极凉”“温凉调节合度，百病不生”等，这是提醒人们养成良好的起居习惯，才能顺应四季寒热，避免外邪致病。

这位患者是因为岁数大了，肾气衰微，导致记忆力大不如从前，这是普遍的现象。我认为不要拘泥于这偶尔的记忆失守，以致思虑过重，应该多从事适宜老年人的文娱活动，有助保持大脑健康。同时选用长寿泡脚方，帮助改善因肾气不足导致的衰老问题。

何首乌、黄精各10克，肉苁蓉15克。

本方可敛精气、益精髓、健筋骨、温肾阳。

具体做法：将3味药材加水煎汁，煎好后去渣留汁，倒入足浴器中，先熏蒸双足，待温度适宜后泡脚，每次20分钟，每日1次，7天为1个疗程。

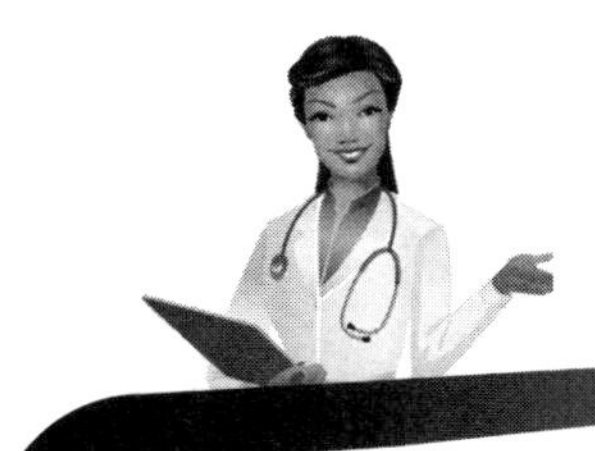

健康足浴专家谈

我国已进入老龄化社会，为了让老年人度过健康的晚年生活，就要倡导中医的“治未病”理念，即有病治病，没病防病，心境开阔，多与人交往，多参与户外活动对身体是很有益处的。此外，中药足浴作为中医养生文化的一个重要组成部分，对于延年益寿可起到重要的作用。下面我为大家介绍几个有助益寿延年的足浴方。

1.首乌桑葚仲仁汤：何首乌、桑葚、杜仲各10克。具体做法：将3味药材加水煎煮40分钟，煎好后去渣留汁，倒入足浴器中，待温度适宜后泡脚。每次20分钟，每日1次，7天为1个疗程。何首乌对中枢神经有明显调节作用，能够抗衰老、降血脂，只是肝功能不全者慎用，与桑葚、杜仲配伍，对肝肾亏虚、腰膝酸软、头晕眼花、耳鸣等有着一定的改善作用。

2.红花艾叶长寿方：红花、艾叶各10克。将2味药材加水煎煮30分钟，煎好后去渣留汁，倒入足浴器中，待温度适宜后泡脚。每次20分钟，每日1次，7天为1个疗程。本方可活血化瘀、促进血液循环。艾叶、红花都比较温和，泡脚时可以适当加些其它中药，例如，高血压患者可以适当加一些夏枯草、钩藤等用以降压；脾胃虚寒的患者可以加一些温通作用的中药，如干姜、桑枝等，具体可以向中医师询问，对症下药。当然，泡脚时间不宜过长，20~30分钟即可，时间过长对心脏会有影响。

3.银杏叶水：银杏叶100克，槐花、菊花各35克，丹参20克。将4味药加水浸泡20分钟后煎煮30分钟，煎好后去渣取汁，倒入足浴器中，加入1500毫升开水，趁热先熏蒸双足，待温度适宜时泡脚。每天2次，每次40分钟，15天为1个疗程。可软化血管、降低血脂、防治衰老。

浴足增性欲，幸福小两口

Q：秦主任，今天向您求助，实在是有些难为情，我爱人生完孩子之后，带孩子非常辛苦，每天夜里都要起来给孩子喂奶，为了让她能够好好休息，白天我都尽可能照顾孩子，生活的重心全都转移到孩子身上，渐渐地，我们之间除了孩子也没别的话题了，房事都很少了，偶尔想要互动，她也总是觉得阴道干涩，行房疼痛不已。想问问中医有什么办法改善一下吗？

性冷淡又称性欲抑制，是指性幻想和对性活动的欲望持续或反复的不足或完全缺少，简单地说就是对性生活没有兴趣或者减退，男女均有可能发生，女性较为多见，中医称为“阴冷”“阴萎”等。

一般说来，脑力体力劳动过于繁重、心理障碍和心里抑郁悲痛等；泌尿系统疾病、内分泌疾病等；长期服用一些药物；慢性酒精中毒、大量吸烟吸毒等，以上原因均有可能造成性欲减退甚至性欲全无。

严格地说，很少有人是真正的完全没有性欲，大部分人都是由于各种各样的原因引起，除去精神方面的因素，中医认为性冷淡的病机主要分为以下几种证型：

◎肝气郁结证：表现为性欲低下、精神抑郁、胸闷烦躁，女性表现为乳房胀痛等，舌苔薄白等。

◎命门火衰证：表现为腰膝冷痛、大便溏泄、小便清长，舌苔薄白；女性表现为白带清稀，月经后期量少色淡。

◎肾精不足证：表现为心悸失眠、舌红少苔，女性表现为阴道干涩、月经提前等。

可见，在中医看来，性冷淡是以气郁、痰阻、火衰、精亏和气血不足为特点，所以治疗上应当以理气疏郁、除湿化痰、温阳补益为原则。

这小两口都比较年轻，身体也没什么问题，只是由于肾精不足导致性冷淡，我建议如果症状比较轻微，不妨用泡脚解决问题，方法简单，又安全可靠，对夫妻双方都有好处。例如，淫羊藿固肾汤就不错。

淫羊藿 40 克，巴戟天、仙茅各 30 克，盐 10 克。

本方可补肾阳、强筋骨，适用于性功能减退者。具体做法：将 3 味药材和 10 克盐浸泡 30 分钟后加水 2000 毫升煎煮，煎 30 分钟后去渣取汁，待温度适宜后进行足浴，每次 30 分钟，每晚 1 次，15 天为 1 个疗程。

身体的病好调理，心理的病却难医。做了妈妈之后，女人需要一个相当长的时间去适应自己的身份转变，而这也恰是孩子最难以照料的时期，所以出现心理问题是可以理解的。所以我建议这位新爸爸，除了身体调养之外，平时生活中夫妻双方也要互相体谅。心态好了，就一切都会好转。

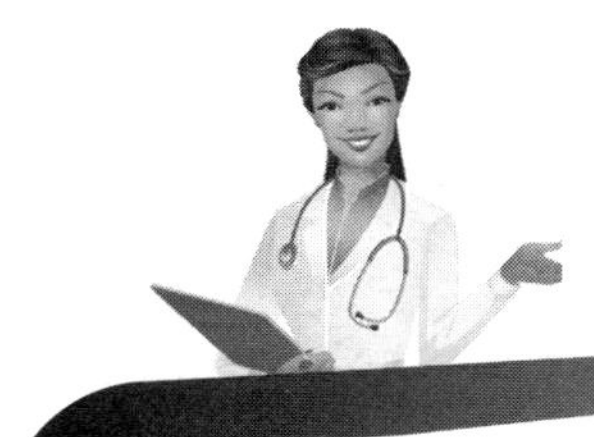

健康足浴专家谈

中医认为性冷淡主要与肝肾阴虚有关，通过足浴的方法使药物更快到达脏腑，对于滋补肝肾、提高性欲疗效显著。下面再为大家介绍几个足浴方。

1. 韭菜子牛鞭方：韭菜子、巴戟天、杜仲、党参、黄芪各 30 克，枸杞子 20 克，牛鞭 1 条。将 6 味药材加水泡 30 分钟后加水 2000 毫升与牛鞭一起煎煮 40 分钟，取汁倒入足浴器中，待温度适宜后泡脚。每次 30 分钟，每晚 1 次，15 天为 1 个疗程。有温肾补阳、强筋壮骨之功效。

2. 肉苁蓉枸杞方：肉苁蓉、熟地黄、枸杞子、巴戟天各 20 克，菟丝子、党参、黄芪、生姜各 30 克。将 8 味药材加水泡 30 分钟后加水 2000 毫升煎汁，煎 40 分钟后去渣留汁，待温度适宜后泡脚。每次 30 分钟，每晚 1 次，15 天为 1 个疗程。可温阳补肾、强筋健骨。

3. 二子红茶方：韭菜子 60 克，菟丝子 30 克，红茶 5 克。将韭菜子、菟丝子与红茶加水泡 30 分钟后加水 2000 毫升煎汁，煎 30 分钟后去渣留汁，待温度适宜后泡脚。每次 30 分钟，每晚 1 次，每日换药 1 剂，15 天为 1 个疗程。适用于性功能减退者。

浴足补后天，健脾又和胃

历代医家认为，在水谷转化过程中，胃主受纳，其气下行，脾脏主运化，其气上行，小肠泌别清浊，大肠传导糟粕。因此，大便功能异常多与胃失和降、脾脏的运化失司以及清气不升、小肠的泌别失职及大肠传导有关。一旦这些功能出现异常，患者往往不是便秘就是溏泄，如果不能及时调整，则绵延不愈，令人苦恼不已。

脾胃失调的人，稍微进食油腻辛辣食物，大便次数就会增多，伴有不消化食物，大便时泄时溏，吃多后见腹胀、大便多，平日可见食欲不振，面色萎黄。这是脾胃的受纳、腐熟、转输、运化等功能减弱或失调，影响水谷的消化吸收，那么调养上需要特别注意饮食禁忌，即不吃油腻、辛辣等刺激肠胃的食物。另外，还要养成正确的生活习惯，不要抽烟、喝酒、熬夜等。

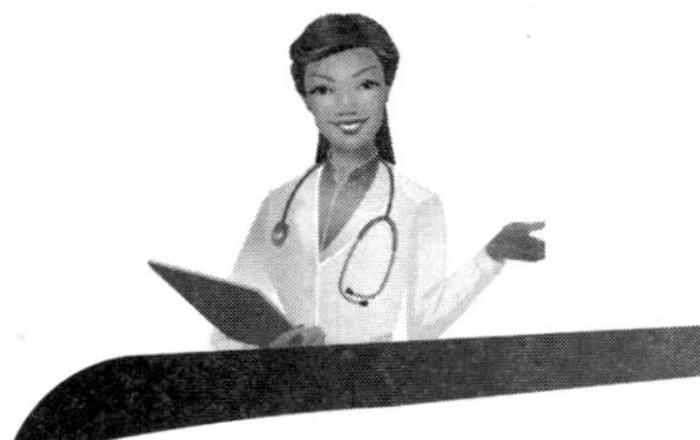

健康足浴专家谈

坚持通过足浴的方法调理脾胃，对于因平时工作学习压力较大而导致脾胃不佳的人来说，是不错的保健方法。

1. 干姜白术汤：取干姜、白术、艾叶、砂仁各 20 克，将 4 味药材加水煎煮 30 分钟，去渣留汁，倒入足浴器中，先熏蒸双足，待温度适宜后泡脚。每次 20 分钟，每日 1 次，10 天为 1 个疗程。本方有健脾和胃的功效。

2. 二甘保胃方：取甘草 50 克，甘松、艾叶各 10 克，砂仁 5 克。将甘草、甘松、艾叶加水煮沸，转小火煎煮 60 分钟，放入砂仁，再煎煮 20 分钟，去渣取汁，浴足。每次 30 分钟，每日 1 次。

第十章

美在外表，养在足下

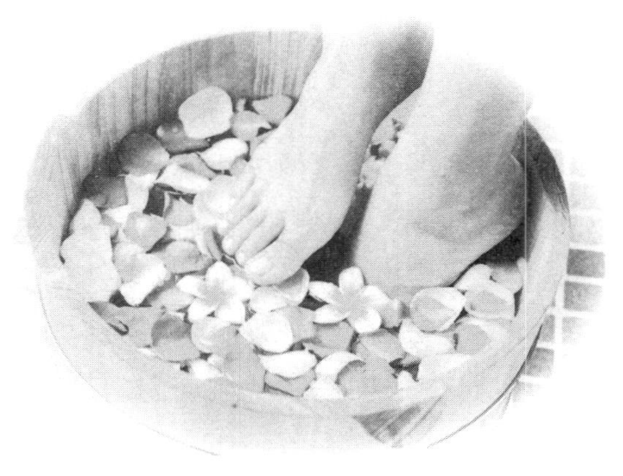

现代女性对自身容貌的重视程度越来越高，美容塑身成为女性生活中的重要课程。美容的根本在于对体内脏腑功能的保养，而足疗恰是调节脏腑功能的最有效手段之一。将天然的中草药制成药液，通过足浴的方式透皮吸收，可调理各脏腑机能，达到调养气血、美容养颜、美体塑身的目的，使女性朋友们拥有天然美，更漂亮、更有魅力。

清肺祛痰汤，改善痘痘问题

Q：秦主任，我今年已经36岁了，但是今年不知道怎么回事，过完年后这脸上就开始冒“痘痘”，我已经很多年没有长过“痘痘”了，我知道不能挤，但是长在脸上让人觉得很不舒服，我就去看皮肤科，大夫说我内分泌失调，要我注意休息和睡眠，还给我开了一些外用软膏，抹了也不见好，反反复复。我一看软膏成分含有激素，也不怎么敢用了。我都快40岁了，长“痘痘”让人怪不自在的，这可怎么办呢？

“痘痘”是痤疮的俗称，又叫“青春痘”“暗疮”“粉刺”，是由于毛囊以及皮脂腺阻塞、发炎所引起的一种皮肤病。青春期时，体内的激素会刺激皮脂腺分泌出更多的油脂，油脂和细菌附着后，就引起皮肤的红肿反应，好发于青春期男女，青春期过后往往又不药而愈，因此又戏称它是“青春痘”，中医又叫它“肺风粉刺”“面疱”等。痤疮的病机主要是由于风热之邪侵袭人体肺部，使局部皮肤气血郁闭，热邪无法疏泄而发于皮肤；或女子气滞血瘀而发，或饮食不节、伤及脾胃，脾虚而运化失常，水湿内阻，湿聚成痰，痰湿凝结而致。因此不少女性找我看痤疮，我都会详细问问她们生活习惯等方面问题，只有了解病因，才能对症下药。

这位女士已经快40岁了，我给她诊断后知道她是属于肺热痰湿型的痤疮。我问她是不是火气很大，经常生气，她挺惊讶，其实是她的皮肤症状告诉我的。她的“痘痘”像一个个小包包，舌苔也很黄，是典型的上火症状，我让她回去多喝一些菊花茶，多吃蔬菜，少吃辛辣及热性食物，必要的时候喝一点枇杷膏，再给她开个清肺祛痘泡脚方。

丹皮10克，枇杷叶30克，天冬10克，桔梗15克。

本方可滋阴润肺、清热凉血、散瘀消痈、祛湿化痰。具体做法：将4味药材加2000毫升水，大火煎煮30分钟，煎好后去渣取汁，倒入足浴器中，待温度适宜后泡脚。每日1次，每次20分钟，每日换1剂药，10

天为 1 个疗程。

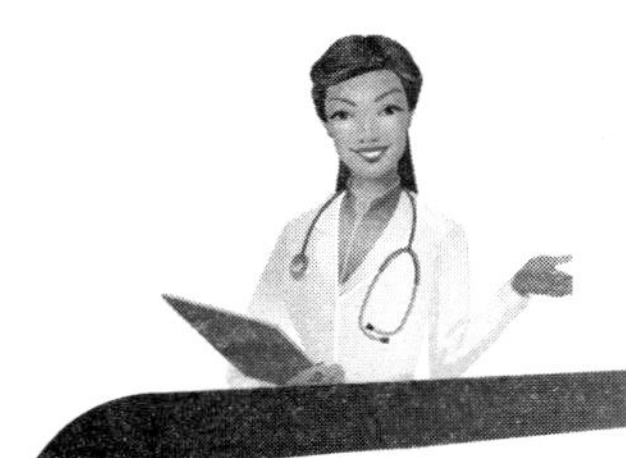

健康足浴专家谈

其实现在许多青春期或20多岁的男孩、女孩都会出现痤疮问题，非常影响容貌和自尊。有一年我遇到个18岁的男孩子，学习成绩非常好，就是脸上长了很多大“痘痘”。孩子来我这儿看病时，说话声音都很小，说女同学形容他的脸像“车祸现场”似的，这可极大地伤害了孩子自尊心，也影响了孩子学习。青春期即便是男孩子，也很在意外表的，何况痤疮这么严重了。这里我再与大家分享2个对治疗痤疮有较好作用的足浴方。

1. 枇杷叶桑白皮汤：枇杷叶、桑白皮各30克，冰片2克。将3味药加2000毫升水，煎煮20分钟，煎好后去渣取汁，倒入足浴器中，待温度适宜后泡脚。每日2次，每次30分钟，每日换药1剂，10天为1个疗程。本方中枇杷叶可以清肺化痰，桑白皮可以消炎抗菌，冰片可以清热散毒，对治疗痤疮效果很好。

2. 樟脑黄柏水：樟脑30克，黄柏、生地黄、连翘各10克。将黄柏、生地黄、连翘加2000毫升水，大火煎煮20分钟，煎好后去渣取汁，将樟脑研细，溶于药汁。把药汁倒入足浴器中，待温度适宜后泡脚。每日1次，每次30分钟，每日换药1剂，10天为1个疗程。此方对治疗痤疮效果甚好。

我请【按足】来帮忙

足底按摩能够清肺热、化积痰，加强排泄功能，排除体内多余的皮脂及其代谢产物，还能调节内分泌腺的活动，平衡激素水平，从而减少性激素分泌对皮脂腺的影响，促进痤疮的康复。具体手法如下：

◎食指扣拳依次顶压肾、膀胱反射区各50次，每天按摩1次，每次以20分钟为宜。

◎拇指指腹推按输尿管反射区50次，每天按摩1次，每次以20分钟为宜。

七白汤，肌肤白又嫩

Q：秦主任，我今年40岁，年轻的时候工作三班倒，常年休息不好，睡眠也很差。我还有比较严重的过敏症，脸上经常红红肿肿的，时间长了，脸上就形成了大片的黑斑。今年我提前办理了退休，实在是想要调理调理我这身体，特别是我这皮肤，有什么好办法让我的皮肤恢复白皙吗？

女性养颜有“一白遮三丑”的说法，所以大都喜欢白皙的皮肤。除去受遗传因素影响，不少女性都是被后天因素影响肤色的。中医认为女性皮肤之所以丧失健康的白皙嫩滑，最重要的一个原因是体内湿气不能排出。

这位患者工作长年三班倒，生物钟被打乱，睡眠始终不规律，加之皮肤脆弱，有长期的、严重的过敏现象，根据这些症状，可以判断她属于体内湿气过重。

有一个著名的养颜妙方——“七白汤”，具有非常好的祛湿美白效果。据传其原方是慈禧太后御用的护肤美白秘方——“玉容散”，经过百年的流传与医家在行医过程中的对症增减，形成了今天的配方。七白汤由白芷、白蔹、白茯苓、白及、白芍、白僵蚕、白果仁这7味中药组成，其中白芷可解表发汗，改善人体微循环；白蔹可清热解毒、美白肌肤；白茯苓利水渗湿，不伤正气；白及有“洗面黑、祛斑”之功效；白芍养血柔肝，调理月经；白僵蚕能祛风，治瘢痕；白果仁可抑制皮肤真菌，外用可治疗碍容性皮肤病。

如上文所述，这位患者体内的湿气过重，因此我为她开了这剂“七白汤”，让她回去泡脚加敷脸。

白芷、白蔹、白茯苓、白及、白芍、白僵蚕、白果仁各15克，面膜纸1张。

本方有美白肌肤、延缓衰老之功效。具体做法：将7味药加2000毫升水，大火煎煮20分钟，煎好后去渣取汁。留一小碗药汁备用，其余倒入足浴器中，待温度适宜后泡脚。每日1次，每次30分钟，每日换药1

剂，10天为1个疗程。小碗中的药汁晾至温热时，将面膜纸用药汁浸湿后敷脸，每日1次，每次敷20分钟，时间不宜太长，以免影响皮肤代谢。

看了我开的这个方子，患者将信将疑，觉得泡脚美白有些不可思议。但事实胜于雄辩，上个月她容光焕发地来了，我知道七白汤再次用药效获得了患者的认可与肯定。

当然想要避免皮肤问题的发生，还是要注意避免体内湿气过盛。办法其实很简单，正常作息，注意保暖，少食辛辣肥甘厚味食物，养成有规律的生活习惯与饮食习惯。

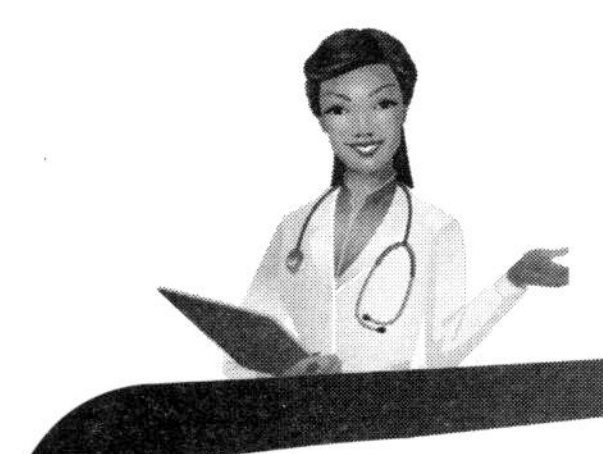

健康足浴专家谈

现在许多女性都很重视自己的容颜，确实不少人保养得相当不错，有的女性50多岁看起来却像40多岁，确实是赏心悦目，别人羡慕，自己也舒服。我再给女性搭配几个简单的美白足浴方。

1.五白美容汤：白丁香、白僵蚕、白牵牛子、白蒺藜、白及各30克，面膜纸1张。将5味药加2000毫升，大火煎煮20分钟，去渣取汁，留一小碗药汁，剩下的倒入足浴器中，待温度适宜后足浴。每日1次，每次30分钟，每日换药1剂，10天为1个疗程。小碗中的药汁晾至温热时，将面膜纸用药汁浸湿后敷脸。每2日1次，每次20分钟。此方可以排毒养颜、清热除湿。

2.白僵蚕石膏汤：白僵蚕10克，石膏20克。将2味药用清水浸泡1小时后煎煮30分钟，煎好后去渣取汁，与适量热水一同倒入足浴器中，待温度适宜后浴足，并配合足底按摩，温度稍降可加热水延长浸泡时间。每日足浴1次，每次30分钟。也可以将2味药研细后，以蜜调配做面膜。

3.双白防风汤：白芷、白附子、防风各5克。将3味药加2000毫升水，大火煎煮20分钟，去渣取汁，倒入足浴器中，待温度适宜后足浴。每日1次，每次30分钟，每日换药1剂，10天为1个疗程。也可以将3味药研细后，以蜜调配做面膜。本方可以祛风清热，治疗面部痤疮囊肿等。

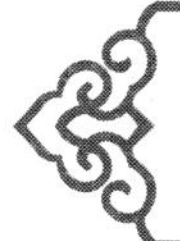

排毒驻颜汤，年龄是秘密

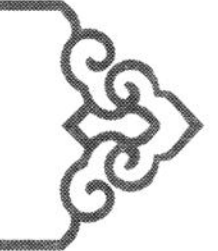

Q：秦主任，我今年40岁，是一名高校演艺班的老师。我的学生都是从全国各地挑选出来的样貌俱佳的孩子，作为老师，我们的仪表气质也很重要。有什么好的养生方子能够养颜美肤呢？

其实不仅仅是这位朋友的职业需要养颜美肤，每个人都希望青春永驻。为了驻颜许多女性尝试了各种各样的方法，包括昂贵的化妆品、美容整容、打驻颜针，等等。但这些方法要么昂贵，要么对身体有长久的副作用伤害。作为医生，我是不推荐这些以伤害健康为代价的驻颜方式的，那么女性的衰老又有什么秘密呢？

中医认为，人的衰老进程和寿命长短取决于先天禀赋。汉代的王充在《论衡·气寿篇》也称："强寿弱夭，谓禀气渥薄也。"也就是说，先天禀赋决定了衰老是生命的必然。而人体在衰老的过程中不可避免会出现脾肾亏虚，要知道脾是后天之本，主运化水谷精微，胃为水谷之海，主受纳腐熟水谷，胃的受纳腐熟功能和脾脏的运化功能密切配合，将水谷化为精微，进而化生精气血津液，以供养五脏六腑及四肢百骸，肾衰则脾之功能降低；反之，脾虚则肾精失充，久之则精亏肾虚，功能衰败。所以，肾衰和脾虚常常一损俱损，共同构成人体衰老的因素。

人到中年以后，保养脾脏、肾脏，能够起到养血养精作用，自然也就能够延缓衰老。这位女士工作比较繁忙，还要教学生美姿美仪，每天站立的时间比较长，那么足浴对她来说就很合适，因此我推荐一个排毒养颜泡脚方：

白术、当归各15克，红景天、玫瑰花各10克

本方可温补脾肾、延缓衰老。具体做法：将4味药材加2000毫升水，大火煎煮30分钟，煎好后去渣取汁，待温度适宜时足浴。每日1次，每次30分钟，每日换药1剂，20天为1个疗程。

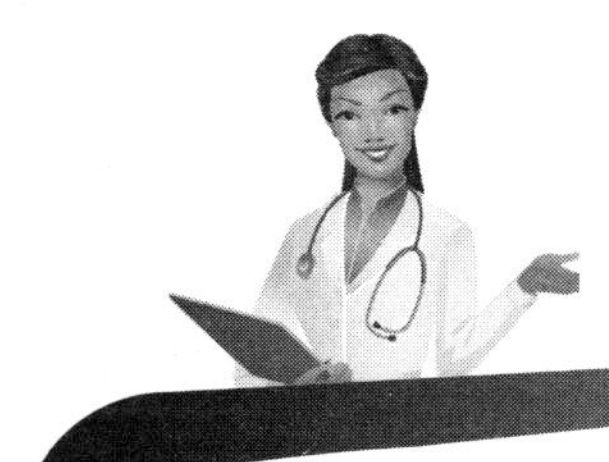

健康足浴专家谈

在人体衰老的过程中，脏腑功能也会随之减弱，津液代谢失调则聚而成痰，血液运行不畅则阻而化瘀，痰瘀又可相互促生，血瘀阻滞又可导致津液失常，继而影响人体的功能发挥，加重脏腑虚衰，使精血津液运行更加不畅通，形成恶性循环，并且加快衰老。因此，我再给大家开几个泡脚方，希望女性朋友都能青春永驻。

1. 养血驻颜泡脚方：益母草20克，乌药、青皮各15克，红花5克，川芎10克。将5味药加2000毫升水，50毫升醋，大火煎煮30分钟，煎好后去渣取汁，倒入足浴器中，待温度适宜后足浴。每日1次，每次20分钟，每日换药1剂，5天为1个疗程。活血的药材泡脚不宜连用，特别是女性生理期应当暂停。

2. 小茴香泡脚方：取小茴香100克，将小茴香加2000毫升水，大火煎煮30分钟，煎好后去渣取汁，倒入足浴器中，待温度适宜后足浴。每日1次，每次30分钟，每日换药1剂，20天为1个疗程。小茴香可以驱寒理气、和胃健脾。

3. 威灵仙伸筋草方：威灵仙、伸筋草各20克，当归15克，大青盐25克。将所有材料加2000毫升水，煎煮20分钟，煎好后去渣留汁，倒入足浴器中，待温度适宜后泡脚。每次30分钟，每晚1次，冬季连用1~2个月。本方可温肾散寒，通经活络。

我请【按足】来帮忙

排毒养颜最重要的是增强脾脏、肾脏和肝脏的解毒能力，同时活血化瘀，增强身体的免疫功能。那么按摩相应的穴位就会起到很好的作用。具体手法如下：

◎食指扣拳法，顶压胃、脑垂体、肾上腺反射区各100次。

◎用拇指指腹推压法推按肝脏反射区各100次。

◎食指扣拳法依次顶压脾脏、肾脏、膀胱反射区各50次。

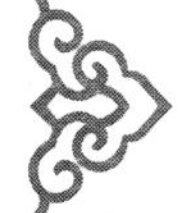

六草混合汤，黄褐斑不用愁

Q：秦大夫，我今年26岁，自怀孕起睡眠就很不好，经常夜里辗转难眠。怀孕四五个月时脸上开始出现一些大小不一的黄褐色的斑，老人说这是“孕斑”，生完孩子之后就没有了。正好那时候我也不敢随便吃药和用化妆品，只好顶着难看的斑一直到生完孩子，可那些斑依然没有下去的迹象。我是做公关工作的，形象很重要，和我同龄的年轻妈妈生完孩子好像很少有长斑的，我长斑之后看起来好像40多岁的人一样，怎么办呢？

“黄褐斑”一般发生在妊娠期，又叫“肝斑”“妊娠斑”，怀孕期间出现，老人多称之为“胎斑”，表现为颜面部出现局限性淡褐色皮肤色素改变，其病损为黄褐色或咖啡色斑片，形状不同，大小不等，表面光滑无鳞屑，多发于颧、鼻、额及口周围，常呈对称性分布，个别患者可波及整个面部，有时可互相融合，状如蝴蝶，日晒后可加重。

年纪轻轻的女白领长黄褐斑的确是非常影响容貌，其实这种斑多是由于肝气郁滞导致的。许多女性在怀孕期间体内激素分泌水平下降，工作的压力和生理的压力很容易导致女性生理功能发生变化，导致阴血耗损、血脉不通，若血液瘀滞于面部，就会生成斑块，而秽浊之气结于面部，或者是血虚不能上荣于面部，就会加重斑块形成。另外，紫外线照射或者化妆品的不良刺激也有可能引起黄褐斑。

这位患者自述有痛经病史，经血紫暗，咽干舌燥，观舌有紫斑，脉弦涩，是典型的肝郁血瘀引起的肝斑。在服药调治的同时，我推荐使用祛斑六草泡脚方：

夏枯草、益母草、白花蛇舌草、旱莲草、紫草、谷精草各10克。

本方可疏肝凉血、清热解毒，辅以泡脚，促进血液循环，效果会很好。具体做法：将6味药材加2000毫升水，大火煎煮30分钟，煎好后去渣取汁，倒入足浴器中，待温度适宜后足浴，每日1次，每次30分钟，每日换药 1 剂，20 天为 1 个疗程。

这 6 味草药均为一年生草本植物，夏枯草苦寒，能清肝火、泄肝热；益母草善活血调经，可祛除女性身体内的瘀血，瘀血清除，血液循环畅通无阻；白花蛇舌草可清热解毒，令体内的毒素代谢加快；旱莲草则可滋肾阳、解血热而消斑；紫草归肝经，可清解血液中的热毒之邪。

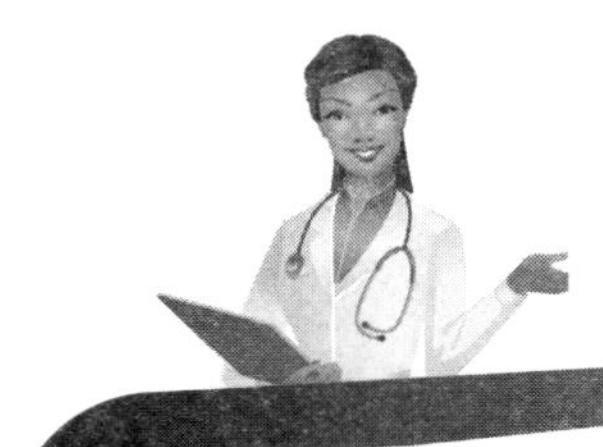

健康足浴专家谈

黄褐斑由于证型不同，分为几种，提问的那位女患者是肝郁血瘀证，还有两种证型，一种是脾虚血瘀证，患者可出现面色苍白、神疲乏力、心慌气短、饮食不振、经血稀淡等症状；第二种证型是肾阳虚寒证，患者多表现为形寒肢冷、腰膝酸软，舌淡苔白、脉沉细，斑色深褐色，极难清除。根据这两种证型我再提供 2 个泡脚方，可以遵医嘱，对症用药。

1. 黄芪白术汤：黄芪、白术、丹参、茯苓、香附、甘草各 20 克。将 6 味药材加 2000 毫升水，大火煎煮 30 分钟，煎好后去渣取汁，倒入足浴器中，待温度适宜后泡脚。每日 1 次，每次 30 分钟，每日换药 1 剂，20 天为 1 个疗程。此方适用于脾虚血瘀证，可以疏肝解郁、补中益气、健脾和胃。

2. 补肾助阳汤：山药、肉桂、肉苁蓉、杜仲、已戟天、牛膝各 20 克。将 6 味药材加 2000 毫升水，大火煎煮 30 分钟，煎好后去渣取汁，倒入足浴器中，待温度适宜后泡脚。每日 1 次，每次 30 分钟，每日换药 1 剂，20 天为 1 个疗程。此方适用于肾阳虚寒证，可补肾助阳、强身壮腰。

我请【按足】来帮忙

黄褐斑在治疗上需要耐心，在坚持足浴的基础上，配合足底按摩会起到更为显著的效果。

◎用拇指指腹推按肝脏反射区 50 次，约 10 分钟。

◎用拇指指腹推按肾、肾上腺反射区各 50 次，约 10 分钟。

◎食指扣拳依次顶压升结肠、降结肠、横结肠反射区各 50 次。

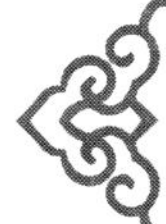

轻身减肥汤，瘦身毫无副作用

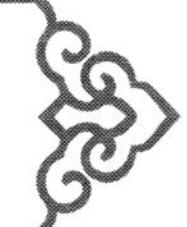

Q：秦主任，我今年24岁，可是体重已经75公斤了！经常感到口渴，但是尿却很少，每天早晨起来总是觉得脸大了一圈似的，食欲不怎么样，身上也常常感到一点力气也没有。最近常常出现心慌、心跳加快等症状，大夫说这是由于我太胖了，外周循环阻力太大，心脏负担过重所致，建议我尽快减肥，我尝试各种方法，但全部失败了，反弹非常严重，这令我苦恼不已，请问有没有好一点的中医方法可以让我瘦得快，既不伤害身体健康，还不容易反弹？

在中医看来，引起肥胖的原因有内外两种：内因是脾胃虚弱、痰湿内停所致；外因则是由于饮食过量、运动过少所致。

其实许多女孩子都不是真正的肥胖，而是由于痰湿内阻。食物吃到了胃里，胃就要负责把这些食物腐熟，并且消化吸收，再由脾脏负责运化，把这些水谷运化成为人体所能吸收的精微物质，然后由脾脏的传输和散精功能布散。如果脾胃虚弱，则身体各个脏器得不到滋养，就容易变成痰湿(脂肪)积存于肌肤之中，导致水液循环功能失调，身体积存大量水份和废物，而无法代谢出去，就形成了肥胖。女性朋友可以尝试用力在腿上按一下，如果有白色印记，几秒钟都不消退，那就有可能是痰湿水肿型肥胖。

常常有人开玩笑说："哎，我喝凉水都长肉。"其实这都是痰湿内阻，导致脾脏消化差，代谢也差，都堆积在身体内。针对痰湿水肿型肥胖，我推荐下面这个轻身减肥泡脚方：

茯苓20克，乌龙茶、山楂、牵牛子、莱菔子、漏芦和黑豆各10克。

本方可健脾胃、祛湿利水、瘦身减肥。具体做法：将7味药材加2000毫升水，大火煎煮30分钟，煎好后去渣取汁，倒入足浴器中，待温度适宜后足浴。每日1次，每次30分钟，每日换药1剂，20天为1个疗程。

本方中茯苓可健脾利湿；乌龙茶可轻身利气、通畅经脉；漏芦苦寒降泄，性善通利；山楂能健脾助消化，清理油脂；黑豆能补肾气而利水；牵牛子能通利二便以排泄水湿；莱菔子能消化积食，舒利胃肠。

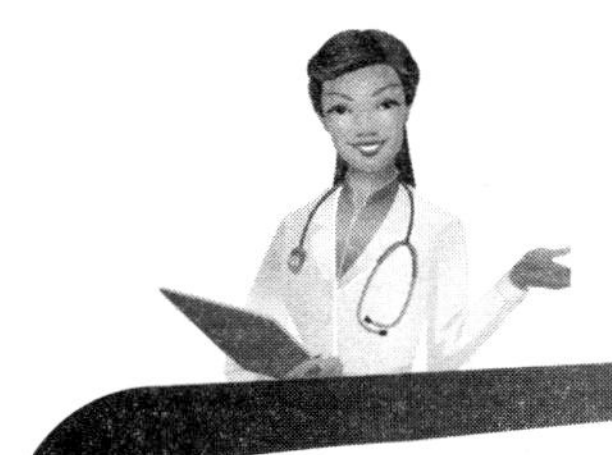

健康足浴专家谈

中医研究表明，还有几种情况也能引起肥胖症：第一，女性很容易受到情志影响，忧思过虑，郁结于肝，极易出现厌食或者暴食的症状，体重升降很不稳定，伴有性格急躁，五心潮热；第二，胃火旺盛型。一些女性表现为消化快、易饥饿、口干口臭等。根据这些情况，我推荐下面的泡脚方。

1. 疏肝减肥泡脚方：龙胆草、柴胡、白芍各 10 克。将 3 味药材加 2000 毫升水，大火煎煮 30 分钟，煎好后去渣取汁，倒入足浴器中，待温度适宜后泡脚。每日 1 次，每次 30 分钟，每日换药 1 剂，20 天为 1 个疗程。适用肝郁气结引起的肥胖症。

2. 当归山楂减肥泡脚方：山楂 15 克，当归、白鲜皮、白蒺藜各 10 克。将 4 味药材加 2000 毫升水，大火煎煮 30 分钟，煎好后去渣取汁，留一碗当茶饮用，其余药汁倒入足浴器中，待温度适宜后泡脚。每日 1 次，每次 30 分钟，每日换药 1 剂，20 天为 1 个疗程。适用痰湿引起的肥胖症。

我请【按足】来帮忙

足部按摩能促进血液循环，并有效改善睡眠，配合足浴辅助减肥效果显著。具体手法如下：

◎食指扣拳顶压肾、膀胱反射区各 50 次，至局部有胀痛感为宜。

◎食指扣拳顶压垂体、生殖腺、十二指肠、肾上腺反射区各 50 次。

◎拇指指腹推按甲状腺反射区 50 次。

◎食指扣拳顶压胃、小肠反射区各 50 次。

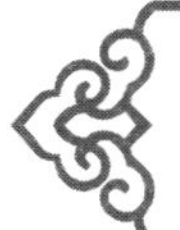

生发养肾汤，滋养秀发始于足浴

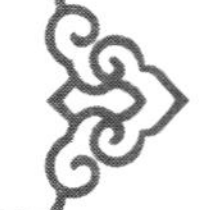

Q：秦主任，我今年剖宫产生完孩子之后，就开始大把脱发，我家地板是浅色的，头发掉得到处可见。不仅掉头发，发质也变得特别差，毛毛糙糙的，看着也没有生产前那么有光泽，还有恼人的头皮屑。而且产后不知道是不是哪里受了风，我总觉得腰膝酸软、浑身乏力的，这是怎么回事呢？

常见的脱发有斑秃和脂溢性脱发两种。斑秃又称为圆形脱发，为一种骤然而生的斑状脱发，轻则脱发呈片状，重者可全秃或者普秃、脂溢性脱发主要表现为头部和顶部渐进性脱发。

中医理论认为，脱发与人体五脏中的肝、肾、脾和气血息息相关。肾其华在发，肾是储藏人体之精的脏器，肾的精华都体现在头发上，头发的生长，主要依赖于精和血；肝是人体藏血的器官，主疏泄，肝失疏泄则气机不畅，血不能随气濡养皮肤，毛孔舒张则发落；脾主运化，将水谷精微上输心肺而化为气血等重要生命物质。总的来说，头发的生长润泽都要依赖于肾精的滋养，肝血的养分等，当它们的功能发生任何变化时，都会导致头发脱落。

头发的营养来源于血，生机根于肾精肾气，肾主骨，其荣在发。这位女患者就是由于肾气亏虚而导致脱发，所以我推荐一个生发养肾泡脚方。

女贞子、当归、桑葚、何首乌、菟丝子、黑豆各10克。

该泡脚方对肝肾不足、阴血亏虚引起的脱发有着不错的疗效。具体做法：将6味药材加2000毫升水，大火煎煮30分钟，煎好后去渣取汁，先用热气熏蒸头皮，然后戴上浴帽或者毛巾，以免受凉，待药汤晾至温热时倒入足浴器中进行足浴。每日1次，每次30分钟，每日换药1剂，20天为1个疗程。

本方中女贞子可以补益肾阴，当归养血活血，桑椹善补肾阴、养精血、生津润燥，黑豆补肾，菟丝子补益肾阳。用这个方法坚持两个月，同时注意休息，效果会很不错。

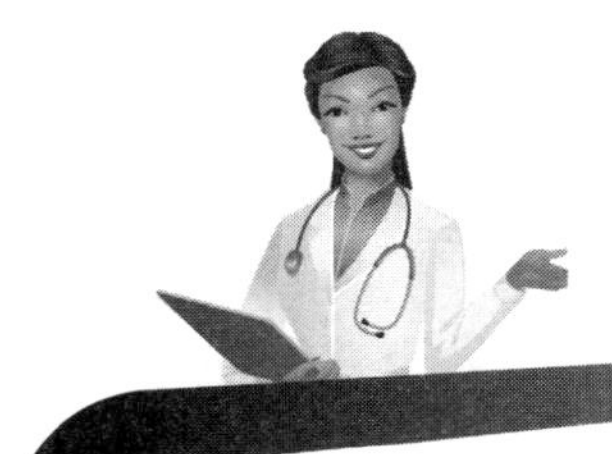

健康足浴专家谈

现在许多人专门开个店，就是做生发养发业务，看来有脱发这问题的人怕是不少。不过有些店用的都是刺鼻的药物，很难说清楚成分究竟是不是天然，这些不明来历的药物，患者朋友一定要认真甄别，以免给头发乃至身体造成更大的伤害。

除了肾气不足之外，肝血不足也会引起头发脱落，肝血不足会伴随面色萎黄，口唇和指甲发白，胸肋胀满等症状。下面我再为大家介绍几个生发养发的方子。

1. 侧柏叶生发汤：侧柏叶 15 克，何首乌、干姜、红花、白鲜皮各 10 克。将 5 味药材加 2000 毫升水，大火煎煮 30 分钟，煎好后去渣取汁，先用热气熏蒸头皮，然后戴上浴帽或者毛巾，以免受凉，待温度适宜后倒入足浴器中进行足浴。每日 1 次，每次 30 分钟，每日换药 1 剂，20 天为 1 个疗程。

2. 生发养血泡脚方：黄芪、熟地黄、何首乌各 15 克，枸杞子 10 克。将 4 味药材加 2000 毫升水，大火煎煮 30 分钟，煎好后去渣取汁，先用热气熏蒸头皮，然后戴上浴帽或者毛巾，以免受凉，待温度适宜后倒入足浴器中进行足浴。每日 1 次，每次 30 分钟，每日换药 1 剂，20 天为 1 个疗程。

我请【按足】来帮忙

◎食指扣拳按压肾上腺反射区 50 次。

◎拇指按压脚底的涌泉穴 100 次，按摩时以局部有胀痛感为宜，可以促进阳气升发，血随气升，养发乌发。

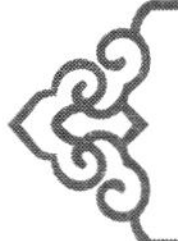

疏肝丰胸汤，不再做“太平公主”

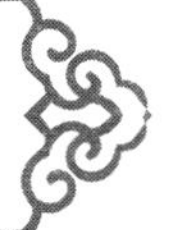

中国传统医学对乳房的疾病比较重视，在中医看来，乳房的发育与脏腑、经络、气血等有密切关系，如果要促进胸部发育，最重要的是血液循环畅通与否，如果身体气血不足，会影响身体发育，令胸部发育不健全。

不少女孩子认为胸部发育是先天因素影响，但是如果不仅胸部发育平缓，又伴随着头晕、失眠、经血量减少，这说明身体气血不足。女性的乳房还担负着哺育后代的任务，肝血是否充足，直接关系乳房是否健康丰满。

现在许多丰乳广告满天飞，许多女性都希望获得“魔鬼身材”，比起小蛮腰，拥有一对漂亮的乳房也是每个女人的梦想，但是往往这比减肥要难多了，而丰乳产品中，各种按摩的、吃激素药物的，还有隆胸手术，凡此种种对身体造成伤害的新闻，屡见不鲜。能不能用一些安全的、健康的方式来丰胸呢？

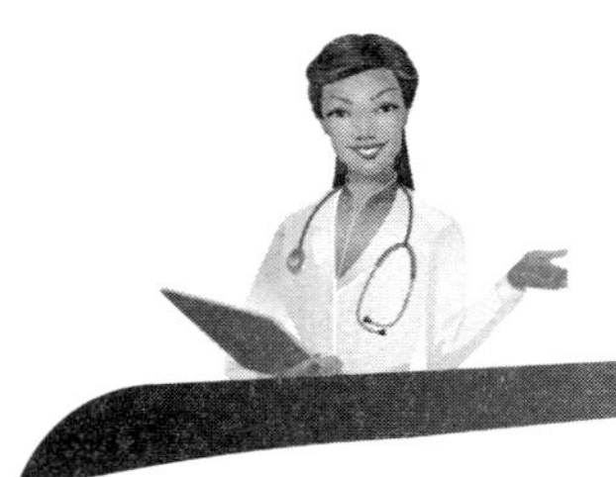

健康足浴专家谈

中医丰胸效果不见得就是慢，最重要的是对身体无伤害，还能调节各项机能，令女性朋友获得健康的乳房。我给女性朋友推荐2个丰胸泡脚方。

1.香附玫瑰丰胸方：香附、玫瑰花、绿萼梅、木蝴蝶、橘叶各30克。将5味药材加水煎煮30分钟，去渣取汁，待温度适宜后足浴。

2.当归熟地丰胸汤：当归、熟地、党参、白扁豆、红景天各30克。将5味药材加水煎煮30分钟，去渣取汁，待温度适宜后足浴。每日1次，每次30分钟。本方可补气养血，活血通络。

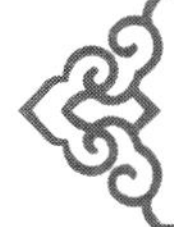

附录一：五脏的主要功能作用

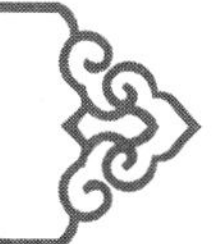

脏，是人体内的五脏，包括肝、心、脾、肺、肾，主要担负着化生和贮藏精气的作用。下面我们来看看五脏的具体功能都有哪些？

五脏名称	主要功能	具体原理
心	主血脉	推动血液在全身脉管中运行
	主神明	处理、接受和反映外界的客观事物与信息，并进行各种思维活动，还得支配生命活动
	为阳脏而通明	心属于阳中之阳，心的血脉要以通畅为主，心神以清明为要。
肺	主呼吸之气	呼出体内浊气，吸入自然界的清气
	主一身之气	呼吸之气参与宗气的生成，并与肝一起调节全身气机的升降出入
	主行水	将水谷精气外达，濡养皮毛，并濡润脏器，将废水排出体外
	主宣发肃降	宣发：通过气化作用排出浊气，将津液精微布散全身；肃降：吸入外界清气，将代谢后的津液转化为汗液
脾	主运化	能够吸收食物中的精微与津液，并将其输送至全身
	主生血	脾乃后天之本，气血生化之源
	主统血	统摄血液的运行，防止其溢出血脉外
	脾气主升清	具有升举内脏之功
肝	主疏泄	促进血液运行与津液代谢；促进脾胃运化；调畅情志；调理冲任二脉等
	主藏血	肝具有储藏血液、调节血流量、防止出血等作用
	主升发	肝可升腾一身阳气，调畅气机
肾	藏精	肾藏有先天之精与后天之精
	主水	肾气对具有水液代谢作用的脏腑起推动作用；肾具有生尿、排尿之功
	主纳气	肾具有保持吸气深度、防止呼吸表浅的作用（封藏作用）
	主蛰守	肾阳涵敛于肾阴之中，潜藏而不露，具有温煦、推动之功

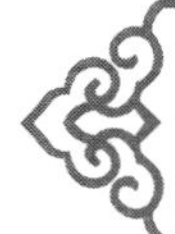

附录二：六腑的主要功能作用

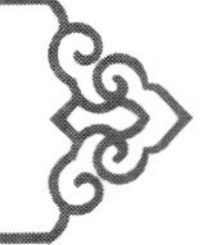

人体内脏除了五脏之外，还应包括六腑，即胆、小肠、胃、大肠、膀胱、三焦，它们的主要功能为蓄存精气和传导饮食物。下面我们来看看六腑的具体功能有哪些？

六腑名称	主要功能	具体原理
胆	储藏与排泄胆汁	胆汁由肝脏形成和分泌，在胆腑贮藏并浓缩，通过胆的疏泄作用进入小肠
	主决断	即在意识思维中，胆主管着对事物的判断，并作出决定
胃	主受纳与腐熟水谷	帮助脾脏将食物中的精微物质吸收，并布散全身
	主通降	胃的气机有通畅、下降的特性
	喜润恶燥	胃喜滋润而恶于燥烈
小肠	主受盛与化物	接受已经初步消化的食物，并在小肠内进一步消化
	主泌别清浊	将清与浊分别清楚，并把清轻的物质上传，将浑浊的糟粕下传
大肠	传化糟粕	接受经过小肠吸收剩下的食物残渣，进一步吸收水分，形成粪便
膀胱	贮存尿液	水液代谢后，浊者下输膀胱，变成尿液
	排泄小便	膀胱的排尿有赖于肾的气化作用，使尿液“气化而出”
三焦	通行诸气，运行水液	上焦，宣发卫气、输布精微
		中焦，脾胃受纳腐熟水谷、生化气血
		下焦，泌别清浊、排泄废物